U0310856

国家自然科学基金面上项目（71473110）资助
江西科技师范大学著作出版基金资助

系统动力学模型与卫生总费用预测

李丽清　卢祖洵　著

科学出版社
北　京

内 容 简 介

本书在明确卫生总费用的定义及测算方法的基础上,深入分析我国卫生总费用的现状及变化趋势,并进行国内外纵横比较分析,明确我国卫生总费用的增长趋势,进一步对比分析我国卫生筹资的公平性与效率。本书紧扣卫生总费用与社会环境、经济发展、卫生政策、医疗需求、人口结构变化等因素密切相关的特点,运用系统工程理论和方法综合分析卫生总费用影响因素,并从多角度进行分类;借助系统动力学反馈动态性复杂原理系统分析各因素的因果关系及作用机理,深入剖析卫生总费用过快增长的内在动因;在对常规预测方法综合对比的基础上,应用系统动力学预测方法,从理论与实证两方面进行可行性论证,建立卫生总费用变化趋势的系统动力仿真模型,定量预测卫生总费用增长速度,以及卫生服务消费结构变化、卫生政策实施效果等要素的作用和影响。预测方法及模型是本书的主要产出,亦是该研究命题的突破,对卫生总费用增长速度的定量预测结果及其决定因素的量化测量是制定国家宏观卫生政策的重要依据。

本书可供卫生政策与管理、公共管理、卫生经济等领域的管理者、研究者和实践者阅读,亦可作为经济管理、卫生管理、社会学、卫生经济学、管理科学与工程等领域本科生、研究生的阅读参考书目。

图书在版编目(CIP)数据

系统动力学模型与卫生总费用预测 / 李丽清,卢祖洵著. —北京:科学出版社,2021.10

ISBN 978-7-03-069339-6

Ⅰ. ①系… Ⅱ. ①李… ②卢… Ⅲ. ①医疗费用－研究－中国 Ⅳ. ①R199.2

中国版本图书馆 CIP 数据核字(2021)第 136572 号

责任编辑:杭 玫 / 责任校对:贾娜娜
责任印制:张 伟 / 封面设计:无极书装

科 学 出 版 社 出版

北京东黄城根北街 16 号
邮政编码:100717

北京虎彩文化传播有限公司 印刷
科学出版社发行 各地新华书店经销

＊

2021 年 10 月第 一 版 开本:720×1000 B5
2021 年 10 月第一次印刷 印张:18
字数:363 000

定价:165.00 元

(如有印装质量问题,我社负责调换)

作者简介

李丽清，女，1977 年生，江西萍乡人，中共党员，博士，教授，硕士生导师，华中科技大学同济医学院公共卫生学院博士后。主要研究方向：系统工程与系统动力学，卫生政策与管理。主要学术兼职：中国系统工程学会理事，中国系统工程学会医药卫生系统工程专业委员会常务委员，中国系统工程学会系统动力学专业委员会常务理事，中华预防医学会社会医学分会委员，中国卫生经济学会青年卫生经济委员会委员，江西省系统工程学会副理事长。长期致力于将系统动力学、复杂系统分析等系统工程研究方法应用于医疗卫生领域并进行交叉研究。近年来发表 SCI、SSCI、CSSCI、中文核心论文等近 70 篇；出版学术专著 4 部；承担国家社会科学基金重大项目（18ZDA085）子课题 1 项；主持或完成国家自然科学基金项目 3 项；主持全国博士后特别资助项目 1 项；主持或完成省级项目近 20 项。获湖北省科学技术进步奖二等奖 1 项，获全国教育科学研究优秀成果奖二等奖 1 项，获江西省教育科学优秀成果奖一等奖 1 项，获江西省社会科学优秀成果奖三等奖 1 项。入选江西省百千万人才工程人选，获江西省政府特殊津贴专家称号，获"井冈学者"特聘教授称号。

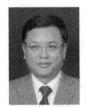

卢祖洵，男，1959 年生，湖北红安人，中共党员，博士、二级教授、华中卓越学者特聘教授、博士生导师，现任华中科技大学同济医学院社会医学与卫生事业管理系主任、社会医学研究所所长、湖北省全科医学培训中心主任、《中国社会医学杂志》主编。主要研究方向：卫生政策与管理、全科医学与社区卫生。已培养博士研究生 100 多名，主持国家级、省部级课题 50 多项（包括国家社会科学基金重大项目 1 项、科技部科技攻关项目 3 项、国家自然科学基金项目 4 项），发表学术论文 600 多篇，其中 SCI 及 SSCI 收录论文 150 多篇。主编教材及专著 15 部，包括主编全国规划教材《社会医学》《医疗保险学》《全科医学概论》等。获得多项科研成果奖，包括省级科学技术进步奖二等奖 5 项。主要学术兼职：中华预防医学会社会医学分会主任委员、教育部医学人文素养和全科医学教学指导委员会副主任委员、中国医师协会全科医师分会副会长、中华全科医学继续教育学院副院长、武汉市基层卫生协会会长。享受国务院政府特殊津贴。

前　言

控制卫生总费用的过快增长是一个世界性难题。卫生总费用是国家宏观卫生政策研究的核心议题，亦是观察和理解经济体制改革背景下国家宏观卫生政策与宏观经济发展关系的最佳视角之一。卫生总费用深刻反映社会结构转型、公共财政体制建设和医药卫生体制改革的发展轨迹，充分揭示国家、社会和个人三方卫生总费用负担、支付方式、作用和地位的变化情况，全面表现整个社会卫生筹资规模和构成、支出结构和效果的变化趋势。

健康是人类全面发展的重要基础，亦是社会进步的决定性因素。随着疾病谱的改变和生活水平的提高，人们对医疗服务的需求日益增加，但不断上涨的医疗费用已成为阻碍居民健康水平提升的重要因素。

目前关于卫生总费用影响因素的研究较多。国外学者主要从人口学因素、经济增长、技术变革、慢性病发病和患病情况等方面进行分析，且普遍认为卫生总费用的影响因素包括人均收入、老龄化、通货膨胀、人均国内生产总值（gross domestic product per capita，人均 GDP）、医疗技术的进步等。国内学者主要从经济收入、人口结构、慢性非传染性疾病（简称慢性病）和卫生政策等方面进行分析，通常认为我国卫生总费用的影响因素主要包括经济增长、人口老龄化、城镇化、慢性病患病率和诊疗制度等。但目前关于卫生总费用的影响因素研究大多从单因素入手，鲜有研究对多种影响因素进行全面系统分析。

卫生总费用系统是由多个子系统构成的复杂系统，具有组成成分的多要素性、状态变量的多维性、空间结构的多层次性、演化发展的多方向性、变化趋势的多规律性等特点，兼有与外部环境相联系的开放性、与内部要素相协调的耦合性等特征。目前，关于卫生总费用的预测多采用回归模型、时间序列模型及计量经济学模型等，这些预测方法大多采用数学模型对其未来变化趋势进行预测，对系统整体环境的变化及各种影响因素考虑不够充分，无法揭示非线性系统行为特征下的内在运行规律，研究结果准确性和可靠性仍有待进一步提高。

系统动力学（system dynamics，SD）以系统理论和计算机仿真学理论为基础，以把握系统内部结构、参数、总体功能为前提，研究和分析复杂系统的特性、反馈结构及行为。卫生总费用这一研究主题符合复杂社会经济系统的特性，适合运用系统动力学方法对其结构进行深度剖析，同时对其运行特征进行定量模拟，并在此基础上做出科学预测。已有国内学者探索用系统动力学方法对中国卫生总费用进行分析和预测，并通过设定调控参数对不同的对策实施效果进行定量比较。但目前的研究还存在一些不足，如建模过程不规范、变量的因果结构不明确、对一些突发因素欠考虑及一些难以量化的因素未被纳入模型等。为克服以上不足，本书以管理学、系统科学、社会医学、卫生经济学等诸多理论为指导，以能够获取模型预测所需数据为前提，试图探索新的系统动力学建模方法，通过建立并完善卫生总费用系统动力学模型，探讨卫生总费用增长的主体结构和运行规律，对卫生总费用的增长进行定量预测，期望为决策者提供相关的方法借鉴和政策建议。

卫生总费用影响因素众多且繁杂，在本书的撰写过程中有些因素难免会被疏忽或遗漏，或有些因素难以刻画其函数关系而未被纳入模型。本书提出的系统动力学建模新方法也只是初步尝试，还有待进一步深入研究，这都可能影响预测结果的准确性与客观性。另外，在写作过程中，由于作者水平有限，可能存在不足之处，敬请批评指正！

李丽清　卢祖洵

2021 年 4 月 20 日

目　　录

第1章 绪 论

卫生总费用是国家宏观卫生政策研究的核心议题，是观察和理解经济体制改革背景下国家宏观卫生政策与宏观经济发展关系的最佳视角之一，深刻反映社会结构转型、公共财政体制建设和医药卫生体制改革的发展轨迹，充分揭示国家、社会和个人三方卫生总费用负担、支付方式、作用和地位的变化情况，全面表现整个社会卫生筹资规模和构成、支出结构和效果的变化趋势。卫生总费用核算是国际公认的评价卫生筹资水平的分析工具，亦是分析卫生资源配置是否高效的重要指标，是政府制定、调整卫生经济政策的决策依据，其核算结果可用于评价医药卫生体制改革措施的进展、成效等，可反映一定经济发展条件下国家和地区的卫生健康筹资水平、卫生资源配置效率、居民医疗负担等信息。

卫生总费用的过快增长是全球性问题，世界上诸多国家卫生总费用占 GDP 的比重呈逐年上升趋势，部分发达国家的卫生总费用增长速度甚至高于 GDP 增长速度和物价上涨指数。卫生总费用的过快增长将给社会和个人带来沉重的经济负担。如何控制卫生总费用的过快增长是一个世界性难题。中国也不例外，人民日益增长的医疗卫生服务需求与医疗卫生服务供给不充分之间的矛盾日益突出。现有的医疗体系难以满足人民日益增长的医疗需求，从而进一步加剧"看病难、看病贵"问题。因此，准确判断卫生总费用过快增长的发展态势，明确控制卫生总费用不合理增长的途径，将演变为医药卫生体制改革的重点，更是值得深入探讨的重要课题。

本书旨在明确卫生总费用的影响因素及其作用机制与运行机理，这是建立卫生总费用预测模型的前提。本书在系统分析我国卫生总费用的构成及准确甄别其影响因素的基础上，深入探讨各影响因素与卫生总费用的反馈动态因果关系，借助系统基模生成技术构建卫生总费用影响因素相互作用的系统基模并进行反馈动态性复杂分析，深刻揭示各影响因素的作用机制与运行机理，从本质上明确卫生总费用过快增长的真正原因。此外，本书基于系统动力学仿真模拟功能，建立系统结构仿真模型和仿真方程，对我国卫生总费用变化趋势及增长速度进行科学预测，提出控制卫生总费用的关键环节、路径等政策设计要点，为国家宏观卫生政策的制定提供依据。

1.1 卫生总费用的定义及其构成

世界卫生组织将卫生总费用定义为：用于个体及以人群为基础的公共卫生项目上的预防和治疗服务的所有费用。经济合作与发展组织则认为，卫生总费用是在一个国家内，个人或组织应用医学、辅助医学、护理学知识和技术提供服务所消耗的资源总和。国内学者普遍认为，卫生总费用是指卫生人员或卫生机构在一定时期内（通常为1年）提供保健服务而消耗的经济资源，是以货币形式作为综合计量手段，全面反映一个国家或地区用于医疗卫生服务所消耗的资金总额。从筹资来源的角度，卫生总费用由政府卫生支出、社会卫生支出和个人现金卫生支出三方面构成；从机构流向的角度，卫生总费用由医疗机构费用、公共卫生机构费用、药品销售机构费用、卫生行政和医疗保险管理机构费用、医学科研机构费用五方面构成；从实际使用的角度，卫生总费用由个人卫生费用、公共卫生费用、卫生发展费用和其他卫生费用四方面构成。

1.2 卫生总费用预测的意义

卫生总费用构成相对稳定，但卫生总费用增长的影响因素随社会、政治、经济、卫生发展与改革而变化，且决定其增长速度及构成比重，需要对卫生总费用增长的影响因素进行定期研究，并对其作用强度进行预测。研究科学、合理的预测方法，建立可靠、有效的预测模型，预测我国卫生总费用构成的未来变化及增长速度，对于合理控制卫生总费用的增长和制定适合我国国情的宏观卫生政策有着重要的理论与现实意义。

1. 理论意义

卫生总费用从筹资、分配和使用三个角度反映卫生资金不断循环往复的运动过程，从全社会的角度反映卫生、社会保障等多部门的卫生经济信息，是政府部门制定卫生筹资政策和发展目标的重要依据，被形象地比喻为制定卫生发展规划的战略地图。卫生总费用的不合理增长及卫生资源配置结构的不均衡是"看病难、看病贵"问题的主要根源。明确卫生总费用增长和结构变化的影响、系统分析卫生总费用决定因素及其作用机制、科学有效地预测我国卫生总费用的变化趋势，为政府部门制定宏观卫生政策、调整卫生资源配置提供重要科学依据。

（1）从福利经济学、卫生经济学等学科理论和国民经济发展与改革的实践分析我国卫生总费用变化及其社会影响。卫生总费用增长的合理与否直接影响着卫生总费用分配流向与卫生服务消费结构，将福利经济学、卫生经济学等学科理论和国民经济发展与改革的实践相结合，深入分析我国卫生总费用变化及其带来的社会影响，是分析卫生事业与国民经济、健康需求之间的关系，评价卫生经济政策合理性与公平性、社会效益与经济效益的必要手段。

（2）从多学科角度选取研究视角，综合分析卫生总费用影响因素及作用机制、变化规律，探索控制卫生总费用增长的对策依据，是进行学科交叉研究的一种实践。本书融合管理学、社会学、经济学、系统科学、公共卫生学等多学科的理论与方法，系统分析我国卫生总费用的构成和影响因素，结合统计分析方法，从众多的因素中确定卫生总费用变化的关键因素，进一步探讨各因素与卫生总费用的函数关系；深入分析各影响因素与卫生总费用的反馈动态因果结构，借助系统基模生成技术构建卫生总费用变化的系统基模并进行反馈动态性复杂分析，深刻揭示各影响因素的作用机制与运行机理，从本质上揭示卫生总费用过快增长的真正原因；利用系统动力学、高等数学、统计学、运筹学等知识建立系统结构仿真模型和仿真方程，结合仿真解和微分方程解，研究系统发展反馈波动规律，并通过预测结果与历史数据比较，进行可靠性与灵敏度分析；根据调控参数的设定，预测经济环境、社会结构、政策变化、新发疾病及不可抗拒等外部因素对卫生总费用产生的影响。因此，本书充分体现从学科交叉的角度选取研究视角，运用多学科知识对卫生总费用的研究做理论和实践上的探索与尝试，不仅是本研究领域的创新性研究实践，而且对于科研管理有较高的参考价值。

（3）研究和运用先进、科学的预测方法，是准确预测卫生总费用增长速度和掌握未来发展变化规律的关键，为合理控制卫生总费用增长提供理论和实证支持。目前对卫生总费用进行预测主要采用回归分析模型、灰色模型、差分整合移动平均自回归模型（autoregressive integrated moving average model，ARIMA模型）和神经网络模型等。这些预测模型依赖较完善的统计数据建立，未考虑整体环境变化对卫生总费用筹集、分配、使用等方面的影响。筹集、分配和使用是卫生总费用循环运转过程的三大组成要素，决定了卫生总费用复杂性与敏感性、动态性与系统性、非线性与多阶次性的三大特征，对卫生总费用进行预测，在考虑其组成要素与特征的前提下，更不能忽视各影响因素间的内在联系。本书以复杂系统反馈分析理论中的流率基本入树基模法、枝向量行列式与矩阵反馈环计算法、反馈基模生成集法等深入分析我国卫生总费用影响因素因果结构及作用机理，在此基础上建立系统动力学预测模型，并在建模与仿真预测方面结合卫生总费用的特点进行多因素流率基本入树建模法和多参数调控的仿真预测方法创新研究。总之，本书将系统思考、定量模型、仿真评价、对策实施、理论与实践分析相结合的研究方法应用到卫生领域，具有重要的理论和应用价值。

2. 现实意义

卫生总费用的快速增长给国家、社会和个人带来巨大的压力，这是全世界共同关注的热点问题。经济的快速增长带动卫生服务需求的日益增加，同时导致卫生总费用过快增长。不断上涨的卫生总费用将给个人、家庭和社会带来沉重的经济负担，"看病难、看病贵"问题突出，"因病致贫、因病返贫"现象严重。因此，明确卫生总费用影响因素之间的复杂因果结构关系、作用机制，探索先进、科学的预测方法准确预测我国卫生总费用的未来变化趋势及增长速度，对于合理配置卫生资源、有效控制卫生总费用增长具有重要的现实意义。

（1）卫生总费用增长速度是社会转型及发展时期必须明确的关键问题。我国卫生总费用逐年增长（图 1-1）。2017 年，我国卫生总费用占 GDP 的比重为 6.36%，与发达国家相比，我国卫生总费用占 GDP 的比重不高，但经济的快速发展必然带动卫生总费用快速增长。我国卫生总费用曾以个人筹资为主、政府和社会筹资为辅，这种有失公平的筹资方式正在改善，但重治疗、轻预防，重城镇、轻农村的不合理支出结构仍然存在；政府财政对医疗卫生机构补偿过低，卫生事业公益性难以体现；过高的诊疗费用严重超出个人和社会的支付能力。卫生总费用增长速度是社会转型及发展时期必须明确的关键问题，在保基本、强基层、建基制的前提下，明确这些问题，对实现基本医疗与非基本医疗的协调发展有重要意义。

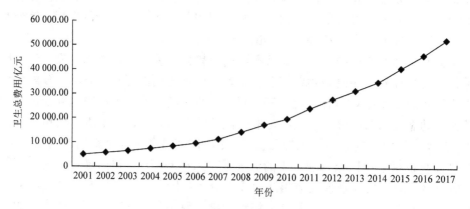

图 1-1　2001～2017 年我国卫生总费用

资料来源：中国统计年鉴

（2）科学、准确预测卫生总费用的增长速度是制定国家宏观卫生政策不可或缺的重要依据。我国卫生总费用增长速度过快，尤其是卫生政策的调整使得我国卫生总费用与 GDP 的增长速度难以同步和协调发展（图 1-2），受外界环境影响而呈现出不稳定、无规律的变化特征，选用科学的研究方法有效预测我国卫生总费用的变化趋势，为有效引导卫生总费用合理增长和控制卫生总费用不合理增长，优化我国医疗卫生资源在城乡之间、不同机构之间、不同人群之间和不同生命周期之间的合理配置提供决策依据。

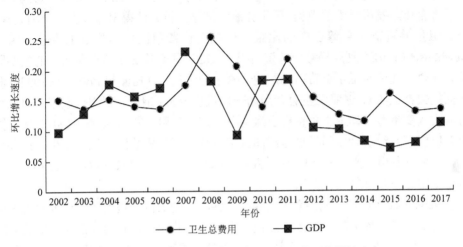

图 1-2　2002～2017 年我国卫生总费用和 GDP 的增长速度

资料来源：中国统计年鉴

（3）从分析问题的深度与高度剖析卫生总费用的影响因素作用机制和作用强度，是准确预测卫生总费用增长速度的基础。卫生总费用的构成既反映个人、社会、政府等不同角色之间的筹资水平，也反映医疗、公共卫生、机构之间的分配水平。卫生总费用的影响因素错综复杂，主要影响因素基本稳定，但在不同时期会出现一些新的影响因素，同一影响因素在不同时期的作用强度会发生变化。因此，综合分析卫生总费用的影响因素，系统研究其作用机制，全面比较各影响因素对卫生总费用的作用强度，是准确预测卫生总费用增长速度的基础，也是各级政府制定科学有效、公平合理的卫生经济政策需要明确的问题。

1.3 卫生总费用研究进展

1.3.1 卫生总费用影响因素研究进展

国外学者主要从经济、人口、社会政策等方面研究卫生总费用的影响因素。

Murthy 和 Ukpolo（1994）在对美国的时间序列数据分析中发现卫生总费用与其人均收入以及老龄化程度两个变量之间存在协整关系；Gerdtham 等（1998）利用经济合作与发展组织的数据，采用计量经济学分析方法得出除以上两个因素外，公共卫生筹资额占总筹资额的比重、住院医疗费用比也影响着卫生总费用；Newhouse（1992）利用横截面的资料得出 GDP 是影响卫生总费用增长的主要因素、非收入变量对卫生总费用的影响非常小的结论；Hitiris 和 Posnett（1992）利用面板数据证实 GDP 是卫生总费用增长的最重要影响因素，此外，老年人口比重等非收入变量对推动卫生总费用上涨也有一定的作用；Francia 等（2007）采用固定效应模型对经济合作与发展组织国家卫生总费用的影响因素进行分析，结果显示，卫生总费用与人均 GDP、每千人口医师数、每千人口床位数以及公共卫生总费用支出存在较强的相关关系。

Newhouse（1992）利用美国 1940～1990 年的卫生总费用数据研究发现美国卫生总费用增长最大的影响因素是技术因素。对此观点，有的经济学家持赞同的意见，但也有经济学家提出疑问并认为关于技术推动费用的争论其实是一种误导，因为技术本身不会提高价格，而是相关的制度在起作用。

Gerdtham 等（1998）利用经济合作与发展组织 22 个成员国的数据分析人均卫生费用、财政中的公共支出、老年人口比重和通货膨胀这四个因素对卫生总费用的影响，结果表明财政中的公共支出和通货膨胀对卫生总费用有较小的影响，而老年人口比重与卫生总费用之间没有相关关系。另外，通过对经济合作与发展组织 22 个成员国中 20 年大样本时间序列数据进行分析，得出基本医疗制度的完善、医生工资支付制度的改变及由服务付费到人头付费方式的转变有助于卫生总费用的降低的结论。Xu 等（2003）对 59 个国家的家庭卫生支出数据进行回归分析，认为医疗风险保护政策对于抵抗灾难性的卫生支出作用巨大。

Murthy 和 Ukpolo（1994）用单位根检验和协整分析方法对卫生总费用进行时间序列分析，并且认为因变量（人均卫生支出）和自变量（人均实际 GDP、卫生服务价格指数、每十万人口医师数、公共部门卫生支出所占比重、65 岁以上人口比重）均为不稳定时间序列。

国内学者主要从经济收入、人口结构、卫生政策等方面研究卫生总费用的影响因素。

中国卫生总费用课题组（1996）根据我国的实际情况得出影响中国卫生总费用变化的主要因素为 GDP 的快速增长、人口的增长、通货膨胀、社会健康保险和政府的医疗卫生政策；祁华金等（2012）根据我国 1990～2009 年的卫生总费用数据发现住院利用服务和国民经济发展是卫生总费用的最重要影响因素；陈立中（2007）认为人口老龄化和收入水平是卫生总费用的关键影响因素；李军山（2008）得出经济增长、人口老龄化和城市化水平的提高带来我国卫生总费用的长期稳定增长的结论；何平平（2007）通过统计实证分析得出经济增长、人口老龄化、供给引致需求、政府对医疗卫生的公共投入、技术进步与我国卫生总费用之间存在长期均衡关系的结论；于德志（2005）归纳了推动我国卫生总费用增长的主要原因为经济社会发展、医疗技术进步和社会人口老龄化等因素的变化，以及药品加成收入和政府补助水平下降等微观因素的影响；蔡善荣等（2001）利用 29 个国家的卫生经济资料对卫生总费用进行统计分析，证明期望寿命、人口老龄化、卫生人力资源等因素对卫生总费用的影响比较显著。

杜乐勋等（2000）利用 1978～1998 年卫生总费用的数据测算出卫生总费用的收入弹性系数为 1.2；陈洪海等（2005）、何平和孟庆跃（2005）分别采用误差修正模型和计量经济学中的协整分析算出卫生总费用相对 GDP 的弹性系数为 1.32 和 1.52。

林金玲和于新亮（2013）对中国大陆卫生总费用影响因素进行实证分析，得出的结论为 GDP 增长及城市化对卫生总费用有显著正向作用，老龄化作用不显著，而他们对台湾地区的卫生总费用影响因素进行实证分析得出的结论为，卫生总费用与人均 GDP 和每千人口病床数显著正相关，65 岁以上人口比重对卫生总费用的收入弹性产生积极影响。

郑前明（2012）从人口结构的角度选取人口总量、65 岁以上人口比重、城镇化率、文化程度、性别比重、城乡人均收入作为人口结构因素，探讨其与卫生总费用的关系，得出城镇化率对卫生总费用的增长有显著的正向作用，65 岁以上人口比重在短期内对卫生总费用增长作用不明显。

郭连增（2011）采用面板数据模型，从社会经济（人均 GDP、城镇居民家庭人均可支配收入绝对值、农村居民人均纯收入绝对值）、人口（总人口、65 岁以上人口比重、0～14 岁人口比重）、结构（政府预算卫生支出占财政支出的比重）、过程（每门诊人次收费水平、每床日平均收费水平）、结果（孕产妇死亡率、围产儿死亡率）等方面建立影响卫生总费用增长的指标，并进行卫生总费用的预测。

以上研究主要从经济体制、社会结构、政策环境等方面对卫生总费用增长因素进行探讨，但没有抓住卫生总费用动态性、复杂性与整体性的核心特性，受方法学的限制，缺乏对卫生总费用影响因素的全面、综合考虑，还需从以下方面进行深入研究：①卫生总费用构成结构相对固定，卫生系统内部主要影响因素基本稳定，但随着社会、经济、政治等外界环境的影响在不同的时期会出现一些新的外部因素，如新型农村合作医疗（简称新农合）的出台、全民医保的实施、基层医疗的大力发展等，还有一些即将出现的重要影响因素更不能忽视，例如，国务院部署的健康产业化发展战略必将推动卫生服务需求的变化，对卫生总费用产生较大的影响。②以上研究只考虑增加卫生总费用的因素，没有明确或没有意识到还有一些因素是抑制卫生总费用增长的，如基本药物目录制度的建立、基层医疗卫生服务的快速发展、临床路径管理的改善、分级诊疗的实施等，这些有助于降低卫生总费用的因素也需要考虑。③随着经济体制改革，宏观经济政策和卫生政策的规制与监管力度不断增强，会直接或间接地对卫生总费用产生影响，这也是对卫生总费用影响因素进行分析时不容忽视的方面。

1.3.2　卫生总费用预测方法研究进展

众多专家学者从不同的角度，利用不同的方法对卫生总费用的未来趋势的预测进行了探索。

1. 数学模型预测

Huber 等（2013）对瑞士 2009～2010 年被保险人的医疗索赔数据进行队列研究，用两部分回归模型预测未来医疗利用和医疗费用支出的有效性。Tarraf 等（2012）对 2000～2008 年美国移民与非移民的医疗费用支出的面板数据借助回归模型进行分析和预测，使用线性和非线性分解方法评估移民身份和支出之间的关系，并指出移民年龄的增长和慢性病的增加给美国的保健系统带来了巨大的压力。Cao 等（2012）对比了线性自回归滑动平均模型（autoregressive moving average model，ARMA 模型）和非线性神经网络模型在产生医疗成本通胀率预测中的准确性，利用两个非对称误差测量来捕获和惩罚模型选择中低估与过高预测的偏好。

雷海潮等（1996，2009）应用 ARIMA 模型对我国卫生总费用的未来值进行了预测。中国卫生总费用课题组（1996）以弹性系数为工具，使用平均发展速度预测法对我国卫生总费用进行了预测。李亚青（2002）应用 SimFin 模型预测卫生总费用占 GDP 比重的变化趋势。刘明霞和任仕泉（2003）借助自组织数据挖掘方法建立了卫生总费用的预测模型。朱凤梅和游茂（2011）基于时间序列相关理论探讨状态空间模型在我国卫生总费用预测研究中的应用。有的学者利用灰色模型预测卫生总费用。有的学者采用对数平均迪氏指数（logarithmic mean Divisia index，LMDI）因素分解法，基于组分模型把费用按照性别、年龄别、疾病别、发生费用时是否临近死亡等分解成不同组分，分别预测各组分的变化情况，然后将各组分的单位成本乘以该组的人数，得到该组的总费用，将各组的总费用加总得到全部人群的总费用。赵郁馨等（2004）利用计量经济学经典回归分析方法对卫生服务需求和 GDP 的关系及其影响因素进行了研究，计算出卫生服务需求弹性系数，并对卫生总费用进行了预测。马明媛等（2018）在经济新常态的背景下参考卫生总费用之前的分析方法，通过构建 Elman 神经网络模型预测卫生总费用数据及变化趋势。

2. 系统动力学结构模型预测

曾雁冰（2011）运用系统动力学方法对卫生总费用过快增长问题进行了建模与控制研究，按照系统动力学的建模方法和步骤，明确变量之间的逻辑关系，构建系统结构模型及其假设，确立主要函数关系，对所建立的系统动力学模型进行直观检验、运行检验、历史检验，通过模型的优化与改进，进一步研究其结构与行为的变化关系，通过灵敏度调试，对建立的系统动力学模型进行真实模拟、政策干预模拟及优化策略研制与模拟。

董丹丹和雷海潮（2011）运用系统动力学对我国卫生总费用进行应用研究，依据系统动力学原理，建立卫生总费用的仿真模型，推算 2005～2009 年卫生总费用水平，并与报告值进行对比，得出系统动力学模型的推算结果优于其他推算方法，非常接近报告值，与其他推算方法相比，绝对误差平均值最小。

廖宇航和张琪（2017）运用系统动力学对卫生总费用进行预测。基于系统动力学理论，构建涵盖人口、GDP、社会医疗保险、医疗机构资产四个子系统的中国卫生总费用预测模型，计算 2010～2015 年我国卫生总费用模拟值，与真实值对比后发现平均相对误差较小，故进一步预测了 2016～2020 年的卫生总费用。

从以上研究可以看出，用数学模型对卫生总费用的预测在对指标调整方面缺乏灵活性，研究目标单一，且对数据的时间序列长度要求严格。与常规的卫生总费用预测方法相比，以上学者运用系统动力学仿真技术研究卫生总费用预测与控制，充分体现了建模规范且不失灵活性的特点，并能通过设定调控参数对不同的对策实施效果进行定量比较。但同时存在一些不足，主要表现在：①建模过程不够规范，变量的因果结构不够明确。以上研究构建因果结构关系图和仿真流图没有规范的步骤，系统动力学建模以信息反馈原理为基础，更加注重变量之间的因果关系，以模型的结构特性来解决系统运行的准确性和方向性问题。②对一些突发因素欠考虑，一些难以量化的因素未被纳入模型。卫生总费用影响因素中的一些突发因素对卫生总费用影响巨大，有的甚至是冲击性的，如地震、海啸及传染性流行疾病，在建模时，这些突发因素也必须予以考虑。③仿真方程建立过程简单、预测结果单一。仿真方程的确立是系统动力学的建模核心，可与管理统计、计量经济学和表函数方法有效结合，而现有研究中仿真方程建立手段较为单一，并且系统动力学仿真预测可根据各种未来发展规划设计不同的政策方案进行模拟，而现有研究缺乏对不同政策的仿真结果的比较。

1.3.3 系统动力学研究现状与发展动态分析

现代管理大师彼得·圣吉（Peter M. Senge）用正反馈环、负反馈环及延迟构成八大反馈基模，揭示社会、经济系统中存在的很多普遍性管理规律，形成了一种先进的反馈动态性复杂分析理论与方法。反馈动态性复杂理论能揭示复杂系统本质。系统动力学创始人福瑞斯特（Jay Forrester）教授在美国波士顿召开的国际系统动力学第 25 届学术交流会暨系统动力学 50 周年纪念会上做了 *System Dynamics—The Next Fifty Years* 报告，提出下一个 50 年系统动力学研究特别要进行反馈理论的应用研究。从 20 世纪 90 年代以来，系统动力学在世界范围内得到了广泛传播，其应用范围更广泛，并且获得了新发展。从美国与苏联冷战时的军备竞赛到艾滋病病毒与人类免疫系统间的斗争，从公司战略到糖尿病的动态，从航天飞行器到新工业中的各种产业，以及从艾滋病研究到福利改革等各种问题，均有系统动力学的研究与应用。

1. 反馈结构与基模分析

1）反馈结构理论的研究进展

系统动力学包含控制论、系统论等诸多理论，其中，控制论认为无论是生命系统还是非生命系统，都可作为基于信息反馈机制的信息反馈系统来研究；系统论的核心思想是结构，该理论学认为只要是系统就一定存在结构，且系统的内部结构决定了整个系统的功能。基于信息反馈系统和反馈结构理论的系统动力学是分析复杂系统性问题的常用工具，已经普遍应用于各领域，为各行各业的发展奠定了坚实的理论基础，具有重大的理论价值。

在国际贸易方面，杨剑（2008）采用系统动力学分析工具研究渠道、产品、服务、价格、广告等营销策略对我国机电设备国际市场利润的长远和系统影响；潘文卿等（2016）基于东亚 9 个经济体及美国的国际投入产出表探讨区域间的反馈回路，对中国与东亚及美国的贸易流转进行研究。

在航空产业方面，贾伟强和罗明（2008）构建系统反馈结构模型对航空武器装备制造过程的供应链系统进行研究；王振华等（2015）构建反馈结构模型对航空装备采办信息化建设进行研究。

在农业及牲畜养殖方面，贾伟强和贾仁安（2005）在对系统主导反馈环进行分析的基础上构建反馈结构模型，探究"公司＋农户"模式下违约率的主要影响因素；涂国平和贾仁安（2004）基于复杂系统反馈理论对井冈山农业科技园生态农业系统进行了具体的研究；涂国平等（2004）对以沼气工程为纽带的农业科技园生态农业系统进行研究；张火法和杨义群（1996）基于系统反馈分析法研究了浙江省生猪供给系统变量间线性与非线性回归函数关系。

在物理化学方面，孙丽君和孙超（2005）基于判决反馈结构对自适应均衡算法进行仿真研究；李磊等（2018）基于多反馈环结构法研究提高硬件储备池记忆能力的措施；李辉等（2006）基于反馈结构提出多传感器自适应航迹融合算法的新方法；唐晓栋（2018）模拟分析超结构在具有多个反馈的非线性化学反应系统中的化学振荡，指出产生这种动力学行为的根本原因是反应系统不同组分构成的多个反馈环之间具有相互耦合作用。

在企业管理方面，李健等（2018）在创新驱动背景下，对制造业企业期望绩效反馈效果、组织冗余结构的关系进行研究；徐学军等（2009）在分析企业资源计划（enterprise resource planning，ERP）项目管理中主要因果关系反馈结构的基础上构建了系统动力学模型，对项目管理进行仿真研究；沈金水等（2005）基于系统反馈因果结构模型对影响楼盘销售价格从而影响顾客购买决策的因素进行研究。

在高校、教育方面，高大成等（2015）将反馈环结构分析应用于高校专业对创新型人才培养影响的研究；李崇阳和张进华（2000）以福建为例，基于多维非线性反馈结构与超循环自组织机制研究教育、科技、经济和人口共同构成的开放非平衡复杂系统。

2）系统基模分析方法的研究进展

系统基模的学理即透过现象看本质，通过调整人类对系统内结构运作的主观认知，寻找系统结构的杠杆点。作为分析动态性复杂系统的工具之一，系统基模的应用范围十分广泛。

在政府政策研究方面，殷晓旭等（2019）通过构建系统基模研究我国抗菌药物管理政策实施过程中的阻碍因素，提出推进政策合理实施的措施与建议；陈娜（2008）从"看病难、看病贵"的社会热点切入，运用系统基模分析研究我国医药卫生体制改革的新思路；杨翾（2018）建立成长上限基模，从患者意愿角度出发研究双向转诊机制的发展；吕华（2014）运用系统基模反馈分析法进行行政成本治理研究；罗文剑和阮苗苗（2016）运用系统基模反馈分析法对地方政府的财政支出偏好进行研究；李丽清（2011）、李丽清和周小军（2013）、李丽清等（2016d）将系统基模分析方法应用于我国医院竞争力研究、我国社区卫生服务研究等方面。

在高校研究方面，周汉清等（2016）将系统基模应用于我国高校教师心理健康问题的研究，提出改善心理健康状况的对策；陈小信（2009）在问卷调查的基础上，从辅导员职业化、专业化角度出发，利用问题直接基模生成法研究南昌大学专职辅导员角色冲突问题，提出管理对策；林海（2012）基于系统基模分析研究了高职院校发展中存在的问题并提出可持续发展策略。

在人才培养研究方面，徐千惠和付轲（2012）基于成长上限基模分析研究我国R&D研发人员及经费投入制约因素并提出管理对策；蔡舒等（2017）基于系统思考理论，构建系统基模研究医务人员短缺危机的影响因素并提出解决问题的管理策略；姚蓉等（2018）基于系统基模理论研究县域人才发展的短缺制约因素。

在产业经济发展研究方面，关冬梅（2009）、关冬梅等（2009）基于系统基模对中国创意产业特别是广东创意产业的发展进行研究；史术光（2013）基于成长上限基模分析研究九江城市旅游产业发展中的制约因素并提出相关管理对策；王英伟（2012）运用系统基模分析方法进行军工企业军民融合式产业发展系统研究；林海等（2009）构建系统基模，研究我国社会创业发展存在的问题，运用系统思考理论提出解决对策；张晓明和史术光（2017）基于成长与投资不足基模分析无障碍旅游发展中存在的问题，提出解决对策；潘振婷和王朋（2015）基于系统基模分析研究了珠三角游艇经济系统。

在项目与产品开发研究方面，王志敏和赵冰（2014）从动态系统角度出发，基于系统基模方法对中小企业研发项目模式选择问题进行研究；樊珍和唐震（2015）通过构建系统基模对新产品开发模式进行探讨，通过案例分析指出各开发模式中存在的困境并提出解决措施。

在生态系统研究方面，阎振元等（2018）构建城市发展成长上限基模和城市生态空间管控效率舍本逐末基模，研究城市生态空间系统，提出杠杆解。史术光和刘换菊（2013）基于系统思想构建成长与投资不足基模和成长上限基模，研究鄱阳湖生态经济区开发利用过程中的环境保护问题。

在医疗卫生领域，李丽清等（2009）通过入树基模生成集法构建系统基模，对现代化医院建设的影响因素进行研究；李丽清和周小军（2013）借助系统基模分析技术研究江西省社区卫生服务发展的限制因素，并有针对性地提出发展策略；李丽清等（2012）基于成长上限基模研究了城市社区卫生服务发展背景，对发展城市卫生服务的必要性进行反馈系统基模分析。

除此之外，系统基模分析理论还广泛应用于其他方面的研究。张龙（2018）将成长上限基模分析法运用于广东省武术非物质文化遗产资源开发的研究；袁林娜等（2009）运用成长上限基模分析法研究供应链信息共享制约因素，并提出相应的管理对策；徐辉和黄国建（2008）基于成长上限基模的相关原理对科技成果转化受限因素的动力机制进行研究；张晓明等（2016）利用成长上限基模分析法研究饭店服务实训课程教学改革。

3）系统基模及其反馈结构的研究进展

系统动力学从系统内部出发探索解决问题的途径，通过分析系统内部各元素的因果逻辑关系，结合反馈结构理论，建立各具特色的系统基模，分析系统结构对系统行为的影响，为制订最优解决方案提供依据。反馈结构与基模分析方法的研究在诸多方面均有应用。

在政府、部队装备管理方面，郗蕊等（2019）运用基模分析方法，建立网络舆情因果关系模型，对大数据背景下提高网络舆情政府治理能力的途径进行研究；贾红丽等（2011）构建部队装备管理信息化动态反馈复杂系统的反馈结构模型，用极小基模生成集法对模型中的反馈环进行了基模分析。

在高校与企业应用方面，陈雪冬（2015）基于系统基模分析研究大学英语网络自主学习的影响因素及各影响因素间的动态反馈机制、耦合关系；王鹏娜和陈天琪（2015）通过反馈环基模分析对企业利润增加的制约因素进行研究；杨洁等（2015）从企业角度出发，构建绿色供应链管理实施系统的反馈结构模型，分析极小反馈基模，提出提升实施质量的对策和措施。

在人才激励与培养方面，贾晓菁和周绍森（2005）构建国有商业银行整体人才激励反馈因果结构模型，通过人参与调控的基模分析，提出引进、留住和激励核心人才的相关策略；罗文剑和黄倩兰（2018）以江西省为例，基于系统基模反馈分析法研究青年科技创新人才的培养。

在产业及城市发展方面，贾伟强等（2011）利用系统动力学反馈动态性复杂分析理论与技术，建立刻画产业集群内知识转移过程复杂系统的结构模型，并利用基模分析技术分析系统中的反馈关系。

在生态经济研究方面，贾伟强等（2016）利用反馈环分析中极小基模集入树组合删除生成法对德邦牧业规模养种生态能源系统的反馈系统进行仿真分析；张曼曼和贾伟强（2016）构建建筑垃圾资源化处理系统的基本入树模型，通过反馈基模分析方法提出管理对策；宋思远等（2019）以西安高新区创业园企业孵化生态为例，通过对科技研究、市场开发、商业应用的反馈关系分析，运用系统基模分析方法研究企业孵化生态的运行机制。

系统基模及其反馈结构广泛应用于政策管理、组织管理、生态经济等具体问题的研究，为其他领域具体问题的深入研究提供了科学的理论依据和方法学借鉴。在国内，反馈结构与基模分析在卫生服务领域的研究起步较晚、研究较少。

2. 系统动力学仿真模拟

20 世纪 90 年代以来，系统动力学方法在世界范围内得到广泛传播，已广泛应用于工业、农业、经济、管理、医学、交通、生态、环境、能源、军事等诸多领域。在道路运输能源需求预测方面，唐丽敏等（2019）通过系统分析道路运输与经济、人口及能源子系统间的相互作用关系，明确各因素之间的因果关系图，构建道路运输能源需求系统动力学模型，并参照社会经济发展及道路运输相关规划目标，进行预测与情景模拟；在工业绿色发展政策模拟方面，李健和孙康宁（2018）通过运用系统动力学方法构建京津冀工业绿色发展仿真模型，模拟京津冀工业"资源—经济—环境—人口"系统的运行结果，预测不同政策情景下的中长期工业增加值总量与环境污染程度；在生活垃圾管理及其方案制订方面，唐睿等（2019）在因果关系图的基础上构建城市生活垃圾的存量流量模型，并进行仿真模拟与量化分析，预测未来生活垃圾数量并制订相应的管理方案；在全域旅游发展模式筛选与方案优化方面，郭伟等（2018）借助物理（wuli）-事理（shili）-人理（renli）方法论（简称 WSR 理论）归纳建模因素并进行系统因果关系结构分析，建立系统动力学模型并进行仿真模拟，根据预测结果筛选最优发展模式；在企业创新发展战略研究方面，周小刚等（2018）通过构造企业创新驱动升级系统动力学模型，提出企业创新策略并模拟预测其实施效果；在企业创新投资决策方面，宋砚秋等（2018）通过构建企业创新投资决策模型，预测未来投资变化；在畜禽规模养殖及污染物处理沼气生态能源利用等规划预测方面，南昌大学贾仁安教授及其团队（贾晓菁等，2012；王翠霞等，2017；贾仁安等，2018）围绕"三农"问题进行了大量的研究，并对系统动力学建模、检验方法进行了深入探索，应用价值显著。

除此之外，孙平安等（2004）以生态环境学为基础，将系统动力学方法应用于种植业结构优化的研究；何杰等（2006）用系统动力学原理对安徽省公路运输系统政策绩效进行仿真模拟，提出解决公路货运超载运输问题的最优对策；宋学锋和刘泡彬（2006）运用系统动力学模型，参考自然发展模式，设计出四种城市化发展情景下和生态环境的耦合系统演变模式；王宇奇等（2006）借助系统动力学理论解析石油工业可持续发展的因果关系，并构建石油工业可持续发展的系统动力学模型；郑士源等（2007）运用系统动力学建模方法并结合博弈论模型，在建立集装箱港口博弈模型的基础上，对珠三角地区的集装箱港口之间的竞争进行了模拟；李丽清（2011）、李丽清和周小军（2013）用系统动力学方法对江西省三甲医院竞争力问题和江西省城市社区卫生服务发展进行了系统研究与仿真预测；张鹭鹭等（2007）利用建立的卫生政策模拟实验室，应用系统动力学建模方法及数理统计学方法，模拟农村医疗卫生服务系统行为；贾晓菁和贾仁安（2010）用系统动力学方法进行了自然人造复合系统的开发原理与沼气沼液开发途径创新研究；贾伟强等（2012）以银河杜仲基地为例，用系统动力学方法进行生态能源系统发展研究。

由此可见，系统动力学应用范围不断扩大，研究领域不断拓宽，取得了一系列重要成果，并成为常规的模拟预测方法，但在卫生领域的应用较为欠缺。近些年来也有不少学者将系统动力学应用于卫生服务研究领域，其中包括医疗卫生服务体系研究、医疗保险基金研究、公共卫生服务研究、社区卫生服务研究（李丽清，2016a，2016e）、医院管理研究、医疗费用预测研究、传染病传播模拟研究、慢性病管理研究等。目前，系统动力学建模方法仍以福瑞斯特教授提出的因果流图建模法和贾仁安教授提出的流率基本入树建模法为主。在与其他方法综合集成方面也有相关的研究，如将系统动力学与博弈论结合、将结构方程模型与系统动力学结合，实现对复杂系统反馈动态性结构和运行机制的集成研究。

由此看出，系统动力学方法的实践研究给产业规划、决策指导、方案制订提供了科学的实际依据，因而广泛应用于国民经济的各行各业。在实际应用中，系统动力学方法在社会系统构成要素和运行功能仿真、模拟方面的研究较多，但在建模方法、模型检验、方法融合与集成方面的研究较少。与其他领域相比，系统动力学在卫生领域的研究与应用起步较晚，尤其将系统动力学反馈动态性复杂分析理论应用于卫生服务领域的研究甚少。因此，将系统动力学方法应用于卫生研究领域，并与其他研究方法进行综合集成创新研究，值得深入探讨。

本书以研究卫生总费用影响因素及预测方法为主线，从系统工程的角度探索科学的预测方法，并试图准确预测卫生总费用影响因素的作用强度和卫生总费用增长速度。中共十八届三中全会提出要深化医药卫生体制改革，统筹推进医疗保障、医疗服务、公共卫生、药品供应、监管体制综合改革，国务院提出发展健康服务业，这些政策的提出将对卫生事业发展产生更多、更重要的影响。受目前经济体制改革和医改大环境的影响，卫生总费用的构成、影响因素及其作用强度也将发生较大的改变，在这种背景下对卫生总费用影响因素进行综合研究，定期对卫生总费用增长速度进行定量预测有着重要的现实意义，本书的研究不仅重要而且时机恰当。

1.4　卫生总费用及其预测的研究目标

本书在明确控制卫生总费用的重要性与必要性、条件与可行性、障碍与困难的基础上，综合分析我国卫生总费用的影响因素及作用机制，科学预测我国卫生总费用变化趋势及增长速度，并提出控制卫生总费用的关键环节、路径等政策设计要点。具体研究目标如下。

（1）系统分析卫生总费用影响因素的作用机理与作用强度。卫生总费用的影响因素众多、繁杂，且相互作用，明确其运行机理与作用强度是科学预测我国卫生总费用增长速度的基础。本书将综合归纳卫生总费用的影响因素，系统分析各影响因素与卫生总费用之间的反馈因果结构关系，深入探讨导致卫生总费用变化的关键因素及其作用强度。

（2）探索适合卫生总费用特点的科学、有效的预测方法。深入分析各影响因素相互作用的反馈动态因果结构关系、建立预测卫生总费用未来变化的系统动力学仿真模型，用 Vensim 专用仿真软件进行不同变量在未来时期的仿真模拟。与常规的预测方法相比，该方法具有以下优势：①系统动力学模型属于结构模型，对数据分布特征适应性强。系统动力学建模不依赖精确的数据和严格的时间序列，强调系统动态变化中的内部行为结构，体现了事物发展过程内外因素的相互关系。②软件功能强大且易于实现。用系统动力学计算机辅助软件，建模过程直观、易于检验调整，与一般建模软件相比增加了复合模拟、真实性检验、模型优化等功能。③系统动力学模型在系统思考的前提下，更加注重模型结构的科学性和逻辑性，仿真结果更接近真实情况。本书将在全面收集相关数据及对卫生总费用影响因素进行系统调查与综合分析的基础上，探索系统动力学新的仿真与建模方法，分别从政府卫生支出、社会卫生支出和个人现金卫生支出三个子系统入手，在全面综合分析我国卫生总费用影响因素的基础上构建各子系统的结构模型，并设定社会、经济、政策、新发疾病（如严重急性呼吸综合征（severe acute respiratory syndrome，SARS）、禽流感等新发流行性疾病）及不可抗拒因素（如地震、海啸、战争）等外部环境对系统结构影响的调控参数，在建模时将影响卫生总费用的常规性、经常性因素作为内生变量，一些突发性、发生率低且影响大的因素作为外生变量，在模型中可设定成特定的影响因子或调控参数，建立符合我国实际情况且科学可靠的卫生总费用系统动力学仿真模型，计算模型中包含的增强和制约反馈环并对其反馈结构变化进行深入讨论，为方程的调控、结构分析、仿真结果比较奠定基础，确立模型中各变量之间的关系，建立各变量的仿真方程，输入流位变量的初始值，利用设定调控参数的研究方法，预测与比较不同调控参数下模型的运行走向。

（3）科学预测卫生总费用的增长速度，为政府部门制定卫生政策提供直观、定量的依据。我国卫生总费用筹资结构日趋合理，政府卫生支出所占比重与日俱增，公共筹资水平仍较低，社会卫生支出所占比重日趋稳定但增长速度逐年放缓，居民个人现金卫生支出所占比重逐年下降；城乡分配不均，农村卫生费用虽增长较快，但相对城市而言仍处于较低水平；不同医疗机构的卫生费用投入严重失衡，用于医院的卫生费用投入所占比重居高不下，尤其向高级别医疗机构集中，公共卫生机构的卫生费用投入虽有较大增长，但仍处较低水平。卫生总费用的增长速度直接影响着我国卫生总费用的筹资水平、筹资结构、分配流向和变化趋势，合理控制卫生总费用的增长有利于医疗卫生体制的可持续运行，有利于协调医疗卫生体系中各方关系和维护社会稳定。因此，科学、准确地预测卫生总费用的增长速度，可为政府部门制定卫生政策提供定量依据。

1.5 卫生总费用及其预测的主要研究内容

影响因素众多、繁杂是卫生总费用的第一大特点，多指标、非线性、高阶次与复杂性是卫生总费用的第二大特点；动态变化性与政策敏感性强是卫生总费用的第三大特点。针对卫生总费用的三大特点，本书的具体研究内容主要包括以下三个方面。

1. 卫生总费用影响因素体系构建、系统基模生成及其因果结构反馈动态分析

综合分析卫生总费用的影响因素是研究卫生总费用变化和预测其增长速度的关键，对于系统结构分析、仿真模型建立、各变量方程调试、结果模拟预测、对策优化等至关重要。本书从以下方面对卫生总费用的影响因素进行分析。

（1）卫生总费用影响因素的分类及其作用强度定量比较。对卫生总费用影响因素的分析包括三个阶段：①全面研究国内外相关文献，初步梳理卫生总费用影响因素；②采用循证医学及系统评价方法，综合分析卫生总费用影响因素；③运用专家咨询（德尔菲法）及专题研讨会遴选和确定卫生总费用影响因素，并试图根据其特性进行分类。

从促进与抑制卫生总费用增长的角度可归纳为促进因素和抑制因素。促进因素包括经济、技术、健康意识、医疗保障水平、人口数量和结构、城镇化率、疾病谱变化、新发传染性疾病、空气污染等；抑制因素包括基层医疗的发展、临床路径管理、付费模式转变等。从卫生系统的角度可归纳为内部因素和外部因素。内部因素包括卫生总费用构成结构、医疗技术水平、卫生事业管理水平、卫生服务需求等；外部因素包括经济增长、卫生政策、社会结构转型、生活方式和环境污染等。从对卫生总费用作用方式的角度可归纳为直接作用因素和间接作用因素。直接作用因素包括经济、技术、人口结构、卫生政策、卫生服务需求；间接作用因素包括生活方式、生态环境等。从发生频率角度可归纳为常规因素和突发因素。常规因素对卫生总费用的作用速度较慢，包括卫生总费用构成、经济、技术、人口结构、社会转型等；突发因素能加速卫生总费用的增长，主要包括卫生政策、新发疾病（SARS、禽流感等）及难以抗拒的天灾人祸（地震、海啸、战争等）。为明确各影响因素对卫生总费用的作用强度，将进一步探讨各影响因素与卫生总费用之间的函数关系，$Y = f(x_1, x_2, x_3, \cdots, x_n)$，其中，$Y$ 表示卫生总费用，$x_1, x_2, x_3, \cdots, x_n$ 表示影响因素，在此基础上利用统计学、计量

经济学等多学科知识对各因素的作用强度分别进行同一时期的横向比较和不同时期的纵向比较。

（2）卫生总费用影响因素的系统基模生成研究及反馈动态性复杂分析。现代管理大师彼得·圣吉运用系统动力学理论，在其专著《第五项修炼——学习型组织的艺术与实务》中，将系统基模作为管理问题动态性复杂分析的主要工具，通过构建"成长上限""舍本逐末""目标侵蚀""恶性竞争""富者愈富""共同悲剧""饮鸩止渴""成长与投资不足""反应迟缓的调节环路"九个系统基模及基模分析方法发现杠杆解并提出管理方针。卫生管理系统是一个复杂的巨系统，卫生总费用的增长和抑制影响因素众多，在此系统中只有这九个基模吗？如果不止，会有多少？其结构又是怎样的？本书在明确卫生总费用影响因素作用机制和运行机理的前提下，构建与各影响因素对应的流率基本入树模型，通过嵌运算，可生成各具特色且对卫生总费用产生影响的系统基模，并逐一地对这些基模进行状况描述和反馈动态分析，详细分析基模中正负反馈环的促进与制约作用，分别从反馈阶数和共同关键变量两方面进行分类，深刻揭示卫生总费用受各因素影响的变化规律，并提出控制卫生总费用不合理增长的管理对策。

2. 基于系统动力学的卫生总费用预测方法研究——多因素分析的流率入树逐层建树和逐枝建树及多参数调控的逐树仿真研究

本书以系统动力学反馈动态性复杂分析方法为主，结合图论、线性代数、基模分析、多目标规划、统计分析、计算机仿真理论、博弈分析等方法进行系统结构分析。综合比较流图建模法和流率基本入树建模法，发现这两种建模方法思路清晰、步骤规范，但如果变量过多，尤其是辅助变量过多，容易造成变量丢失，有向链连接错误。为提高建模的准确性、科学性、规范性，本书在系统动力学传统建模的基础上探索系统动力学建模和仿真新方法——基于多因素分析的系统动力学流率基本入树逐层建树、逐枝建树法和多参数调控的逐树仿真方法（其结构体系见图 1-3）。在此基础上，对仿真模型进行反馈结构分析、枝向量矩阵和枝向量行列式反馈环条数计算、强简化流率入树和流图结构变换、极小基模生成集分析，深刻揭示卫生总费用系统结构的复杂与动态原理，夯实管理对策生成的理论基础。

（1）系统边界和模型核心变量的确定。卫生总费用构成结构、经济发展水平、社会结构转型、疾病谱变化、健康意识、卫生政策、医疗技术、卫生事业管理水平、医疗保障水平是卫生总费用的关键影响因素，新发疾病等突如其来的不可抗拒因素对卫生总费用影响巨大。建模前须先确定系统边界和模型核心变量，通过

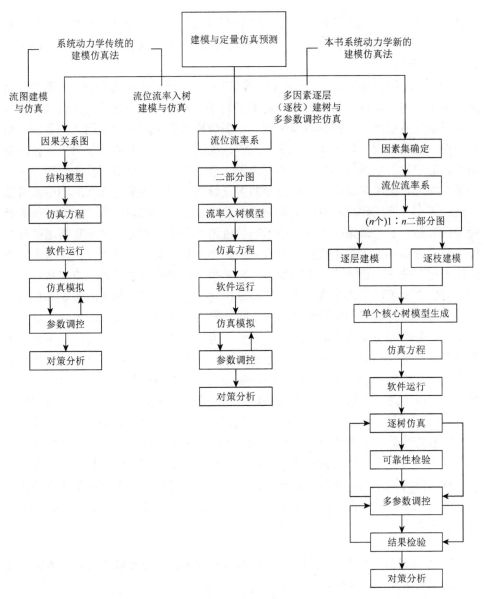

图 1-3 系统动力学建模与定量仿真分析方法结构体系

对这些因素的量化指标的确定，确立这些因素的流位流率变量和外生变量，明确变量之间的相互作用关系，设定卫生总费用受经济、社会、政策等因素影响的调控参数，借助数学、运筹学、统计学、计算机等多学科知识构建仿真模型中的各变量方程，其中包括流位变量、流率变量、常量、外生变量、辅助变量、时间变量，涉的函数包括微积分、阶跃函数、选择函数、延迟函数等；通过查阅官方统计网站和《中国统计年鉴》《中国卫生统计年鉴》等，联系相关机构和部门，获得历史数据；通过动态数列中的间接计算、统计推算，获取所有仿真方程所需的其他数据资料。

（2）"因素逐一纳入流率基本入树模型"和"主计算枝＋影响枝"的两种思路探索系统动力学建模和仿真新方法是本书的核心内容。流图建模法和流率基本入树建模法是系统动力学的基本建模法。流图建模法的关键步骤为因果关系图→结构模型→仿真方程→反馈仿真流图。流图建模法虽然层次分明，但卫生总费用复杂性、动态性与敏感性的特点表明用流图建模法建立卫生总费用预测模型有两个不足：第一，卫生总费用预测模型中的多变量与多调控参数难以在流图中被清楚表达；第二，流图建模法难以确定卫生总费用复杂结构模型中所含反馈环条数及受经济政策、卫生政策等外生变量影响后流图的反馈结构变化情况和新增的反馈环条数。流率基本入树建模法可克服以上两个不足，关键步骤为流位流率系→流位流率相互关系二部分图→流率基本入树模型→反馈模型生成集。流率基本入树模型可建立反馈环基模生成技术，可通过枝向量行列式算法和枝向量矩阵算法计算出系统全部反馈环和采取对策改变系统结构后的所有新增反馈环条数，这对于模型结构分析和仿真方程的建立至关重要。但模型的可靠性检验问题是系统动力学建模亟待解决的问题，以上两种方法很好地实现了通过系统因果结构分析建立复杂系统结构模型进行定量预测，但均未能较好地解决模型可靠性检验问题。本书将克服以上两种方法的不足，试图通过"因素逐一纳入流率基本入树模型"和"主计算枝＋影响枝"的两种思路探索系统动力学建模和仿真新方法，其关键步骤为多因素流位流率系的建立（n 对流位流率系）→流位流率相互关系二部分图→单因素逐层建树（逐枝建树）→单因素入树模型仿真→逐一嵌入其他因素逐层建树（逐枝建树）→逐树仿真→多参数调控→流图生成和多因素流位流率系的建立（n 对流位流率系）→流位流率相互关系二部分图→主计算枝→影响枝→参数调控→流图生成。

3. 卫生总费用增长速度预测、筹资结构比重预测、卫生服务消费结构变化预测、卫生对策实施效果预测

（1）本书拟建立卫生总费用的政府卫生支出、社会卫生支出、个人现金卫生支出三个系统动力学仿真子模型，将充分考虑经济水平、社会结构（人口结构和城镇化率）、卫生需求、医疗技术、卫生事业管理水平、卫生政策、医疗保障水平等因素的影响，从以下方面进行预测：第一，定量预测政府、社会与个人各卫生费用构成比重的变化趋势，探索城乡间和不同机构间的卫生费用分配流向不平衡的深层原因，求解卫生总费用变化的拐点。第二，卫生总费用增长速度预测。经

济的快速发展对卫生总费用增长刺激较大,我国卫生总费用的增长快于 GDP 的增长,定期预测卫生总费用增长速度对于把握卫生总费用变化动态和掌握其运行规律至关重要。

（2）卫生总费用的合理增长有利于满足不同阶层和不同消费群体的卫生需求,控制卫生总费用的不合理增长是保障"人人享有健康权"的关键。一些重要相关政策的实施将使卫生总费用分配流向发生变化,政策的正确与否及政策实施时机的恰当与否对于能否合理有效配置卫生资源至关重要。本书将模拟不同的政策方案,根据不同的政策实施的模拟结果,比较各种方案的实施效应,并予以客观评价。

（3）预测结果的正确性与可靠性检验是仿真预测中很重要的环节,在许多研究中往往被忽略而只重视预测过程和结果分析。预测结果的可靠性与正确性检验是系统动力学仿真理论中的难题,更是亟待解决的问题。本书将从两个方面进行预测结果的可靠性与准确性检验研究:第一,流位变量历史年客观数据与其历史年预测数据吻合度检验。用系统动力学专用仿真软件 Vensim 建立仿真方程时有些变量需要全部历史数据,如表函数,而流位变量只需用到初始值（初始年的历史数据）,其思想来源于微分方程:

$$\begin{cases} \dfrac{\mathrm{dLEV}(t)}{\mathrm{d}t} = \mathrm{RAT}(t) \\ \mathrm{LEV}(t)\big|_{t=t_0} = \mathrm{LEV}(t_0) \end{cases}$$

其中,$\mathrm{LEV}(t)$ 为流位变量;$\mathrm{RAT}(t)$ 为流率变量;t 为仿真步长。根据此思想,将初始年后的历史年客观数据与历史年预测数据进行对比分析和吻合度的计算,以此来检验预测结果的准确性与可靠性。第二,用不同的预测方法对预测结果进行比较分析。系统动力学预测模型属于结构模型,为了检验预测结果的准确性与科学性,可对系统动力学模型中流位变量同时采用几种方法进行预测,如果是线性关系,可采取一般的线性回归模型,如果是非线性关系,可通过曲线估计中的变量变换将非线性函数关系化为本质线性模型进行预测,通过不同的预测方法进行结果对比达到检验的目的。

总之,本书将系统动力学理论应用于我国卫生总费用的预测研究,充分体现了系统动力学研究复杂问题时整体论、还原论与系统论的有效结合,有利于预测方法和应用的创新,克服卫生总费用数据采集慢及传输效率低的不足,丰富系统动力学理论在公共卫生领域的应用。

具体的研究内容与研究思路如图 1-4 所示。

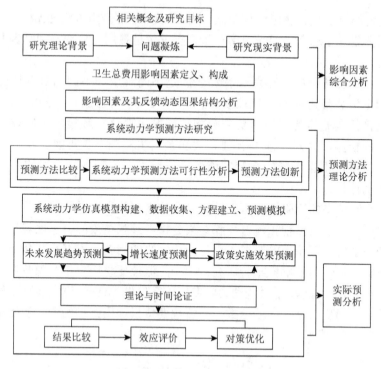

图 1-4　研究内容与研究思路

　　目前国内对于卫生总费用的研究多数是从静止的角度分析卫生总费用的变化，很少从社会系统结构的角度进行动态综合分析，而且缺乏中长期预测的有效手段和工具，无法揭示非线性系统行为特征下的内在规律，研究结果对制定政策的指导力度不足。其主要原因在于没有抓住卫生总费用影响因素时效性与动态性强、复杂多变，且受社会结构、经济环境、卫生政策等变化影响较大的特点。基于上述所提及的主要研究内容与研究思路，本书将从整体运行机制的角度出发，综合分析卫生总费用影响因素，明确与卫生总费用直接相关的各主体结构及其运行规律，拟解决以下关键问题。

　　（1）通过对卫生总费用影响因素的反馈动态性复杂分析，深入剖析卫生总费用增长的内在动因。通过阅读海量的卫生总费用影响因素研究的文献发现，目前文献趋于片面地提及促进卫生总费用增长的影响因素，而未提及遏制卫生总费用增长的因素，这是不全面的。全面分析卫生总费用的影响因素给准确把握卫生总费用流向提供了方向，也是从源头上控制卫生总费用不合理增长的关键步骤。本书从定性和定量的角度对我国卫生总费用过快增长、卫生总费用流向不平衡、卫生服务消费结构不合理等问题进行深入剖析，从理论与实践的层面、系统内部与外部环境联系的视角，深入分析卫生总费用内部结构及系统内各类行为主体（政府、社会、个人、医疗服务机构）与系统之间的非线性规律，剖析社会结构、经济水平、国家政策等对我国卫生需求的影响。在此基础上构建各影响因素导致卫生总费用发生变化的系统结构模型，并进行反馈动态因果结构与作用机理分析，从本质上揭示卫生总费用不合理增长导致"看病难、看病贵"的深层原因及"基本医疗"与"非基本医疗"不协调发展的内部矛盾，提出有效控制卫生总费用不合理增长的对策。因此，从卫生总费用影响因素入手，系统分析相互间的因果结构反馈动态关系及作用机理，从源头上寻找卫生总费用增长的内在动因，为制定控制卫生总费用快速增长的措施提供科学依据，是本书要解决的第一个关键问题。

（2）基于系统动力学的卫生总费用预测模型构建与增长速度预测。本书将系统动力学的仿真理论用于卫生总费用的增长速度和构成比重预测、卫生服务消费结构预测和不同政策实施效应模拟等，基于以下理由：①系统动力学是一门定性和定量相结合的分析技术，能处理高阶次、非线性、多种反馈的复杂时变社会系统的相关问题，系统动力学模型既有描述系统各要素之间因果关系的结构模型，又有专门形式表现的数学模型，以此进行仿真试验和计算，以掌握系统的未来动态行为。②系统动力学的仿真试验能起到实际状态或实验室研究的作用。它通过人和计算机的结合，既能发挥人对社会系统的了解、分析、推理、评价、创造等能力的优势，又能利用计算机高速计算和迅速跟踪的功能，以此试验和剖析实际系统，从而获得丰富的信息，为选择最优或者满意的决策提供有力的依据。③系统动力学模型在仿真模拟现实系统的同时可以通过调整其中的某个变量数值水平来观察系统的变化动态，评价该变量对于系统发展的影响，并可在模型建立后对这些变量进行模拟调试，从而探索不同政策环境下卫生总费用的走势。因此，建立卫生总费用的系统动力学预测模型，对卫生总费用的增长速度、筹资比重、卫生服务消费结构变化和卫生对策实施效果进行科学准确预测是本书要解决的第二个关键问题。

（3）模型可靠性检验与预测结果准确性检验。系统动力学模型的可靠性与预测结果的准确性检验一直是系统动力学中没有很好解决但亟待解决的问题。模型可靠性与预测结果准确性检验是仿真预测中的一个重要环节，模型可靠与否直接决定着预测结果的准确性。本书克服流图建模法的规范性不够及流率基本入树建模法的模型可靠性与灵敏度检验不足等问题，结合卫生总费用本身的特点，系统分析卫生总费用的内部影响因素和外部环境变量的影响，试图探索系统动力学新的建模和仿真方法，并通过对流位变量历史年客观数据与其历史年预测数据吻合度的计算和采用不同预测方法对预测结果进行比较，分析和验证预测结果的准确性。因此，对系统动力学模型可靠性检验与预测结果准确性进行检验是本书要解决的第三个关键问题。

1.6 卫生总费用及其预测的研究特色与创新

卫生总费用是国内外长期研究的重要选题，本书在全面吸纳国内外学者研究成果的基础上，试图从研究视角、研究方法、研究内容方面进行新的尝试，具体体现在以下方面。

1. 卫生总费用影响因素体系构建及其系统动力学反馈动态运行机理分析

本书首次考虑抑制卫生总费用的因素，并对卫生总费用影响因素从不同的角度进行分类和归纳，其中包括定性和定量的因素；促进和抑制卫生总费用增长的因素；卫生系统内部和外部因素；对卫生总费用发生直接和间接作用的因素；突发因素和常规因素等。首次将卫生总费用内部结构与经济、社会、政治环境等外部因素建立各因素相互作用的系统基模，并进行反馈动态运行机理分析。

2. 基于系统动力学的卫生总费用预测方法创新研究

（1）建模创新——首次提出多因素分析"主计算枝＋影响枝"及"因素逐一纳入流率基本入树模型"。在麻省理工学院福瑞斯特教授的系统动力学流图建模原理和以南昌大学贾仁安教授团队为首的系统动力学流率基本入树建模思想的基础上，界定本书研究的系统边界，对卫生总费用的影响因素进行有效识别并确定纳入模型的流位变量、流率变量、中间变量、内生变量、外生变量、调控变量，在建模方面进行创新性探索，首次提出"主计算枝＋影响枝"及"因素逐一纳入流率基本入树模型"，使模型建立、方程构建、变量赋值、软件运行、结果检验等各步骤更趋规范化。

（2）仿真创新——首次提出多参数调控的逐树仿真方法。鉴于卫生总费用受经济、社会转型、外界环境变化等因素影响大且政策敏感性强的特点，本书创新性地将其他诸多问题及突发因素以调控参数的形式包含在模型中，并对不同的参数组合进行仿真模拟，预测不同管理对策的实施效应，绘制未来发展的各种模拟曲线，进行管理对策调控与优化研究。

（3）模型可靠性检验与仿真结果准确性检验创新。首次提出流率基本入树模型流位变量历史年的客观数据（历史数据）与其历史年预测数据吻合度的概念，根据吻合度检验模型的可靠性和预测结果的准确性。

1.7 卫生总费用及其预测的主要研究方法

本书主要采用文献研究、资料分析、专家咨询、专题研讨等方法确定卫生总费用的影响因素，并从不同角度进行分类；采用系统动力学反馈动态性复杂分析方法，分析各因素与卫生总费用之间的反馈动态因果结构关系与作用机制；在探索系统动力学建模、仿真与调控新方法的基础上，建立符合卫生总费用特点的系统动力学仿真模型，并且仿真模拟在不同政策调控下我国卫生总费用的变化趋势。

1. 以系统动力学反馈动态性复杂分析为主的定性与定量综合集成法

系统动力学理论中的反馈动态性复杂分析方法既可对系统结构模型进行反馈因果结构定性分析，其中包括系统基模反馈结构分析、顶点赋权图分析、仿真流图与流率基本入树模型等价分析、反馈环条数的枝向量矩阵和枝向量行列式计算等（其结构体系见图1-5），又可对系统结构模型进行定量分析，其中包括深层次的流图结构模型构建、变量仿真方程建立，且可根据不同的预测目标对模型中的变量、方程进行调整。尤其是本书尝试探索系统动力学建模新方法，可有效地对

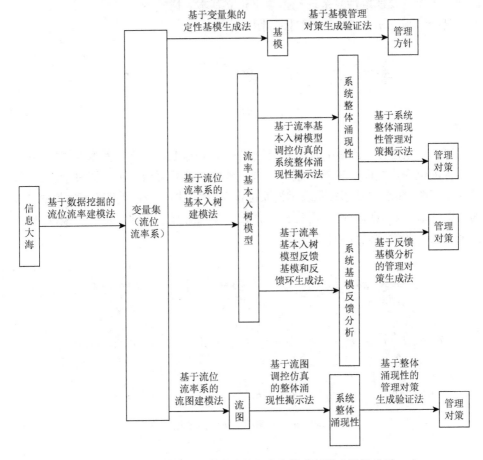

图 1-5　系统动力学反馈动态性复杂定性分析技术结构体系

模型的可靠性和预测结果的准确性进行及时检验，根据历史资料与外在变量方程的设立可对我国卫生总费用的变化进行仿真模拟与调控，更重要的是可设定不同的调控参数，对不同的策略实施效应进行定量预测比较。

1）系统动力学基模生成集构造法

明确卫生总费用影响因素间的因果结构关系是科学建立预测模型及对模型进行可靠性检验的关键，也是其反馈动态性复杂结构定性分析和定量仿真的基础，系统动力学系统基模生成集法可构造由各影响因素组成且相互作用与制约的各种因果结构模型，具体步骤如下。

（1）确立流位流率系、外生变量、调控变量。

通过系统调研及分析，确立系统流位流率系 $\{(L_1(t), R_1(t)), (L_2(t), R_2(t)), \cdots, (L_n(t), R_n(t))\}$，外生变量集 $\{E_1(t), E_2(t), \cdots, E_m(t)\}$，参数调控集 $\{a_1(t), a_2(t), \cdots, a_n(t)\}$。

（2）建立系统流率基本入树模型。

在还原论及线段性复杂理论指导下建立基本入树模型。

第一，画出 n 个流位流率对图（图1-6）。

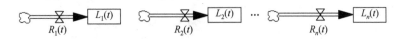

图1-6   流位流率对图

第二，画出 n 个流率下入树的流位控制枝（图1-7）。流率基本入树模型的建立以各流位变量之间的依赖关系为基础，其依赖关系可用二部分图表示。为了建模的规范性，将这种依赖关系表示为流位指向流率，即流位影响着流率，其中 $C_{ij}(t)$ 为辅助变量，$C_{ij}(t) \equiv 0$ 时，对应枝不存在，图中省画了极性，正、负极性表示一变量对另一变量的促进和制约作用。

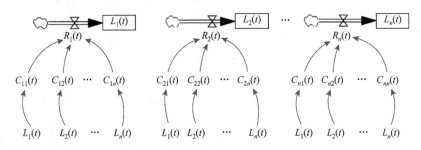

图1-7 n 个流率下入树的流位控制枝

第三，确立外生变量 $E_i(t)(i = 1, 2, \cdots, m)$ 和调控参数 $a_n(t)(j = 1, 2, \cdots, n)$。

（3）构造基模生成集。

第一，在流率基本入树模型 $T_1(t), T_2(t), \cdots, T_n(t)$ 的基础上，对每棵 $R_i(t)$ 流率入树尾中含有其对应流位 $L_i(t)$ 的入树 $T_i(t)$ 作嵌运算 $G_{ii}(t) = T_i(t) UT_i(t)$，求一阶极小基模 $G_{ii}(t)$。

第二，求二阶极小基模。依据嵌运算及生成二阶极小基模的充要条件，从入树的树尾流位出发，确认可产生二阶基模的入树对。作 $G_{ii}(t) UT_j(t)$ 及 $T_j(t) UT_r(t)$，求出全体二阶极小基模。

第三，求三阶极小基模。依据嵌运算及生成极小基模的充要条件，从未进入极小基模的入树 $T_r(t)(r = i+1, \cdots, n)$ 的树尾流位出发，确定可产生三阶极小基模的极小基模与入树组合。

以此类推，依据嵌运算的充要条件，经 k 次嵌运算，直至 n 棵入树都进入极小基模。因为 n 棵入树都进入极小基模，所以由上得到全体极小基模集：

$$A_k(t) = \{G_{11}(t), G_{22}(t), \cdots, G_{ii}(t), G_{12}(t), G_{13}(t), \cdots, G_{jt}(t), \cdots, G_{ij\cdots n}(t)\}$$

经过以上步骤可生成由 n 个影响因素构成的所有影响卫生总费用变化的系统基模，并将其分类，可得到各具特色的系统基模。

通过此方法，在对卫生总费用的影响因素进行综合分析和系统归纳的基础上，利用系统动力学中的基模分析技术构建我国卫生总费用变化的各具特色的系统基模，并对其内部因果结构进行反馈动态定性分析，深刻揭示各影响因素之间的作用机理与关联强度，深层剖析卫生总费用不断上涨的真正原因。

2）系统动力学建模仿真法

本书对系统动力学传统建模与仿真方法进行深入研究，针对卫生总费用影响因素众多繁杂的特点提出多因素分析的流率入树逐层建树、逐枝建树和多参数调控的逐树仿真方法，这是本书对系统动力学理论的创新探索。

逐层建树是以每个子系统中的核心流位变量作为顶层变量，明确作用于流位变量的中间变量，从上到下逐层分解各中间变量，直至最后一层变量不可再分，每个子系统模型建立完毕之后，对模型中的每个变量建立仿真方程后对单个子模型进行仿真模拟。逐层建树属于从上到下纵向分解，逐枝建树属于从左至右横向分解。逐树仿真是指每建一棵树后立即确立各变量的仿真方程，若 $T_1(t)$ 树中含有除流位 $L_1(t)$ 或流率 $R_1(t)$ 之外的其他流位 $L_i(t)$ 或流率 $R_i(t)(i > 1)$，则在建立 $T_1(t)$ 方程时通过设 $T_i(t)(i > 1)$ 流位、流率变量为常数，仿真检验已建流率基本入树的可靠性，这样有利于逐一地对各树进行及时校验，待所有模型建立完毕后，再将模型中的常数修改成对应变量的值或调控参数。

（1）基于多因素分析的卫生总费用影响因素流率基本入树建模法。对卫生总费用影响因素进行系统分析并确立其总个数为 s，对这 s 个因素界定其系统边界，确立系统内部因素的个数 n 和系统外部因素的个数 m，其中 $s = n + m$，建立与 n 个系统内部因素对应的流位流率系：$\{L_1(t), R_1(t); L_2(t), R_2(t); L_3(t), R_3(t); \cdots; L_n(t), R_n(t)\}$；紧密结合实际，建立 $R_i(t)(i=1,2,\cdots,n)$ 依赖 $L_i(t)(i=1,2,\cdots,n)$、$R_k(t)(k \in (1,2,\cdots,n)$，$k \neq i)$ 及 m 个环境变量的因果链二部分图，这 m 个环境变量可定义为外生变量集 $\{E_1(t), E_2(t), \cdots, E_m(t)\}$；分别建立以 $R_i(t)(i=1,2,\cdots,n)$ 为根，且以作用于 $R_i(t)$ 的流位变量 $L_i(t)$、流率变量 $R_k(t)$ 及 m 个环境变量为尾的二部分图；在此基础上建立流率基本入树模型。

（2）多因素调控参数逐树仿真预测法。卫生总费用易受经济、政治、社会等外部因素的影响，且在不同时期它们的作用强度不同。常规的数学模型预测方法无法考虑这些问题，本书在建立卫生总费用预测模型时将这些外部因素设立成相应的一维调控变量集 $(k_1, k_2, \cdots, k_n)$，有的调控变量只作用于某一个影响因素，有的调控变量同时作用于多个影响因素，不同的调控变量受不同外部影响因素的作用强度有大有小，将其作用强度考虑进来，则可将外部因素设立为二维调控变量集 $(k_{1i}, k_{2i}, \cdots, k_{ni})$，其中 $i=1,2,3$ 分别表示作用强度弱、中、强；逐一地对每个流率基本入树模型中的流位或流率变量进行不同调控参数的设定，确立每个变量的仿真方程和赋值，用 Vensim 专用软件进行模拟。

（3）多参数组合下预测结果分析法。卫生总费用预测的目的是通过定量的预测结果为政府提供科学的决策依据。卫生总费用易受外部环境的影响，通过对外部因素调控参数的人为设定，可对不同环境下的管理对策实施情况进行仿真预测，并对对策实施效应的模拟结果进行定量比较。常规的预测模型难以反映不同的参数组合下的预测结果，本书从我国宏观政策的实际出发，不同的卫生政策可表示为 $P_1, P_2, \cdots, P_n$，每个政策对应着一个调控参数 $c_1, c_2, \cdots, c_n$，模型中最多可有 $n \cdot (n-1) \cdots 3 \cdot 2 \cdot 1$ 个对策组合，对不同的对策组合进行多参数调控下的仿真模拟。

通过该方法的运用，建立卫生总费用系统动力学预测模型并进行定量模拟、参数调控、预测结果比较和对策优化，借助系统动力学仿真理论研究我国卫生总费用变化规律与未来发展趋势，为合理控制我国卫生总费用的增长提供决策依据。

2. 多学科交叉的研究方法

本书从学科交叉的角度组织研究团队和选取研究视角，采用文献研究、专家咨询、抽样调查、专题研讨、资料收集、理论研究与政策分析等方法，将管理学、社会学、经济学、系统科学、统计学、博弈论、系统动力学等多学科知识结合。

（1）文献研究。全面检索国际上关于卫生总费用研究的论文和其他资料，以卫生总费用研究背景、条件和作用等为专题，采用 Meta 分析和系统评价等方法进行深入研究。检索中国卫生总费用相关研究的国内外论文、相关文件和资料、研究报告和各类报道，研究我国卫生总费用影响因素、作用机制、增长速度、预测方法等，为本书的撰写做一些基础性的卫生总费用影响因素归类分析、系统评价、

Meta 分析以及循证政策学方法研究。在此基础上，比较国内外卫生总费用预测方法，明确用系统动力学预测卫生总费用的可行性和必要性。

（2）专家咨询。选取熟悉卫生总费用领域的相关专家 25 名左右，设计主题为卫生总费用影响因素调查的专家调查表，经过开放式的首轮调研、评价式的第二轮调研、重审式的第三轮调研等多轮反馈修改，获取专家意见和总结专家观点，最终确定纳入模型的卫生总费用影响因素，为建模提供依据。

（3）抽样调查。全面了解居民家庭结构、收入、职业、年龄、性别、学历、婚姻状况、身体状况等基本情况及其日常生活方式等社会因素对医疗需求与利用、医疗费用支出、医疗保险的影响，为深入分析卫生总费用的影响因素提供一线资料。调查居民对卫生总费用影响因素的把握及对控制卫生总费用的认知，具体调查情况如图 1-8 所示。

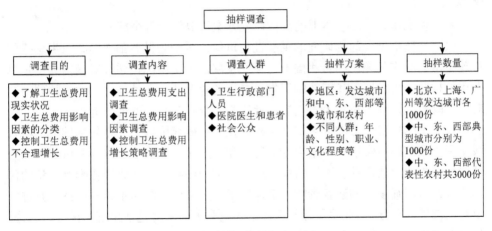

图 1-8　抽样调查

（4）专题研讨。邀请国家、地方社保和卫生行政部门的政策制定者和管理者，医院和社区卫生服务机构的管理者，卫生事业管理等领域的专家、学者，以"卫生总费用影响因素分析"为专题进行研讨，并且希望有持不同观点的管理者和专家开展正反两方面的争论，使与卫生总费用相关的问题明朗化，对影响卫生总费用的决策因素进行论证。

（5）资料收集。通过查阅官方网站、出版物等方式收集社会保障部门、卫生部门、经济部门等的资料及相关政策、精神等方面的文件获取研究所需的有用信息，查阅《中国统计年鉴》、《中国卫生统计年鉴》、地方统计年鉴、地方卫生统计提要等统计资料，获取定量预测所需的相关数据。

（6）理论研究与政策分析。以上述各部分研究结果为基础，结合多学科知识进行综合分析，形成有利于制定决策的研究成果和结论。具体包括：借助统计学的知识对我国卫生总费用的构成结构、筹资水平、卫生服务消费结构等进行描述性统计分析和对比分析；利用经济学中的消费者均衡理论、筹资学中的卫生筹资理论、卫生经济学中的卫生总费用核算理论、博弈论中的策略行为理论等知识分析我国卫生服务医疗需求特点、未来筹资模式的改变、医疗费用流向及社会经济与政策环境变化给我国卫生总费用带来的影响，并有效识别卫生总费用增长中合理与不合理之处，结合成本核算理论与利益最大化理论对医疗卫生政策进行博弈探析；利用公共卫生学、社会医学、人口学、社会学等学科知识，详细分析疾病谱的变化、老龄化、城镇化、医疗保险的普及、预防保健意识的提高、药品价格的调整、临床路径管理的实施、付费模式的转变、突发疾病等因素对我国医疗卫生消费结构变化的影响，积极探索破解我国卫生总费用在城乡、不同机构、不同人群和不同生命周期之间不平衡发展的原因及改善其均衡发展的路径等。

基于以上研究方法，本书的具体研究方案可概括为五个部分。

（1）选题依据、问题研究的重要性与价值。围绕全世界都在面临卫生总费用快速上涨的现实问题，结合我国卫生事业发展的现实情况，通过对国内外卫生总费用的比较分析，明确我国控制卫生总费用的重要性、条件与可行性、障碍与困难。此阶段的研究方法和手段包括文献研究、专家咨询、系统分析。

（2）卫生总费用影响因素综合分析。在大量研究国内外文献的基础上，结合我国卫生系统的现实情况，采用专家咨询和专题研讨等方法，综合分析我国卫生总费用的影响因素，并从不同的角度进行分类和归纳，深入研究各影响因素的作用机制及作用强度，构建各影响因素作用于卫生总费用的因果结构关系，并进行反馈动态性复杂分析。此阶段需要应用的理论和方法主要包括系统基模分析理论、反馈动态性复杂分析、系统评价、统计学理论等。

（3）系统动力学预测方法研究。通过与常规预测方法进行比较，明确常规预测方法的不足和系统动力学预测方法的优势，结合我国卫生总费用复杂性、动态性、敏感性强等特点，对系统动力学预测方法进行可行性分析，包括仿真模型构建和仿真方程建立的可行性、数据获得和参数调控的可行性、预测结果检验的可行性等，并探索新的建模与仿真方法。此阶段主要运用系统动力学方法。

（4）模型构建定量预测。建立系统动力学预测模型和仿真方程，用系统动力学仿真方法对我国卫生总费用的未来发展变化、增长速度与不同政策实施效果进行预测，得出直观的定量预测结果。此阶段主要运用图论、高等数学、统计学、计算机科学等学科的理论和方法。

（5）对策实施效果比较与优化。根据我国卫生政策改革的现实情况，从利益最大化、成本效益分析等角度设计不同的政策方案，并进行各种政策组合的博弈分析，对各种拟实施的政策设计不同的调控参数进行仿真模拟及预测结果比较，从而提出控制卫生总费用的关键环节、路径等政策设计要点。此阶段主要运用博弈论、成本论、利益最大化理论、消费者均衡论等理论及相关方法。

具体的技术路线如图1-9所示。

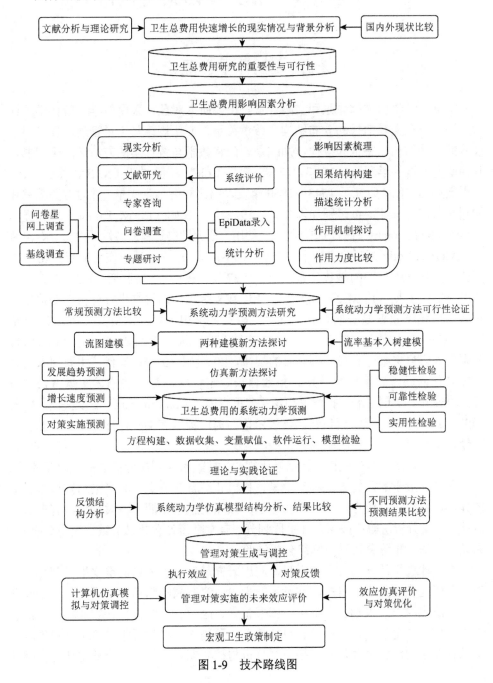

图1-9 技术路线图

第 2 章 相关理论概述

2.1 文献计量学理论

文献计量学以文献体系和文献计量特征为研究对象，采用数学、统计学等计量方法，研究文献情报的分布结构、数量关系、变化规律与定量管理，探讨科学技术的某些结构、特征和规律，同时是一门将数学与统计学的方法运用于图书及其他研究领域的学科。1917 年，科尔（F. T. Cole）和伊尔斯（N. B. Eales）首次采用定量的方法，研究了 1543～1860 年发表的比较解剖学文献，并对有关图书和期刊文章进行统计，按国别加以分类；1922 年，休姆（E. W. Hulme）率先提出 statistical bibliography（统计目录学），主要用来研究图书资料的特性；1926 年，洛特卡（Aferd J. Lotka）创建洛特卡定律，主要用于研究特定领域作者文献产出率的规律以及科学生长率的频数分布规律；1927 年，P. L. K. 格罗斯（P. L. K. Gross）和 E. M. 格罗斯（E. M. Gross）对《化学教育杂志》的引文进行分析，并按被引频数列出化学教育核心期刊表，这是文献计量学史上第一次引文分析；20 世纪 30 年代初，布拉德福（S. C. Bradford）定律和齐普夫（G. K. Zipf）定律相继问世，分别用来研究文献分布与词频分布的规律，20 世纪 40～50 年代，主要用来研究文献老化问题，如运用半衰期、指数增长等定量指标与方法描述文献增长规律等；1969 年，英国著名情报学家阿伦·普里查德（Alan Pritchard）首次提出用术语 bibliometrics 取代"统计目录学"，该术语的提出标志着文献计量学的正式诞生。文献计量学经过几十年的研究与发展，逐步形成了以布拉德福定律、齐普夫定律、洛特卡定律、文献增长规律、文献老化规律、文献引用规律为核心的现象学体系。

文献计量学的研究方法具有定量、移植和综合的特点，大多采用移植数学、统计学、系统科学等自然科学中的方法。按照文献数据源和性质划分，有书目分析法、引文分析法等；按照研究手段划分，有文献统计分析法、数学模型分析法、系统分析法、矩阵分析法、网络分析法等。

文献计量学是一门应用性学科，应用研究是其内容体系的重要组成部分，一直备受研究者的关注。目前，文献计量学的研究范围不断拓宽，研究领域不断拓展，广泛应用于情报学、文献学、图书馆学、医学、化学化工、农业科学、冶金选矿、机械、电子、建筑科学、科技管理、预测学、科学技术等多个学科领域。文献计量学的研究主题基本包括引文分析与核心期刊、集中与分散定律、文献统计与应用、文献计量学总论、引文分析方法、文献增长与老化率，并广泛应用于科技预测与管理、人才评价等方面。文献计量学的评价指标包括期刊影响因子、分区、论著被检索工具收录情况、被引频数、H 指数等，主要用于评价科学生产率、科技人才、成果质量、科研机构、整个国家的科研水平与影响力等，其研究成果和计量数据不仅为有关部门管理者与决策者提供定量依据与支持，也成为一个国家衡量科学文化水平以及综合国力的一种重要途径及方法。当前，文献计量学及情报学定量化研究的某些内容和方法正在由课题研究向事业化方向发展，成为国家科技文化事业的一个组成部分，这是文献计量学定量化研究的显著特点和未来发展的趋势之一。

2.2　系　统　论

系统（system）由存在一定结构关系的若干要素组成，是一个具有某种功能的有机整体。系统论（systems theory）是借助数学理论与方法描述系统功能，研究系统整体与部分间关系的一门新兴学科。1932 年，美籍奥地利生物学家 L. von Bertalanffy 首次提出系统论思想的概念，其代表作 *General System Theory；Foundations，Development，Applications* 的发表标志着系统论学术地位的正式确立。

系统论要求从系统的角度出发研究问题，核心思想就是根据系统自身的特点来优化系统，其存在具有客观性、普遍性。世界上的万事万物都可以看作一个整体，作为一个系统进行研究，小至器官，大到宇宙。Bertalanffy 指出，任何一个系统都是有机整体，系统功能并不是各组成要素功能的简单相加，还包括要素结构的相互联系所产生的附加功能，即整体大于部分之和。系统论的基本方法就是把研究对象当作一个完整的系统，通过分析系统内要素与要素、要素与系统、系统与环境之间的结构和联系，进一步优化系统的功能。研究系统就是借助调整结构、协调关系、优化目标的手段来达到管理系统的目的。基于对系统要素、环境、功能的了解，利用系统的特点和规律做到管理、优化、控制，使系统的发展迎合人们的需求与期望。Bertalanffy 认为，系统论的研究应该包含系统科学的三个层次：一是系统科学，即数学系统论，用数学语言描述研究系统，是研究一切系统的基础理论学说；二是系统工程，即系统技术，是结合系统思想和系统方法来研究复杂系统的手段；三是系统哲学，是将研究系统的科学方法论升华至哲学方法论。

系统论的运用一般遵循四大原则与八大基本原理。四大原则是指整体性原则、联系性原则、动态性原则、最优化原则。八大基本原理分别为整体性原理、层次性原理、开放性原理、目的性原理、突变性原理、稳定性原理、自组织原理和相似性原理。基于系统论，系统工程作为一门独立学科，主要研究复杂系统的组织管理技术。1988 年，我国林福永教授提出"一般系统结构理论"这一新概念体系，揭示系统内要素的关联、系统结构等，分析系统环境、结构及行为等共性问题的关系及规律，从数学上证明在一定的系统环境中系统结构决定系统行为。系统论的发展为科学理论的研究提供了新角度、新思想。

2.3　系统科学理论

系统科学是融合理论学科和技术学科的一门交叉学科。按照钱学森提出的基础理论、技术科学和应用技术的层次划分体系，系统科学有着从理论到应用的层次结构，这便是以系统学为代表的基础理论，以控制论、运筹学、信息论等为代表的技术科学，以及应用系统思想改造客观世界的应用技术——系统工程。关于系统理论、系统方法及系统工程的定义众说纷纭。一般认为，系统理论是研究自然、社会及思维领域内各种系统的一般特征及其演化规律的学科。系统方法是运用系统理论的基本原理考察系统整体与部分、系统与环境、结构与功能等相互联系和相互作用的关系，以揭示其本质与规律的方法。系统工程是运用系统方法对各类系统进行最优设计、最优决策、最优控制、最优管理，以达到最优综合效益的一门组织管理技术。三者都是以系统思想为基本核心，即从整体出发，全面规划、统筹兼顾的思想，不同之处在于研究问题的角度不同。系统理论作为理论基础，研究系统及系统控制的本体论和认识论问题。系统方法是在应用系统观点指导解决实际问题时，从系统理论派生出的科学方法，旨在方法论研究及科学工具的开发。

系统思考是研究和管理复杂反馈系统的一种方法，常见于企业系统或其他社会系统。系统思考是彼得·圣吉提出五项修炼的核心和归宿。彼得·圣吉强调的系统思考是要求人们转变自己习以为常的思维习惯，用系统的观点看待组织的发展。系统思考引导人们从看局部到纵观整体，从看事物的表面到洞察其变化背后的结构，以及从静态的分析到认识各种因素的相互影响，进而寻找一种动态的平衡；从自己身上、自己的行为中查找问题的原因。系统思考是整合其他各项修炼为一体的理论和实务。系统思考强化其他每一项修炼，并不断提醒我们：融合整体能得到大于各部分总和的效力。系统思考不仅是个人的一种思维模式，而且需要借助一些工具与方法，使团队成员的心智模式浮现出来，从而有机会加以改善。目前在企业实践领域，因果回路图、计算机建模与仿真（政策模拟实验室）以及情景规划等均得到了逐步发展，并成为行之有效的系统思考工具与方法。系统思考源自系统动力学，是系统动力学系统观的发展，丰富且充实了系统方法论。现在国际系统动力学界中已习惯用"系统思考"一词来概括系统方法论的基本原理及其系统观。系统思考最主要的是阐明社会经济系统具有动态复杂性，其复杂程度主要取决于系统内外组成部分之间的非线性关系的性质与复杂程度、时间延迟环节的数量与种类、系统内外动力和制约力的共同驱动与作用。在以上诸因素的综合作用下，系统的整体动态结构、功能、行为模式随着时间的推移产生复杂的变化。系统思考是分析研究和解决动态复杂系统问题的一种系统方法架构，用以描述各种网（环）状互动关系及其变化形态，最终帮助人们更清楚地看见复杂事件背后运作的简单结构，而使人类社会不再那么复杂。

2.4　系统动力学理论

系统动力学由美国麻省理工学院福瑞斯特教授于 1956 年创建，是一门分析研究信息反馈系统的学科，同时是一门认识系统问题和解决系统问题交叉的综合性新学科。它是系统科学和管理科学的一个分支，也是一门沟通自然科学和社会科学等领域的横向学科。系统动力学的理论基础主要包括反馈理论、控制论、信息论、非线性系统理论、大系统理论和系统科学，该理论巧妙地把信息反馈的控制原理与因果关系的逻辑分析结合起来，面对复杂的实际问题，从研究系统的微观结构入手，建立系统的仿真模型，并且对各模型实施各种调控对策，通过计算机仿真展示系统的宏观行为，寻求解决问题的正确途径，即系统动力学模型能够处理高阶次、非线性、多重反馈的复杂系统的有关问题，对研究与规划非线性复杂系统的动态行为和相应的长期战略决策有独特的优势。系统动力学已成为研究复杂性问题的有力工具之一，其理论研究和应用研究已取得了巨大的成就。系统动力学既可进行定性分析，也可进行定量分析。

1. 系统动力学的定性分析

系统动力学研究的复杂性主要是动态性复杂关系，动态性复杂关系由反馈因果互动关系产生。目前对于动态性复杂关系主要从以下方面进行分析。

（1）通过建立系统动力学模型，利用计算机进行系统的仿真与调控分析。在系统动力学建模方法的研究方面，福瑞斯特采用流图建模法。流图建模法自提出起便得到了广泛应用，但在实际的建模过程中，流图结构的确定缺乏规范性，变量纳入的全面性还有待进一步提高。为克服流图建模法的不足，贾仁安教授及其团队利用图论原理，提出了流率基本入树建模法。流率基本入树建模法通过建立流位流率系，对各流位与流率相互关系进行定性研究，建立其二部分图。在二部分图的基础上，添加流位变量到流率变量之间的辅助变量以及系统的外生变量，从而建立流率基本入树模型。流率基本入树建模法不仅达到了规范性建模的目的，而且为系统反馈环和系统基模等反馈动态结构分析奠定了基础。

（2）对系统整体结构反馈环进行分析。反馈环和延迟是系统反馈动态性复杂的根本原因，反馈环的分析是研究系统反馈动态性复杂的重要内容。在反馈环计算方法研究方面，一般的图示方法存在的不足是显而易见的。贾仁安教授及其研究团队等经过多年的研究，先后提出了系统动力学的枝向量矩阵计算法和枝向量行列式计算法，从而实现了反馈环的代数计算，为实现反馈环的程序化计算奠定了理论基础，同时为研究主导反馈环的确定与转移奠定了基础。在反馈环的代数计算基础上，根据研究对象对反馈环进行分类分析并生成相应的管理方针。

（3）进行系统基模分析。基模分析起源于福瑞斯特和其他系统思考先驱者20 世纪 60～70 年代的通用结构思想。对系统基模的研究主要集中在对系统基模的分类及应用方面。彼得·圣吉给出了九个管理基模。Wolstenholme 经过长期的研究将系统基模的分类精简为更易理解的 4 种，分别将其定义为成效不足状态基模、失控状态基模、相对成效基模、相对控制基模。Wolstenholme 对系统基模的分类具有以下特征：第一，它是由一个预期结果反馈环组成的，从系统的行为中得到结果，该行为开始于系统的某一分部；第二，它包含一个未预期的结果反馈环，从系统内的其他分部或者系统外部的反应中得到结果；第三，在未预期结果显现出来之前有一个延迟期；第四，从预期结果的初始观点来看，未预期结果被系统边界所掩盖；第五，每一个问题基模对应着一个解答基模。

2. 系统动力学的定量分析

根据系统分析的目的，分析系统各要素的性质及其相互关系，通过建立具有一定逻辑关系或数量关系的数学模型对系统的关键特征进行模拟，研究系统结构或系统行为过程，从而真实客观地反映系统运行、演变和发展过程，即仿真模拟。对系统进行模拟仿真，通常包括三个步骤：建立模型、实验求解、结果分析。系统动力学中的建模即研究系统与模型之间的关系，仿真即研究计算机的程序与模型之间的关系。系统动力学运用抽象的建模方法对系统进行仿真模拟，根据分析结果做出长期性、战略性的决策。系统仿真的基本方法就是建立结构模型、量化分析模型，并将模型转化为计算机可识别的仿真模型，对系统进行仿真模拟实验，主要有连续系统仿真、离散系统仿真、系统动力学方法、蒙特卡罗法等。

仿真模拟软件有很多，不同的软件有各自的特色和适用的领域，应根据实际分析的需求选择使用。在系统动力学中，Simile 是一款专业的模拟软件，能够对环境和生命科学中复杂动态系统进行系统动力学和面对对象建模与仿真，拥有强大的公式表达系统，可视化显示仿真模拟动力学；Vensim 具有图形建模与模拟能力、图形与数据输出能力，除具有一般系统动力学的模型模拟功能外，还具有复合模拟、真实性检验、灵敏度测试、模型最优化等强大功能，以及以 Venapp 为基础的模型软件化开发功能。

在应用系统动力学的定量分析功能方面，本书主要通过探索系统动力学建模新方法，建立我国卫生总费用的系统动力学模型，定量模拟不同调控参数下系统结构和功能的变化，预测评价相关政策、措施的实施效果，为合理规划卫生筹资结构提供决策依据。

在仿真预测方面，基于 Vensim 仿真平台，以人、财、物、经济、人口等为核心变量，以健康需求、社会环境、卫生政策、信息技术、人口结构等外部因素为调控变量，建立卫生总费用的系统动力学模型，以 2001 年为仿真初始年，2001～2014 年为历史期，2015～2025 年为预测期，仿真步长为年，收集历史期内模型运行所需的数据、资料，建立模型变量的仿真方程，以辅助变量、调控参数或调控方程、影响因子的形式将外部因素的影响嵌入模型，仿真模拟与系统分析各核心变量在预测期内的变化。

在政策、方案模拟与优化方面，系统动力学被誉为"政策模拟实验室"。本书对影响卫生总费用变化的方案、政策从制定和实施的可行性、确立嵌入模型的调控方程或调控参数的可行性、优化方案和路径选择的可行性等方面进行深入分析。通过对调控方程或参数的调整进行情景模拟，对政策的实施效率进行动态仿真分析，确定各政策参数取值的参考区间，由此设计相关的政策、方案。仿真模拟各方案或政策的未来效应，将政策、方案实施前后的预测结果进行比较，观察各要素或政策参数的调整对医疗资源配置的调控作用，为政策选择提供定量的参考依据。

2.5　预测评价理论

由于每一种预测方法都有自己的特点和适用范围，在预测时，选用不同的预测方法往往会得到不同的预测结果。通常通过以下标准选择合适的预测方法：一是应用范围，不同预测方法的适用范围不同；二是时间范围，即预测时间的周期；三是数据模式，包括水平模式、长期趋势模式、季节变动模式、循环变动模式；四是费用，预测所产生的各种费用；五是准确性，分为预测模式的准确性及预测转折点的准确性；六是适用性，包括预测所需时间的时效性、预测方法的可行性。

根据方法本身的性质特点，预测方法分为三类。

（1）定性预测方法。根据人们对系统过去和现在的经验、判断和直觉进行预测，以人的逻辑判断为主，仅要求提供系统发展的方向、状态、形势等定性结果。该方法适用于缺乏历史统计数据的系统对象。

（2）时间序列分析。根据系统对象随时间变化的历史资料，只考虑系统变量随时间的变化规律，对系统未来的表现时间进行定量预测，主要包括移动平均法、指数平滑法、趋势外推法等。该方法适于利用简单统计数据预测研究对象随时间变化的趋势等。

（3）因果关系预测。系统变量之间存在某种前因后果关系，找出影响某种结果的几个因素，建立因与果之间的数学模型，根据因素变量的变化预测结果变量的变化，既预测系统发展的方向又确定具体的数值变化规律。

常用的预测模型有回归预测方法、趋势外推预测方法、神经网络方法。回归预测方法是根据自变量和因变量之间的相关关系进行预测的。自变量可以是一个或多个，根据自变量的个数可分为一元回归预测方法和多元回归预测方法。根据自变量和因变量的相关关系可分为线性回归预测方法和非线性回归预测方法。趋势外推预测方法是根据事物的历史和现实数据，寻求事物随时间推移而发展变化的规律，从而推测其未来状况的一种常用的预测方法。趋势外推预测方法主要利用描绘散点图的方法和差分法进行模型选择，其主要优点是可以揭示事物发展的未来，并定量地估计其功能特性。趋势外推预测方法比较适合中长期新产品预测，要求有至少 5 年的数据资料。

2.6　对策优化理论

对策论即竞赛论、博弈论，是对不确定情境中一些"冲突"或"竞争"情境的决策分析，旨在寻求最好的对策策略，主要用来研究对策行为中斗争各方是否存在最合理的行动方案，以及找到最合理行动方案的数学理论和方法。具有对策行为的模型称为对策模型，其种类繁多，具有三个基本要素：局中人、策略集和支付函数。局中人指在一局对策中有权决定自己行动方案的主体；策略集指一局对策中供局中人选择的完整的可行性策略；支付函数指一局博弈结束时每个局中人的"得失"是全体局中人所取的一组策略的函数。

最优化理论指在一定约束条件下使系统功能达到最优的理论，是一种涉及系统的最优设计、最优控制及管理的方法。最优化是系统对策优化理论的最终目标，主要因素包括系统目标、达到目标的可行性方案、实行各方案的支付代价。优化方法主要有线性规划、非线性规划、动态规划、排队论、对策论、决策论、博弈论等。

2.7　预　警　理　论

预警理论是指在警情发生之前就有预测报警，是提前发现、分析判断危机的重要理论。广义上，预警是系统的一种信息反馈机制，通过了解、分析一类事件的发展规律，进一步控制或者利用事件，若发现不利于人类的事件即将发生，通过了解这类事件的危机、影响，根据分析结果做出正确的应对策略。利用预警预控技术，可以提前识别、精准定位危机，阻止危机的发生或降低危机发生所造成的损失。

在实际应用中，针对不同的情况应选择合适的预警方法。预警方法主要分为三种：一是指数预警，即基于综合指数对评估对象进行检测；二是统计预警，即运用统计学方法分析研究评估对象的发展规律；三是模型预警，即通过构建数学模型分析评估对象。另外，预警方法还有 Logistic 回归分析法、多变量判别分析模型——分数模型、ARMA 模型、基于人工神经网络的预警评价方法、智能预警支持系统、失败树预警法、景气指数法、基于数据挖掘的危机预警方法等。预警理论多应用于现代政治、经济、医疗、教育、军事、灾变等多个学科领域。李申龙等（2011）运用预警理论对疾病暴发风险管理、巨灾现场防疫决策、传染病预警网络协同进行研究，为发展和推动中国重大疫情风险联合防范系统集成建设、管理与应用提供参考。许世卫（2018）基于农业监测预警内涵特征的变化，针对当前国内农业面临的发展新态势，指出大数据和智能化支撑的中国特色农业监测预警体系，必将成为实现中国农业现代化的强力保障。袁亮等（2018）运用典型动力灾害前兆信息深度感知、风险精准判识及监控预警的新模式新方法对煤矿行业进行研究，凝练出关键技术开发和预警平台搭建的相关理论，为实现冲击地压、煤与瓦斯突出和煤岩瓦斯复合动力灾害隐患在线监测、智能判识、实时精准预警提供技术路径。黄静和李凌秋（2018）将风险预警理论应用于企业管理中，就财务风险预警体系的预警指标、预警区间、报警方式以及预警信息分析报告流程进行优化，使财务风险预警结果更准确，提高预警体系的可操作性，保证企业预警信息的有效传递。

2.8　卫生总费用相关理论

卫生总费用通常指一年内一个国家或地区用于医疗卫生服务所消耗的资金总额。它反映了在一定的社会经济状况下，政府、社会和居民个人对卫生保健的重视程度和所承担的医疗卫生保健费用，以及卫生筹资的公平合理性。按照世界卫生组织的要求，发展中国家卫生总费用占 GDP 的比重不应低于 5%，这是监测和评价一个国家"全民健康覆盖"政策目标实现程度的重要指标之一。

卫生筹资结构是卫生总费用的主要指标。依据中国目前采用的卫生总费用筹资体系，医疗保健资金主要来源于政府卫生支出、社会卫生支出和个人现金卫生支出。政府、社会和个人现金卫生支出在卫生总费用中所占比重的变化趋势是评价卫生事业是否健康、可持续发展的重要指标。

1. 国际卫生总费用测算方法及指标体系

世界卫生组织规定卫生总费用为某一时期内，为恢复、维持、促进健康所耗费的资金总额。国际测算卫生总费用有筹资来源法、机构流向法与实际使用法三种。翟俊霞等（2015）认为机构流向法与实际使用法测算卫生总费用时国内外的指标口径较一致，筹资来源法的指标口径稍有差异。

世界卫生组织、经济合作与发展组织联合开发并建立了卫生账户系统（system of health accounts，SHA）测算卫生总费用。世界卫生组织根据联合国国民经济核算体系的费用核算原则和 SHA 设立卫生账户国际分类（international classification of health accounts，ICHA）标准。国际上通常将卫生总费用的测算分为三部分，分别为广义政府卫生支出、私立部门卫生支出、其他卫生支出。广义政府卫生支出包括狭义政府卫生支出与社会保障基金的卫生支出，狭义政府卫生支出是指中央政府、省政府、市/县政府所筹集分配的卫生资金，社会保障基金的卫生支出是指各级政府主办控制的社会保障机构筹集分配的卫生资金。私立部门卫生支出是指私立部门的卫生费用，分为私人社会保险、其他私人保险、家庭现金支付、为家庭提供服务的非营利性组织机构（社会保险除外）卫生资金、私营企业和公司（健康保险除外）卫生资金。其他卫生支出是指除广义政府、私立部门以外的其他机构所筹集分配的卫生资金。

2. 国内卫生总费用测算方法及指标体系

通过核算卫生总费用可以掌握我国卫生总费用的来源、去向及使用结构，为政府制定新的卫生政策、评价卫生体系提供依据，同时能通过与国际卫生总费用的横向比较了解我国的医疗卫生服务效率。卫生资金在医疗卫生领域内的流动过程分为筹集、分配、使用。基于卫生资金的运动形式，通常有筹资来源法、机构流向法与实际使用法三种卫生总费用测算方法。

（1）筹资来源法测算的卫生总费用是指全社会各渠道所筹集到的卫生资金总额。目前，我国多采用三分法的指标体系，即政府预算卫生支出费用、社会卫生支出费用、个人现金卫生支出费用。政府预算卫生支出费用即上级与本级政府机构为卫生医疗事业等下拨的财政预算资金，包括公共卫生服务经费与公费医疗经费两部分；社会卫生支出费用是社会各界机构对卫生医疗事业的资金投入，通常指商业健康保险费用、社会医疗保险费用（不包括政府社会保障支出）、行政事业性收费、社会捐赠等；个人现金卫生支出费用是指居民个人支付的医疗卫生费用。

（2）机构流向法测算的卫生总费用是指一定时期内国家或地区的卫生资金在卫生机构间的分配总额，指标有医院卫生总费用、门诊机构卫生总费用、药品零售机构卫生总费用、公共卫生机构卫生总费用、卫生行政和医疗保险管理卫生总费用和其他卫生费用。

（3）实际使用法测算的卫生总费用是指消费者在接受卫生服务的过程中所消耗的卫生费用总额。通常使用个人医疗卫生费用、公共卫生费用、卫生发展费用、其他卫生费用分别占卫生总费用的比重作为卫生总费用实际使用法测算的具体指标。

2.9　健康需求理论

健康需求是指在一定时期内人们为维护、促进健康，愿意且有能力购买相关医疗服务的数量，是一种对生理、心理和社会适应上完好状态的需求。健康需求的影响因素主要有医疗服务价格、医疗保险价格、消费者收入水平、消费者文化程度、消费者偏好等。健康需求模型由 Crossman 于 1972 年在 *On the Concept of Health Capital and the Demand for Health* 中提出。Crossman 健康需求模型指出健康通过两种形式影响消费者效用：第一种是健康作为消费品，通过提升消费者的幸福感增加效用；第二种是健康作为投资品，增加健康资本存量可以缩短患病时间，从而提高收入能力。基于健康的纯粹消费模型、纯粹投资模型证明健康存量是现有健康存量、健康恶化率、健康投资的函数。Crossman 认为，健康资本属于人力资本，个人健康的初始存量既包括先天的也包括后天的，年龄的增长会提高健康资本折旧率，消费者对医疗服务的需求会随着健康资本折旧率的提高而增加。消费者购买医疗卫生服务并不是为了获得直接的效用，而是为了获得健康，因而人们对医疗卫生服务的需求取决于人们对健康的需求。医疗保健服务利用行为模型由 Andersen 于 1999 年提出，他指出倾向性特征、能力因素和需要因素会影响个人决定是否利用医疗保健服务。倾向性特征是指决定或促使居民使用医疗保健服务的一些特征，主要包含三个方面：第一，人口学特征，包括年龄、性别、婚姻状况等；第二，社会结构特征，包括文化程度、职业类型、社会经济地位等；第三，健康信念，指个体对健康及健康服务的态度、价值和知识等。能力因素包括家庭年收入、医疗保险和医疗服务可及性。需要因素是指个体感受到卫生服务需要后产生求医行为。

2.10　卫生服务相关理论

卫生服务是卫生机构借助卫生资源向消费者提供的益于健康的各种活动的总称。卫生服务的最终产出是消费者健康的改善。

卫生服务需要是比较实际健康状态与理想健康标准存在的差距而产生的对医疗卫生服务的客观要求，包括卫生服务消费者对自己是否健康和是否需要医疗保健服务做出的主观判断、医疗卫生人员对消费者健康水平和卫生服务需求程度的专业性判断。

卫生服务需求是在一定的价格水平下卫生服务的需方愿意并且有能力购买的医疗卫生服务数量。构成卫生服务需求有两个充分必要条件：一是消费者必须有卫生服务需要，即有意愿购买；二是消费者能够购买，即有支付能力。卫生服务需求由卫生服务需要转化而来，只有产生卫生服务需求，才有可能利用卫生资源去满足需求，从而维护健康、促进健康水平提高。

卫生服务供给是一定时期内医疗卫生服务的供方在一定价格或成本消耗水平上，愿意而且能够为需方提供的医疗卫生服务数量。

卫生服务供方诱导需求理论认为，医疗卫生服务市场具有需求被动、供方垄断的特殊性以及信息的不对称性，供方医务人员对医疗卫生服务的利用具有决定性作用，甚至能左右需方的消费选择。谢恩（Shain）和罗默（Roemer）通过对美国医院的病床使用情况研究发现，超过70%的医院提供的病床数量越多，其使用率越高，两者呈正相关关系，这称为罗默定律。

卫生服务绩效评价是通过分析卫生服务系统的投入、产出、反应性等相关指标，对卫生服务机构进行的综合性评价。世界卫生组织在《2000年世界卫生报告》中提出卫生服务系统绩效评价新方法，指出卫生服务系统的最终目标主要包括三个方面：改善健康状况、增强人们期望的反应性、提高卫生公平性。因此，国际上通用的卫生服务绩效评价指标主要为预期寿命、卫生系统的反应性、卫生资金的使用公平性。

2.11　医疗资源配置理论

医疗资源是指社会在提供医疗卫生服务过程中占用或消耗的各种生产要素的总和。医疗资源是医疗卫生资源的主体，主要包括为民众提供医疗服务的人、财、物及其他资源，其综合体现形式是医疗机构。医疗资源的概念可从广义和狭义两方面进行阐述。广义上，医疗资源是指在开展医疗保健活动过程中占用或消耗的社会资源总称，包括医疗人力资源、医疗物力资源等易于统计的有形硬资源和医学科技资源、卫生政策资源、医学教育资源、医疗信息资源等无形软资源。狭义上，医疗资源是指医疗机构在提供卫生服务的过程中所使用的人、财、物等生产要素的总和。由此看出，医疗资源具有稀缺性、可选择性、需求性等特点。

在医疗资源配置理论中须明确以下与之相关的概念。

医疗资源要素是维持、促进人类健康的所有资源要素总和，是一切医疗卫生活动展开不可或缺的资源，主要包括人力资源要素、物力资源要素、财政资源要素、机构资源要素等。

医疗资源通常以货币形式流入，在卫生领域通过卫生服务的形式消耗，最终形成卫生基本建设费用及各项卫生服务活动支出等流出卫生领域，这一资金流动过程称为医疗资源运动。

医疗资源配置是指医疗资源的层级结构与功能、空间或地域分布、人群分布等，包括增量分配与存量调整，又称初配置与再配置。目前一般认为，医疗资源配置的原则是：道义上公平公正、结构上布局合理、与财力相一致、经济和社会效益最大化。医疗资源配置的合理性可从功能协调、效率与公平、区域及人群分布均衡等方面评价。

我国主要有计划机制、市场机制、混合机制三种医疗资源配置机制。计划机制即依照制订的计划，将医疗资源配置和再配置给不同活动主体。执行方一般是政府，通过政策、法律法规等手段管理、调整、监督医疗卫生资源。市场机制即依靠市场供需双方的自发作用对医疗卫生资源进行调解、配置、调换等。市场机制的主体是市场，其作用形式表现为借助价格机制调节供求关系，提高医疗卫生资源配置效率。混合机制即市场与计划相结合的医疗资源配置机制。

检测医疗资源配置效率是对资源配置的结果反馈，有利于资源优化。目前，用来衡量医疗资源配置效率的方法主要有三种。第一种是项目预算边际分析（program budgeting marginal analysis，PBMA）法，它以产出为导向评价资源配置效率和医疗卫生服务供给效率。第二种是数据包络分析（data envelopment analysis，DEA）法，它被国内外学者广泛应用于资源配置效率研究。Nunamaker（1983）构建 DEA 模型，基于患者的日均卫生费用来分析评价常规护理服务效率。赵露和方鹏骞（2013）应用 DEA 法，构建曼奎斯特（Malmquist）模型分析比较我国部分省区市 2007～2009 年的资源利用效率，得出控制卫生服务资源规模扩张是实现卫生服务利用更加长期高效的方法。第三种是逼近理想解排序方法（technique for order preference by similarity to an ideal solution，TOPSIS）。该方法由 C. L. Hwang 和 K. Yoon 提出，刘浩然和汤少梁（2015）运用泰尔系数法、TOPSIS 综合评价法，分别从江苏省 3 个区域、13 个市的 2 个维度测度卫生资源配置公平情况及利用效率，指出苏北的资源配置差异化和苏中的利用效率是资源配置效率提升的关键影响因素。

医疗资源配置优化即将有限的医疗资源分配到最需要且能发挥最佳资源利用率的地方，使社会经济效益最大化。医疗资源配置优化应该从人民群众的医疗卫生服务需求出发，依据需要原则、效益原则、公平原则，满足人们的卫生健康需求。需要原则要求资源配置实现供需平衡；效益原则要求重视资源利用率及医疗服务效益；公平原则要求人们均有平等的享有医疗卫生资源的权利。

2.12　卫生筹资理论

卫生筹资的本质是卫生资金的融资过程，其定义有广义和狭义两种。广义上，卫生筹资是指医疗卫生领域卫生资金的筹集、分配、使用，具体包括卫生资金的来源、分配去向、使用公平性、使用效率等。狭义上，卫生筹资仅仅指资金筹措环节，包括卫生资金的来源渠道、渠道数量、渠道资金比重等。根据定义，卫生筹资主要涉及四个关键性问题：一是如何筹集足够的卫生资金；二是如何公平合理分配卫生资金；三是如何提高卫生资金利用率；四是如何有效控制卫生总费用的不合理增长。卫生筹资是整个医疗卫生服务的起点，也是政府实现医药卫生体制改革、达到卫生体系目标的重要工具，最终目的就是改善居民健康状况，提升国家的整体医疗水平。

自改革开放以来，我国实行多层次、多渠道、多形式的卫生筹资机制，即政府卫生筹资、社会医疗保险、商业性保险、使用者付费、其他（社区筹资、社会捐赠等）。为方便研究，国内通常按三分法统计卫生筹资结构，即政府卫生筹资、社会卫生筹资、个人卫生筹资。政府卫生筹资是卫生总费用最主要的来源，指各级政府经税收、非税收渠道收集卫生资金，并用于投资医疗卫生事业。税收渠道分为直接税收、间接税收，收集的卫生资金额度由国家关于财政的预算支配决定。根据预算的使用主体可将政府卫生筹资分为投入给卫生服务供方的公共卫生服务经费、投入给卫生服务需方的公费医疗经费。社会卫生筹资是指社会各界投入医疗卫生事业的资金（不含政府预算）。社会医保渠道收集的金额与资金的使用都由国家的法治章程或者社会契约明文规定。个人卫生筹资是指以货币形式个人支付医疗卫生费用的资金，如居民的医疗卫生费用支出、医疗保险支出、参加合作医疗等缴纳的费用等。

卫生筹资评价是指对不同的卫生筹资方式进行评价。姚岚和傅卫（1995）指出卫生筹资评价可分为内部效果评价和外部效果评价两种。前者以卫生筹资系统内部特征为主体进行评价，后者以整个卫生筹资系统对卫生事业的质量影响为对象进行评价。卫生筹资效率分为分配效率、技术效率与管理效率。分配效率是指卫生资金的使用率；技术效率是指减少卫生服务的成本；管理效率是指减少医疗卫生事业的管理费用。

2.13　卫生公平理论

2006 年，世界银行在世界发展报告中发表以"公平与发展"为主题的报告，指出实现卫生公平的前提和基础是遵循公平的机会、避免绝对的剥夺两个原则。遵循公平的机会是指每个人均等享有享受医疗的权利，避免绝对的剥夺是指实施措施保障弱势人群在实施医疗的过程中所承受的巨大损失。

健康公平是指不同性别、不同种族、不同社会层次的社会群体健康状况应该均衡分布，健康水平相似或相等。杜仕林（2009）指出，健康公平是人的基本权利，社会中每一个居民都应该平等地享有获得较高健康水平的权利。衡量健康是否公平的指标有各地区人口出生率和死亡率、预期寿命、居民两周患病率、慢性病患病率等。

在筹资卫生领域，根据支付能力将卫生筹资公平分为垂直公平与水平公平。垂直公平是指支付能力不同的主体支付不同水平阶段的卫生总费用，即支付能力越高，支付水平也就越高；水平公平是指相同支付能力的主体支付相同水平的卫生总费用。衡量卫生筹资是否公平的指标有各地区医院门诊和住院患者人均医药费用、城乡居民医疗保健支出、医疗机构收入与支出等。

卫生服务公平是指根据按需分配原则分配卫生服务。相同级别的卫生服务机构获得同样级别的卫生服务，不同级别的卫生服务机构享有不同的卫生服务。衡量卫生服务是否公平的指标有各级综合医院收入与支出、各级医疗服务机构数量、门诊服务情况、病床使用情况、机构收入、门诊和住院患者人均医药费用等。

卫生资源配置公平是指将人力、物力、财力、技术、信息等卫生资源均衡分布，使资源的总利用率最大化。卫生资源配置的公平性体现在多个方面，如全国各区域之间、城乡之间、各级医疗机构之间。衡量卫生资源配置是否公平的指标有各地区医疗卫生机构数、医院床位数、各类医疗机构卫生技术人员数、每千人口卫生技术人员数、各地区卫生总费用、各地区健康教育专业机构服务情况等。

2.14　利益相关者理论

1984 年，弗里曼明确提出了利益相关者管理理论。这一理论是指管理者为全面平衡不同利益相关人员的利益需求而运用的一种管理方式，认为任何一个组织的发展都离不开各利益相关者的参与，组织追求的是利益相关者的整体利益，而不仅仅是某些主体的利益。把利益相关者理论用于医疗服务领域，政府作为医疗服务供给的组织者，必须有效平衡医疗服务提供方（医疗机构）、医疗产品提供方（药械供应商）、医疗服务购买方（医疗保险机构）和医疗服务需求方（患者）的利益关系，而医疗费用控制过程则是政府平衡利益各方利益关系的过程。

第3章 基于文献计量学的系统动力学及卫生总费用研究进展与研究演进脉络分析

本章以中国学术期刊网络出版总库期刊全文数据库为数据来源，从发文量、研究作者及研究机构、关键词、研究热点和未来方向等方面进行文献计量分析，旨在全面了解系统动力学应用研究进展及其动态演进，明确系统动力学在卫生服务领域的应用研究进展、研究热点及未来研究方向。

3.1 系统动力学应用研究进展及其动态演进分析

系统动力学是研究复杂问题的有力工具之一，1950年由麻省理工学院福瑞斯特教授创立，20世纪50年代后期主要用于研究企业管理中的原材料供应、生产、库存、销售、市场等问题；60年代主要用来研究复杂的宏观问题，如城市兴衰、地理位置、交通条件、人口迁移、环境容量等；70年代末引入我国，1986年国内成立系统动力学学会筹委会，1990年成立国际系统动力学学会中国分会，1993年成立中国系统工程学会系统动力学专业委员会，此后广泛应用于水土资源、区域经济、城市规划、能源、供应链、创新管理、交通、营销、军事、公共安全、教育、卫生服务等领域。经过几十年的发展，目前系统动力学理论体系越来越成熟，应用领域越来越广泛。为明确系统动力学的应用价值及研究动态，本节梳理系统动力学在各领域应用的相关文献，从作者、研究机构、关键词、研究热点与未来趋势等角度全面探索其应用研究的演进脉络，明确系统动力学在国内的应用研究热点、发展前沿及未来研究方向，为拓展新的研究领域提供参考。

3.1.1 系统动力学的文献检索策略及文献计量分析方法介绍

以中国学术期刊网络出版总库期刊全文数据库为数据来源，以"系统动力学"或"SD"为检索词，检索年限截至2019年。为保证检索文献的精准性，剔除新闻、会议通知、评论性稿件和重复发表的文献，最终纳入被筛选后的与研究主题相关的文献。在此基础上，首先，将纳入的文献进行描述性统计分析，明确系统动力学的应用研究进展；其次，借助 VOSviewer 和 CiteSpace 软件绘制系统动力学应用研究的知识图谱，探究我国高影响力的研究作者及研究机构；最后，根据关键词分析结果归纳系统动力学应用的热点研究领域，明确未来研究方向。

3.1.2　系统动力学的文献计量分析

从发文趋势、研究作者、研究机构、关键词等方面进行文献计量分析，为明确系统动力学的未来研究方向和发展趋势提供参考，有助于全面了解系统动力学的发展脉络及演进过程。

1. 系统动力学的发文趋势分析

经检索共有 8673 条与系统动力学方法应用研究相关的文献记录，最终筛选并纳入符合主题的有效文献记录 4953 条。从发文量趋势（图 3-1）分析可知，20 多年来我国系统动力学应用研究的发文量一直保持稳步上升，大致可分为 3 个阶段：第一阶段（1992～2004 年），系统动力学应用的初步探索阶段，发文量缓慢增长；第二阶段（2005～2010 年），系统动力学应用的持续增长阶段，发文量持续增加，研究主题不断深入；第三阶段（2011～2018 年），系统动力学应用的快速发展阶段，发文量快速增长，于 2015 年达到最大值，虽然在 2016～2018 年稍有下降，但发文量仍保持较高水平，每年发文量达 300～400 篇。

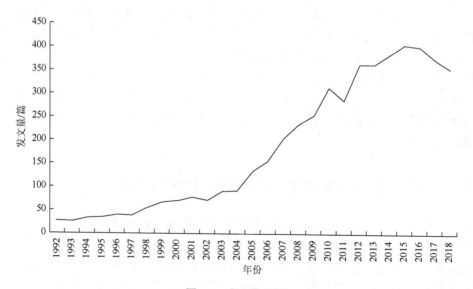

图 3-1　发文量趋势

2. 系统动力学的研究作者分析

通过知识图谱分析系统动力学应用领域的研究作者及合作情况可知，目前系统动力学方法应用研究形成了两个主要的研究团体（图 3-2）：一个是以陈力教授为核心的研究团队，主要成员有郭益深、谢立敏、梁捷、洪昭斌，且均来自福州大学，其文献主要集中于空间机器人自动化技术方面的研究；另一个是以闻邦椿教授为核心的研究团队，主要成员有刘杨、马辉、孙伟、太兴宇、汪博、秦大同，其文献主要集中于机械、电力、煤炭等工业部门，《振动机械理论及应用》是闻邦椿的代表作，其研究成果对科研、设计、生产等有着重要指导意义。此外，系统动力学应用研究比较活跃的研究者还包括南昌大学贾仁安教授及其团队、西南交通大学张卫华教授及其团队、南京理工大学芮筱亭教授及其团队、合肥工业大学何芝仙教授及其团队等。

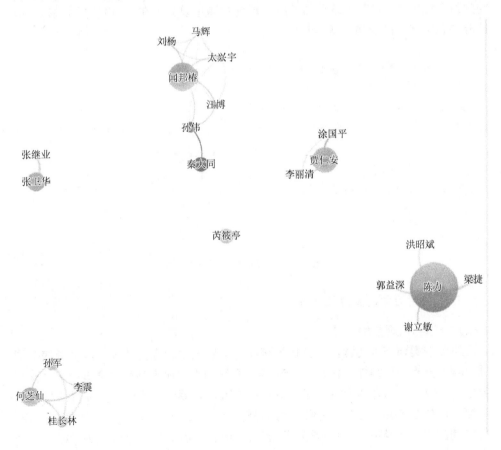

图 3-2　研究作者合作网络

3. 系统动力学的研究机构分析

网络图中节点代表机构，节点间的连线代表不同机构的合作，节点大小与发文量成正相关。由图 3-3 可知，从整体上看，从事系统动力学应用研究的主要研究机构为国家重点实验室、大学；从合作网络的角度分析，重庆大学机械传动国家重点实验室和大连理工大学机械工程学院、河南科技大学、重庆大学汽车工程学院存在合作关系，西南交通大学机械工程学院和西南交通大学牵引动力国家重点实验室有密切合作，东北大学机械工程与自动化学院和东北大学理学院形成合作关系，北京航空航天大学航空科学与工程学院和北京理工大学宇航学院合作较多，南昌大学管理学院和江西科技师范大学经济管理学院合作较为紧密，北京交通大学运输学院和东北林业大学交通学院有合作往来，等等。在以上研究机构中，西南交通大学牵引动力国家重点实验室的发文量高于其他研究机构。从研究机构的学科属性来看，目前系统动力学应用研究主题主要集中在轨道交通、机械传动、能源动态发展、产业增长等学科。

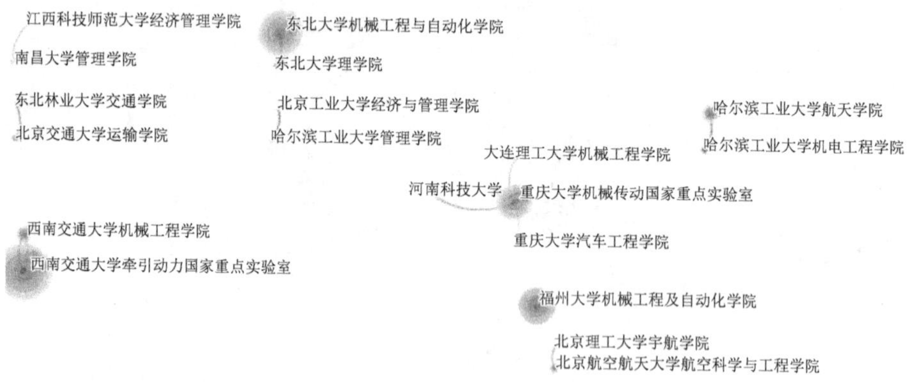

图 3-3　研究机构合作网络

4. 系统动力学的关键词分析

1）关键词演进历程

通过关键词演进历程，可分析系统动力学研究主题变化情况。从主题演变图（图 3-4）分析中可得知，1992～2004 年，系统动力学研究领域主要集中于"预测模型""仿真""动力学模型"等；2005～2010 年，系统动力学应用研究方向进一步深化，主要将系统动力学应用于"水资源""土地利用""协调发展""项目管理""供应链""循环经济""可持续发展"等；2011～2018 年，系统动力学研究方向进一步拓展，研究主题主要集中于"水资源承载力""知识转移""演化博弈""安全管理""影响因素""优化""卫生总费用"等领域。在系统动力学应用研究主题演变过程中，"仿真模拟""模型""预测"一直备受关注。

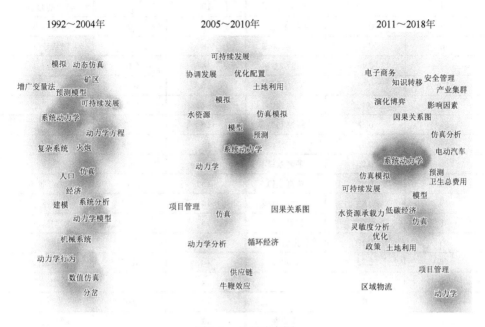

图 3-4　主题演变图

2）关键词分布

高频关键词和高中心度关键词代表研究领域的研究热点。对关键词的频次和中心度进行统计可知，出现在 100 次以上的关键词分别是"系统动力学"（2083次）、"动力学"（368 次）、"仿真"（289 次）、"动力学模型"（149 次）、"模型"（109次）、"系统动力学模型"（103 次），中心度分别为 0.38、0.28、0.26、0.56、0.10、0.02，见表 3-1。"系统动力学""动力学""仿真"出现频次和中心度均位于前列；"动力学模型"中心度最高，说明该问题关注度较高，但频次较低；中心度较高的关键词还有"非线性动力学""系统动态学""转子系统""分岔""间隙"等；其他关键词的频次和中心度相当，说明系统动力学研究范围不断拓展，研究领域不断拓宽。

表 3-1　关键词频次、中心度（频次≥7）

频次	中心度	关键词	频次	中心度	关键词
2083	0.38	系统动力学	149	0.56	动力学模型
368	0.28	动力学	109	0.10	模型
289	0.26	仿真	103	0.02	系统动力学模型

续表

频次	中心度	关键词	频次	中心度	关键词
88	0.20	动力学仿真	19	0.04	转子动力学
83	0.07	可持续发展	19	0	固有频率
76	0.08	动力学特性	18	0	情景分析
67	0.18	多体动力学	18	0.02	数值仿真
66	0.03	动力学分析	18	0.13	转子
63	0.12	混沌	17	0.06	有限元法
53	0.38	非线性动力学	16	0.02	碰摩
51	0.03	Adam	15	0.38	系统动态学
50	0.05	多体系统	15	0	耦合
49	0.06	仿真模拟	15	0	动力学性能
49	0.08	动力学建模	14	0.12	数学模型
48	0.05	仿真分析	14	0	滚动轴承
47	0.10	多体系统动力学	14	0.03	齿轮
47	0.23	稳定性	14	0.04	振动与波
46	0.27	分岔	14	0	技术创新
41	0	模拟	12	0.03	非线性振动
40	0.17	非线性	12	0.02	网络舆情
39	0.28	转子系统	11	0.03	模型仿真
39	0.09	刚柔耦合	11	0.07	多刚体系统动力学
37	0	建模	10	0	优化
37	0.04	虚拟样机	10	0.04	优化设计
37	0.01	供应链	10	0	情景模拟
33	0.07	预测	10	0	模态分析
31	0.09	高速列车	9	0.02	增广变量法
31	0.01	影响因素	9	0	动力学方程
29	0.18	系统仿真	9	0.14	牛鞭效应
29	0.01	水资源	9	0	Vensim
29	0.12	振动	8	0.08	齿轮传动
27	0.21	有限元	8	0.03	动力响应
24	0.27	间隙	8	0.10	键合图
24	0.06	知识转移	8	0	模拟仿真
21	0	演化博弈	8	0.01	仿真模型
19	0.04	水资源承载力	8	0.19	柔性多体系统
19	0.11	动态特性	7	0	人口

3）关键词突现分析

关键词突现特征由突现强度和持续时间共同呈现，通过对突现词的提取，分析当前的研究前沿（赵丹群，2012）。从突现词整体上看，我国系统动力学应用研究可分为三个主要研究主题。

（1）1992～2006 年，突现词为"动力学方程""系统动态学""人口""多刚体系统""模型""数学模型""多体系统""多刚体系统动力学""动力学"等，结合关键词突现度可知，"动力学""模型"突现度较高，分别为 21.5287、14.8553，说明动力学与系统动力学的结合、模型与系统动力学的结合受到较高关注，成为该时期的经典主题。

（2）2007～2011 年，"供应链""牛鞭效应""水资源""仿真模型""分岔"等引起广泛关注，其中"牛鞭效应""仿真模型""分岔"突现度均超过 3.37，但属突发性研究热点。

（3）2012～2018 年，关键词突现数目增多，为"知识转移""动力学模型""演化博弈""系统动力学"等，结合关键词分布可知，"系统动力学"频次为 2083，突现度为 6.4027，说明系统动力学方法应用研究除在数量上占绝对优势外，突现度也较高，显示该领域的研究重点突出、研究焦点集中。"演化博弈"的频次和中心度均较低，但突现度较高，说明未来将有较多的系统动力学研究者和研究机构关注演化博弈与系统动力学的融合应用。

3.1.3　系统动力学应用领域的研究热点与未来研究方向

1. 研究热点

由关键词分析、关键词聚类共现图谱（图 3-5）可推断系统动力学方法应用的研究热点主要集中在四个方面：①环境与资源研究，主要包括生态环境、水土资源、矿产资源、农村能源等；②社会公共管理研究，主要包括人口、经济、交通运输、国防军事、政府工作、公共安全等；③组织规划研究，主要包括人力资源、企业管理、项目管理、物流管理、研发制造、组织绩效等；④生物医学研究，主要包括生物工程、医疗卫生等。

2. 未来研究方向

近年来研究者试图从方法学的角度将系统动力学方法与其他方法融合并应用于具体的研究。蔡玲如等（2015）将博弈论与系统动力学结合，研究供应商与零售商的演化博弈；马颖等（2017）将结构方程模型与系统动力学结合，探讨食品安全风险感知和消费者信息搜寻之间的关系；王洪国（2013）将协同论与系统动力学结合，建立基于协同视角的贸易投资分析一体化框架；王雪栋等（2016）将多种评价方法与系统动力学结合，探索突发事件的危险性；郭杰等（2011）将灰色系统理论与系统动力学结合，研究灰色模型的预测拟合效果等。目前，系统动力学与其他研究方法进行了有效的融合与应用，但研究范围存在一定的局限性，因此还需进一步从方法学的角度进行深入探索，尤其需要从多学科交叉、多方法融合的角度探索系统动力学与其他方法融合的综合集成价值。

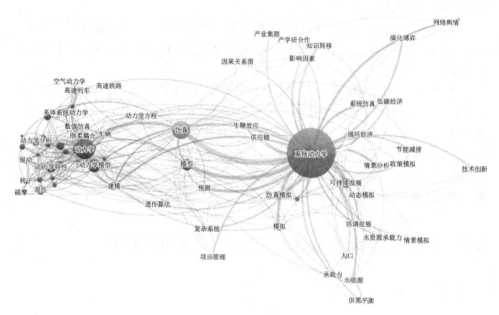

图 3-5　关键词聚类共现图谱

3.1.4　研究结论

1. 系统动力学应用研究发文量持续增加

自 1993 年中国系统工程学会系统动力学专业委员会成立以来，学者抓住系统动力学应用发展的大好时机，瞄准发展前沿和重点研究领域，不断拓展系统动力学应用研究方向，积极探索系统动力学理论与实践相结合的应用研究，促使研究者及研究机构的科研成果不断产出，从而推动了系统动力学应用研究的进展。

2. 核心作者和主要研究机构分布集中

目前我国系统动力学应用研究形成了以陈力教授、闻邦椿教授为主的研究团体，且与同一所研究机构均有密切合作；科研机构和高等院校是系统动力学方法应用研究的主力军，发文机构主要为重庆大学、西南交通大学、东北大学、福州大学及哈尔滨工业大学等学术水平较高的高等院校，其他研究机构发文量相对较少，其中重庆大学与多数机构建立了合作关系。

3. 研究方向与研究领域不断拓展

系统动力学的应用研究范围不断拓展，研究方向不断延伸，由人口、系统动力学模型研究发展到交通运输、国防军事、生产运营、农村能源、人力资源、企业管理、物流管理、医疗卫生、政府工作等领域的研究。系统动力学与其他方法学融合并应用于国民经济的各行各业的交叉研究将是未来研究重点和主要研究方向。

通过系统动力学的应用研究与动态演变分析可知，系统动力学方法应用研究范围不断拓宽，产出数量不断增加，研究方向不断深入，研究领域更加具体，研究内容更加丰富。因此，在大数据、互联网的广泛应用下，为加快系统动力学领域的进一步深入研究，一方面应鼓励加强团队合作，促进研究交流与共享，提高科研能力和水平；另一方面应鼓励开展跨机构、跨学科、跨领域的科学研究，加大系统动力学研究领域的投入与资助，提高系统动力学科研效率和科研产出，发挥系统动力学方法的研究价值与作用，让科研成果更好地服务于我国经济、军事、能源、环境、医疗等领域。

3.2 系统动力学在我国卫生服务领域的应用及动态演进分析

自新医改以来，我国卫生事业发展成效显著，医疗体系日趋完善，人们健康水平日益提高，但医疗资源配置不均衡、医疗结构不合理、卫生总费用快速增长、基层卫生人力资源不足、药品价格居高不下等问题依然存在，严重阻碍着我国卫生事业的进一步发展。为健全我国医疗服务体系，提高我国医疗资源配置的公平性、可及性与有效性，缓解"看病难、看病贵"等问题，需要卫生管理领域的研究者与实践者对我国卫生服务领域存在的问题进行系统分析和深入研究，明确原因，尤其亟待从方法学的角度探索先进、前沿的科学研究方法，结合不同学科的知识对具体问题进行科学探索，提出有针对性的解决方案和措施，为促进我国卫生事业的健康发展提供理论指导。

目前系统动力学广泛应用于工业、农业、生态、军事、国防等国民经济的各个行业，研究范围不断拓展，研究领域不断拓宽。而系统动力学在卫生服务领域的应用研究起步较晚，研究领域还有待进一步拓宽。为丰富系统动力学在卫生服务领域的应用，本节以系统动力学在卫生服务领域的相关研究文献为分析对象，从发文量、研究作者及研究机构、关键词等方面进行分析，探究系统动力学在卫生服务研究中的演进过程，分析系统动力学在卫生服务领域的研究趋势，明确未来研究主题及方向。

3.2.1 检索策略

本节所分析的文献资料来源于中国学术期刊网络出版总库期刊全文数据库。以"系统动力学""SD""卫生服务""医疗卫生服务"为检索词，检索时段截至2019 年 8 月 30 日。为保证检索文献的精准性，对检索结果进行筛选，剔除新闻、会议通知、评论性稿件和重复发表的文献，最终纳入中国学术期刊网络出版总库期刊全文数据库中收录的有关系统动力学在卫生服务领域的全部期刊文献。经初步检索共有 117 370 条与系统动力学在卫生服务领域相关的文献记录，最终筛选并纳入符合主题的有效文献记录 517 条。在此基础上，首先，将纳入的文献进行描述性统计分析，了解系统动力学在卫生服务领域的发文量；其次，借助 VOSviewer 和 CiteSpace 软件绘制系统动力学在卫生服务领域研究中的知识图谱，探究高影响力的研究作者及研究机构；最后，根据关键词分析结果归纳系统动力学在卫生服务研究领域的研究热点，明确未来研究方向及研究主题。

3.2.2 系统动力学在卫生服务领域的文献计量分析

1. 发文量分析

对系统动力学在我国卫生服务应用中的发文量进行统计分析可知，其发文量呈波动上升趋势。系统动力学在卫生服务领域的应用研究大致可分为三个阶段（图 3-6）：第一阶段（2000～2008 年），萌芽阶段，发文量不稳定增长；第二阶段（2009～2013 年），探索阶段，发文量逐渐下降；第三阶段（2014～2019 年），发展阶段，发文量明显上升后有所下降，但总的发文量较高。

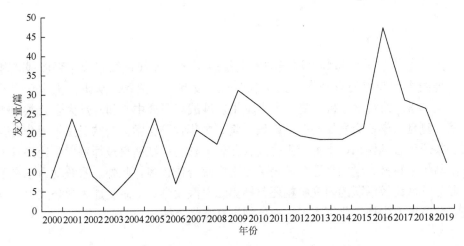

图 3-6　系统动力学在卫生服务领域的发文量变化趋势

2. 研究作者分析

通过知识图谱分析系统动力学在卫生服务领域的研究作者及合作情况（图 3-7）可知，我国系统动力学在卫生服务领域应用中的研究作者主要包括郝模教授及其团队、张鹭鹭教授及其团队、雷海潮教授及其团队、李丽清教授及其团队、蔡雨阳教授及其团队。总体而言，各研究团体内部合作密切，团体间合作较少。

图 3-7　系统动力学在卫生服务领域的研究作者合作网络

3. 研究机构分析

图谱中节点大小和颜色深浅与发文量成正比，连线粗细和合作强度成正相关，连线表示节点间有合作，独立节点表示没有合作关系。从研究机构合作网络（图 3-8）的角度分析，复旦大学卫生发展战略研究中心和复旦大学公共卫生学院、复旦大学社会发展与公共政策学院、中华预防医学会公共卫生管理分会基层公共卫生管理学组、上海市卫生局合作较为密切；江西科技师范大学经济管理学院与华中科技大学同济医学院公共卫生学院合作较多。此外，系统动力学在卫生服务领域比较活跃的研究机构还包括第二军医大学、上海交通大学公共卫生学院、北京市卫生局、北京市卫生和计划生育委员会等。

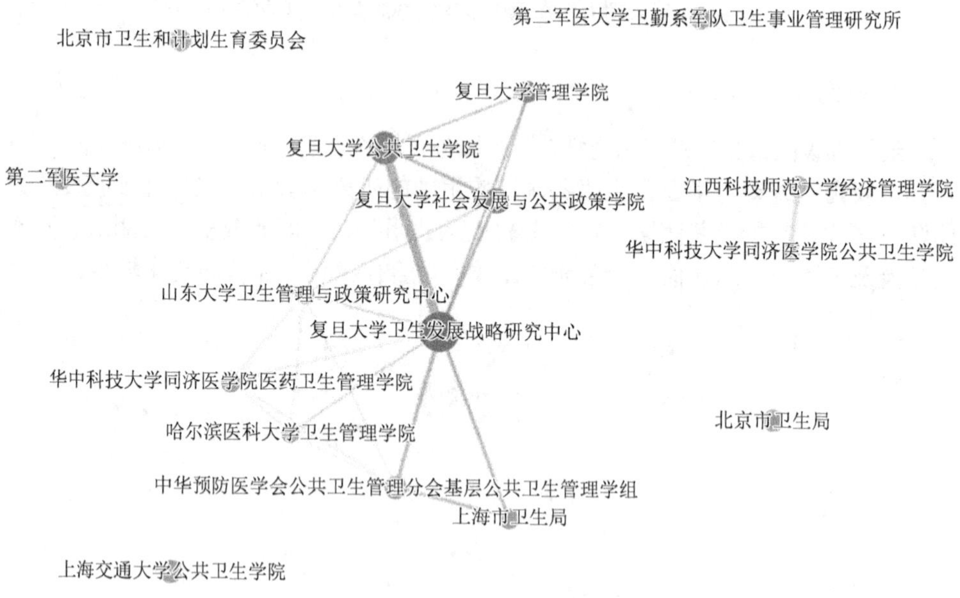

北京市卫生和计划生育委员会　　　　　　　　　第二军医大学卫勤系军队卫生事业管理研究所

复旦大学管理学院

复旦大学公共卫生学院

第二军医大学　　　　　　　　　　　　　　　　　江西科技师范大学经济管理学院

复旦大学社会发展与公共政策学院

华中科技大学同济医学院公共卫生学院

山东大学卫生管理与政策研究中心

复旦大学卫生发展战略研究中心

华中科技大学同济医学院医药卫生管理学院

哈尔滨医科大学卫生管理学院　　　　　　　　　　　　　　　北京市卫生局

中华预防医学会公共卫生管理分会基层公共卫生管理学组

上海市卫生局

上海交通大学公共卫生学院

图 3-8　系统动力学在卫生服务领域的研究机构合作网络

4. 关键词分析

1）关键词演进历程

通过关键词演进历程，可分析研究主题变化情况。从主题演变图（图 3-9）分析中可得知：①2000~2008 年，受 2003 年 SARS 的影响，卫生事业财政投入不足、卫生体系发展不均衡、医疗保险机制不完善、农村医疗服务体系薄弱等问题逐渐暴露，引发我国对公共卫生事业发展的关注。因此该阶段研究主题主要集中在社区卫生服务、农村医疗、医院管理机制、医疗卫生服务质量等层面。②2009～2013 年，2009 年随着新医改的出台，我国医保体系制度、基本药物制度、基层医疗服务体系、基层公共卫生服务均等化、卫生总费用控制等进一步健全。研究方向逐渐向分级医疗双向转诊、卫生总费用等应用领域倾斜。③2014～2019 年，为落实"健康中国 2030"战略，实现人民健康与经济社会协调发展的目标，卫生总费用预测、分级医疗服务体系建设、卫生总费用筹资水平等成为该阶段的研究重点。

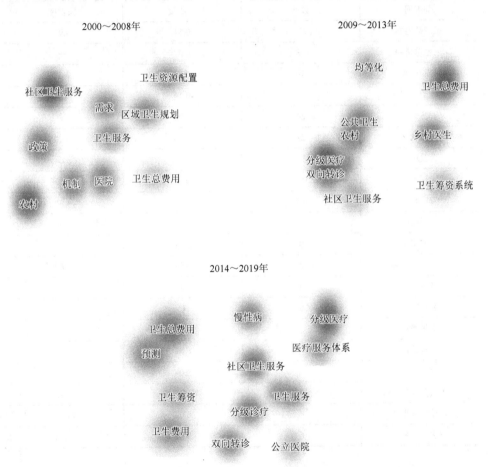

图 3-9　系统动力学在卫生服务领域的主题演变图

2）关键词分布

对关键词频次、中心度和突现度（表 3-2）进行统计分析，高频次关键词和高中心度关键词代表研究领域的研究热点，高突现度关键词代表研究领域的新兴发展主题。分析可知，系统动力学在卫生服务领域的研究热点主要集中在卫生总费用预测、医疗费用控制、社区卫生服务建设、农村医疗、分级医疗、公立医院服务体系等领域，其中"分级医疗""农村""系统动力学""双向转诊""模型""均等化"突现度较高，表明系统动力学在卫生服务领域的应用研究可向这些方面进一步拓展和拓宽。

表 3-2　系统动力学在卫生服务领域的前 20 位关键词的频次、中心度及突现度

关键词	频次	中心度	突现度
系统动力学	103	0.51	4.92
卫生总费用	58	0.07	—
分级医疗	40	0.08	9.43
社区卫生服务	30	0.17	—
预测	24	0.04	—
农村	21	0.28	5.50
公立医院	15	0	3.84
模型	10	0.06	4.39
双向转诊	10	0.02	4.50
均等化	9	0	4.04
公共卫生	9	0.01	—
区域卫生规划	8	0.03	3.69
慢性病	8	0	—
乡村医生	8	0	—
卫生费用	7	0.08	3.57
分级诊疗	7	0.01	3.83
乡镇卫生院	7	0.04	—
基本公共卫生服务	7	0	3.13
逻辑模型	6	0.04	3.12
卫生筹资系统	6	0.02	3.23

3）关键词突现分析

关键词突现特征由突现强度和持续时间共同呈现，通过对突现词的提取，可分析当前的研究前沿。由图 3-10 可知，从突现词整体上看，系统动力学在卫生服务领域的研究可分为三个主要研究主题：①2000～2010 年，突现的关键词为"农村""模型""区域卫生规划""逻辑模型""卫生筹资系统"，结合关键词分

布可知，"农村"的频次、中心度及突现度均较高，说明该时期的学者注重农村医疗卫生服务体系的发展研究。②2011～2015 年，研究方向进一步细化，研究主题围绕"分级医疗""基本公共卫生服务""双向转诊""均等化""公立医院"展开，其中"分级医疗"突现度最高，其余关键词突现度相当，结合中心度可知，公立医院改革机制、医疗服务模式、完善药物制度成为该阶段的主要研究方向。③2016～2019 年，研究重点不断明确，卫生总费用研究、卫生资源配置、分级诊疗制度、医院管理、医联体建设等备受关注，成为未来主要研究方向。

关键词	年份	突现度	起始	终止	2000～2019年
农村	2000	5.50	2000	2010	
模型	2000	4.39	2001	2009	
区域卫生规划	2000	3.69	2001	2002	
逻辑模型	2000	3.12	2008	2010	
卫生筹资系统	2000	3.23	2009	2010	
分级医疗	2000	9.43	2011	2015	
基本公共卫生服务	2000	3.13	2012	2015	
双向转诊	2000	4.50	2012	2015	
均等化	2000	4.04	2012	2015	
公立医院	2000	3.84	2014	2017	
卫生费用	2000	3.57	2016	2017	
系统动力学	2000	4.92	2016	2019	
分级诊疗	2000	3.83	2017	2019	

图 3-10　系统动力学在卫生服务领域的关键词突现图

5. 研究热点与未来研究方向

1）研究热点

由关键词分析、关键词聚类共现图谱（图 3-11）可推断系统动力学在卫生服务领域的应用研究热点主要集中在四个方面：①医院补偿机制研究，主要包括取消药品加成、医疗服务补偿实施评价、卫生总费用控制等。②分级医疗研究，主要包括慢性病（糖尿病、高血压等）、医疗服务体系、双向转诊、分级诊疗、社区卫生服务等。③基层医疗卫生服务研究，主要包括乡镇卫生院人力需求、农村医疗资源配置、居民就医行为选择影响因素、医疗卫生费用投入标准、社区卫生服务满意度评价、农村公共卫生机构管理等。④卫生总费用研究，主要包括卫生总费用预测、卫生筹资优化与路径、卫生总费用影响因素、卫生总费用预测方法、卫生资源配置公平与效率等。

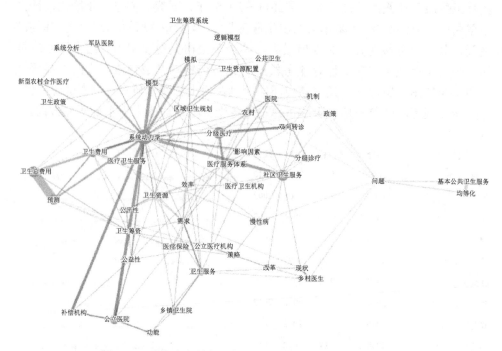

图3-11　系统动力学在卫生服务领域的关键词聚类共现图谱

2）未来研究方向

2017年的《关于进一步深化基本医疗保险支付方式改革的指导意见》指出，引导医疗资源合理配置和患者有序就医，支持建立分级诊疗模式和基层医疗卫生机构健康发展；2019年5月的《关于开展城市医疗联合体建设试点工作的通知》指出，完善区域间优质医疗资源配置，整合推进区域间医疗资源共享，促进医疗服务同质化；2019年9月的《三部门关于做好2019年基本公共卫生服务项目工作的通知》指出，为促进医防融合发展，将继续以高血压、糖尿病等慢性病防治为突破口研究基层医防融合服务模式，发挥家庭医生团队优势，推动建立基层机构与上级医疗机构的双向协作和转诊机制。国家卫生政策为卫生管理的研究者与实践者指明了研究方向，关键词突现分析明确了卫生领域的重要研究选题方向。从两者结合可知，基层医疗机构综合服务能力、医疗资源配置公平性与效率性、慢性病防控、医药卫生体制改革成效将是未来主要研究主题和方向。

3.2.3 研究结论

1. 国家政策对系统动力学在卫生服务领域的应用研究具有推动作用

近些年来，面对卫生服务体系存在的医疗资源配置不均衡、医疗结构不合理导致医疗费用快速上升，"看病难、看病贵"问题突出等现象，我国政府逐步明确完善医疗体系的重要性，陆续出台众多的文件、政策等优化医疗资源配置结构，健全医疗服务体系，尽可能地达到健康公平与可及。卫生领域的研究者、实践者及时把握卫生事业发展的大好时机及国家高度重视医疗卫生体系发展的利好政策，以医药卫生体制改革为研究背景，对医疗卫生领域的重要选题应用不同的研究方法，借助不同的学科理论，从不同角度进行深入研究，不仅丰富了系统动力学在卫生服务领域的应用研究，而且获得了较大的研究进展，系统动力学在卫生服务应用领域的发文量逐年增加，研究者对系统动力学方法的应用与探索更加深入，尤其注重将系统动力学方法与其他研究方法有效融合和综合集成，充分挖掘多种研究方法的综合集成与应用价值。

2. 核心研究作者和主要研究机构正初步形成

系统动力学在卫生服务领域的研究作者比较有代表性的有郝模教授、张鹭鹭教授、李丽清教授、雷海潮教授、蔡雨阳教授等团队。发文量最多的研究机构为复旦大学，且与多数机构建立了合作关系。主要研究作者及研究机构与同一所研究机构间的合作较多，与不同研究机构间的合作较少。为鼓励开展不同机构、学科、领域之间的交叉与融合研究，提升研究能力，合理配置各地区的卫生资源，促进卫生服务事业发展，应注重加强不同机构、学科、领域间的合作，整合机构、学科、领域优势资源。

3. 研究领域不断拓展

虽然系统动力学在卫生服务领域起步较晚，但其应用范围不断拓宽，主要包括社区卫生服务、医疗卫生服务体系、公共卫生服务、医院管理、卫生总费用预测、卫生资源配置、慢性病防控管理等。基层卫生机构发展、医疗卫生资源配置、慢性病防控、医药卫生体制改革将是系统动力学在卫生服务应用领域的研究重点和前沿方向。

卫生行业是国民经济的重要组成部分，健康关系到人民群众的生命安全和生活质量等。尽管我国卫生事业取得了较大的发展，但医疗卫生资源服务效率、基层卫生服务机构建设、卫生筹资结构、医疗保障制度等方面还存在诸多问题，需要卫生管理者、研究者及实践者从不同角度对卫生服务领域存在的问题进行深入的探索与研究。本节从文献计量学的角度对研究作者、研究机构、关键词、研究热点等多个层面进行分析，为未来我国系统动力学在卫生服务领域的进一步研究提供方向与主题。

3.3　全球卫生总费用研究状况追踪——基于 VOSviewer 图谱分析

卫生总费用是指一定时期内一个国家或地区在医疗卫生服务领域消耗的资金总额，标志着一个国家整体对卫生事业的投入（蒋艳等，2019）。我国卫生总费用由 2010 年的 19 980.39 亿元增加到 2017 年的 52 598.28 亿元，同时人均卫生费用从 2010 年的 1490.06 元上升到 2017 年的 3783.83 元。新医改以来，卫生总费用核算结果广泛用于医改成效评价、相关改革措施进展监测、医疗资源配置公平与效率的测算等方面，其中一些主要评价指标已写入《卫生事业发展"十二五"规划》《"十二五"期间深化医药卫生体制改革规划暨实施方案》（张毓辉等，2016）。与卫生总费用相关的研究主题亦引起了众多卫生领域的研究者与实践者的关注，以卫生总费用为主题的文献呈快速增长趋势。通过对国内外卫生总费用相关文献的梳理，从地区、作者、机构、关键词、研究热点、研究方法等多个角度探究卫生总费用相关研究的演进脉络，了解国内外的研究进展，明确与其相关的热点主题及未来研究方向，以期对卫生总费用相关研究的进一步拓展及其政策制定提供理论依据。

3.3.1　卫生总费用研究概括的文献来源与研究方法

1. 文献来源

本节使用的文献来源于中国知网和 Web of Science（WOS），检索主题分别为"卫生总费用""health expenditure"，检索时间段为 1998 年 1 月 1 日～2018 年 12 月 31 日，剔除会议论文和报纸以及与"卫生总费用"主题无关的文献，共纳入中国知网 2433 条文献记录，Web of Science 8774 条外文文献记录。

2. 研究方法

首先，对纳入的文献进行描述性统计分析，明确近些年来的发文趋势；其次，借助 VOSviewer 软件绘制作者共现知识图谱,探讨国内外研究团队及高影响力研究机构,并梳理研究历程,探索研究热点;最后,根据突现词结果明确卫生总费用领域未来的研究方向。

3.3.2　卫生总费用研究概括的文献计量分析

1. 卫生总费用文献时序分布

国外于 19 世纪中期开始对卫生总费用开展相关研究。1998~2018 年国外发文量大于国内,总体呈稳定上升趋势,2012 年后差距逐渐扩大,从均值来看,国外年发文量是国内的 4 倍。国内对卫生总费用的研究呈缓慢增长趋势,1998~2010 年发文量由 55 篇上升为 170 篇,2011 年发文量达到顶峰(185 篇),随后 2012~2018 年呈小幅下降趋势(图 3-12)。

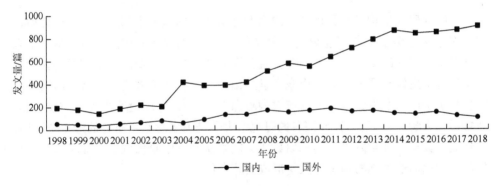

图 3-12　1998~2018 年国内与国外发文量对比图

2. 卫生总费用研究的作者合作网络

科学研究者是助推学科发展的重要支撑力量。通过分析卫生总费用领域作者的发文量及规律,了解特定时期该研究领域里最活跃的学者,促进学术发展。在卫生总费用的相关研究中,国内发文量最多的作者分别为赵郁馨(62 篇)、万泉(29 篇)、杜乐勋(28 篇)等。国外被引频数最高的作者分别为 T. Jeffrey、M. Jack 以及 G. Kiran,达到 12 次。从国内外作者合作网络来看,分别形成了国内以万泉、赵郁馨、张毓辉、柴培培和翟铁民为主的研究团体,国外以 Baser、Jeffrey、Mardekian 和 Jack 为主的研究团体,主要团体周围分布着许多较小的合作团体,团体内部作者多属于同一机构,内部合作密切,团体间合作较少。

3. 卫生总费用研究的机构合作分析

研究机构是科学研究的主要阵地，通过 VOSviewer 对卫生总费用研究机构进行挖掘分析，可确定该领域研究力量的分布情况（表 3-3）。

表 3-3　国内外卫生总费用研究的主要机构

序号	国内		国外	
	机构	发文量/篇	机构	发文量/篇
1	卫生部卫生经济研究所	69	哈佛大学	89
2	哈尔滨医科大学	29	密歇根大学	81
3	山东大学卫生管理与政策研究中心	21	华盛顿大学	63
4	复旦大学公共卫生学院	21	多伦多大学	60

从统计研究机构发文量可知，国内发文量最高的是卫生部卫生经济研究所，其发文量高达 69 篇，与华北煤炭医学院合作密切；其次为哈尔滨医科大学和山东大学卫生管理与政策研究中心，发文量分别为 29 篇和 21 篇，哈尔滨医科大学与黑龙江省卫生发展研究中心、山东大学与山东省卫生厅形成研究团队。而国外发文量高于国内，发文量位于前三依次为哈佛大学（89 篇）、密歇根大学（81 篇）和华盛顿大学（63 篇）。世界知名的研究型大学是卫生总费用研究的最主要阵地，并形成了具有较强学术影响力和研究实力的团队，其中哈佛大学与加利福尼亚大学、加利福尼亚大学与斯坦福大学形成团队合作。

4. 国内外卫生总费用研究的演进历程

研究主题演变图用于描绘各研究主题随时间的演变趋势，确定不同时间段的研究现状。

1）国内卫生总费用研究的演进历程

通过对我国卫生总费用研究历程的梳理，我国卫生总费用研究由萌芽期过渡到繁荣发展期，具体可归纳为三个演化阶段。

（1）1998～2005 年，初期探索阶段。随着市场化的不断推进，政府卫生费用投入逐年增多，但政府卫生费用投入占卫生总费用的比重却在下降，政府投入不足以及市场机制失灵导致"看病难"问题较为突出。2003 年的 SARS 重大疫情灾害暴露出我国的突发公共卫生事件应急机制不健全、公共卫生发展滞后，引起市场主导和政府主导的争论日益深入，三改（医疗卫生、医疗保障、药品流通）并举在这一阶段确立并开始大规模实施。该阶段研究主题主要围绕卫生总费用现状、医疗保险制度、医疗改革等展开，相关文献研究较少。

（2）2006～2010年，中期繁荣阶段。随着市场化和产权改革的不断深入，公立医疗机构的公益性质逐渐淡化，追求经济利益导向在卫生领域逐渐蔓延开来。2009年，《中共中央国务院关于深化医药卫生体制改革的意见》（以下简称意见）承诺把基本医疗卫生制度作为公共产品向社会提供。意见的颁布引起卫生总费用发文量的明显增长，众多学者对医疗卫生服务的公平性与可及性展开研究，并为缓解"看病难、看病贵"问题等提出了建设性的意见，从而看出卫生总费用研究具有明显的政策导向性。

（3）2011～2018年，近期变革阶段。医疗卫生体制加快改革步伐，研究主题呈现多元化。2014年是贯彻落实医药卫生体制改革的关键之年。各地区统筹推进相关领域改革，着力破解医改中的难题。该时期关于卫生总费用的实证研究逐渐成为该领域的主流趋势，泰尔系数、基尼系数、固定效应模型、回归模型等方法大量出现，旨在挖掘卫生领域研究的内在联系，促进卫生总费用改革。

2）国外卫生总费用研究的演进历程

纵观国外卫生总费用研究演进，国外卫生总费用研究进程较快，各种卫生总费用研究主题在同一时期内集中出现，百家争鸣，大致可分为以下三个阶段。

（1）1998～2005年，成长期。发文量呈快速增长趋势，这很大程度上得益于国外研究在公共卫生部门领域已积累了比较深厚的研究基础。学者围绕卫生总费用现状展开研究，并进行了各地区卫生总费用的比较。伴随着卫生总费用在国外受到越来越多的关注以及广泛掀起的全球化浪潮，卫生总费用才逐渐进入国内研究者的视野。

（2）2006～2013年，爆发期。卫生总费用研究发文量在此阶段出现井喷式增长。该时期美国医疗服务的质量遥遥领先，成为各国竞相效仿的典范，如何以低成本的价格获取高质量的医疗服务成为学者探索的新方向。各学者主要围绕医疗卫生资源利用率、疾病负担展开研究，其中医疗卫生资源利用率为优势研究主题。

（3）2014～2018年，持续增长期。面对全球范围不断增长的医疗成本支出，众多学者分享了世界各地的医疗创新模式，研究逐渐从定性研究转移到定量研究。量化的科学研究表明，完善的质量衡量体系、公开透明的报告体系以及激励体系是影响医疗质量的关键。国外研究从医疗卫生资源过渡到医疗质量、卫生筹资公平与效率、医疗成本等具体主题。

总之，国内外卫生总费用研究的演化趋势具有比较明显的区别。首先，国外研究发文量保持稳定上升趋势，而国内研究发文量上升缓慢，这很大程度上得益于国外研究在卫生总费用领域已积累了比较深厚的研究基础。其次，在国外卫生总费用研究的发展历程中，"医疗卫生资源利用率""卫生政策"等具体主题在同一时期内集中出现。相反，国内研究则是先关注"卫生总费用现状"理论分析，再逐渐过渡到"卫生总费用影响因素""卫生总费用预测"等实证分析。国内外研究具有较强的时代性，演化趋势与国家政策密不可分。

5. 国内外卫生总费用研究热点分析

关键词作为文章主旨的概括与凝练，可有效揭示卫生总费用的研究现状。借助 VOSviewer 软件对卫生总费用领域的关键词进行分析，分别得到国内外卫生总费用研究关键词共现图谱。

1）国内卫生总费用研究热点分析

国内卫生总费用研究中位居前三的关键词分别是"卫生总费用""卫生费用"和"医疗费用"。结合关键词共现图谱，综合国内卫生总费用文献高频关键词情况，通过归纳发现卫生总费用研究热点较为集中，主要包括以下四个方面：①卫生总费用研究的主要方法分析，我国对于卫生总费用的研究多数基于筹资来源法、机构流向法和实际使用法等，以卫生部卫生经济研究所赵郁馨、万泉、杜乐勋等最为显著，研究方法倾向于运用纵剖面数据的时间序列计量模型。②卫生总费用筹资水平研究，探讨了对历年卫生总费用筹资水平和结构的总体分析以及区域性分析。其中，赵郁馨、万泉、杜乐勋等从筹资规模、内部结构及变化趋势等方面对卫生总费用做了初步分析，蒋艳、张毓辉、翟铁民、柴培培等则以部分地区详细具体的数据为依托，对卫生总费用筹资水平和结构从区域的角度进行分析。③卫生总费用影响因素的研究，国内学者围绕 GDP、人均 GDP、人口数量、财政收入占GDP 的比重、卫生事业费占卫生总费用的比重、医疗消费水平等指标展开对卫生总费用的研究，研究者普遍认同 GDP 对卫生总费用的重要影响。④卫生总费用预测研究，卫生总费用的定量分析方法主要有回归分析、系统动力学预测、灰色模型等，从事卫生总费用预测最具代表性的学者有曾雁冰、李丽清、井淇、孙淑军等。研究表明，不同卫生总费用预测方法的研究在因变量和自变量的选取上存在差异，但卫生总费用主要受经济增长、健康状况、人口老龄化、卫生政策等多种因素的影响。

2）国外卫生总费用研究热点分析

国外卫生总费用研究热点与国内卫生总费用研究热点基本一致，主要研究内容涉及以下四方面：①国外更注重研究方法和模型的探索与提出，如回归模型、ARIMA 模型、主成分分析等，以 Ehlert 和 Oberschachtsiek（2014）、Lv 和 Zhu（2014）最具代表性，学者不仅从理论上对核算体系进行探索，深化核算维度，而且进行了实证研究。②卫生筹资水平研究分别从筹资水平和构成方式探讨了国外医疗卫生支出的公平性、医疗效率等方面内容，从而探索卫生筹资的发展状况及存在的问题。③国外对卫生总费用影响因素的研究集中于经济、人口、老龄化、技术变化、公共卫生支付比重等方面，美国卫生经济学家 Kleinan 和 Newhouse 最先展开卫生总费用增长影响因素的实证研究。④卫生总费用未来的波动趋势受到多种因素的影响，如医疗技术更新、医疗成本、卫生政策、健康状况、人口老龄化以及经济增长等。由于卫生政策变动、医疗成本的不可预测性，国外卫生总费用的预测研究均基于这些影响因素，并广泛采用时间序列模型、回归模型进行预测。

6. 国内外卫生总费用研究趋势分析

突现词是指在短时间内某个关键词使用频率增加、增长速度加快。通过统计1998～2018 年关于卫生总费用研究的突现词，进一步探讨卫生总费用研究的最新演化动态，明确卫生总费用研究的新领域和新方向（表 3-4 和表 3-5）。

表 3-4　国内突现词变化

起止年份	突现词
1998～2005	卫生总费用、社会保险、总费用、卫生服务、财政管理、医疗保健制度、卫生支出、卫生系统、卫生投入、道德风险、公费医疗、免费医疗、公共卫生服务、卫生服务提供、测算方法、健康保险
2006～2010	均等化、新型农村合作医疗、医药卫生、医疗、公平、GDP、公共财政、医疗服务、农村合作医疗、财政投入、现状、看病贵、医疗救助、公共产品、农村医疗卫生、社区卫生服务、公共卫生
2011～2018	影响因素、卫生总费用核算、卫生总费用、预测、筹资结构、个人现金卫生支出、新医改、老龄化、住院费用、人均卫生费用、卫生筹资、经常性卫生总费用、灾难性卫生支出、基本医疗卫生服务、机构流向、筹资水平、人口老龄化、政策建议、灰色关联分析

表 3-5　国外突现词变化

起止年份	突现词
1998～2005	service、age、managed care、health care、mellitus、symptomresource
2006～2013	utilization、cost of illness、medical care、economic evaluation、disability、randomized trial、mental health、health-care cost、benefit、policy
2014～2018	cost analysis、economics、economic impact、physical activity、medicaid、complication、adherence、surgery、cardiovascular disease、coverage、validity

1）国内卫生总费用研究趋势分析

从突现词整体布局来看，国内卫生总费用研究主题在不同时期突现程度各不相同。1998～2005 年始现"卫生总费用""社会保险""医疗保健制度"等大量突现词，表明该时期大量学者开始关注医疗卫生服务，研究侧重政府宏观层面，围绕政府卫生费用支出展开；2006～2010 年，在进一步深化研究的基础上，"看病难、看病贵"等卫生服务公平性与可及性成为研究趋势，"公共产品""农村医疗卫生""社区卫生服务"等突现词显示社区公共卫生服务研究引起广泛关注，学者研究内容更加广泛，研究对象逐渐从政府宏观层面转向社区卫生微观层面；2011～2018 年，"筹资水平""筹资结构""预测"在新时代背景下成为卫生总费用研究的新领域。2016 年，全国卫生与健康大会提出树立大卫生、大健康的理念，把以治病为中心转变为以人民健康为中心，努力全方位、全周期保障人民健康（张毓辉等，2018）。基于此，"以人民健康为中心"的理念将融入卫生经济政策制定实施的全过程，以健康维度为中心的卫生总费用核算、卫生总费用政策改革的效果与评价将成为未来探索的新研究方向。

2）国外卫生总费用研究趋势分析

突现词在一定程度上反映卫生总费用研究主题的活跃程度。从国外突现词变化趋势来看，1998～2005 年研究主题持续时间最长，国外学者首先对医疗卫生服务现状进行了研究，突现的关键词是"管理式医疗"和"卫生服务"，该时期发文量开始上升；2006～2013 年突现词数目增多，以"疾病负担""医疗资源利用率""卫生政策"最为显著。2010 年，美国颁布的医疗法案提出了基于价值调整系数的医生支付模式，激励医生提供高价值、低成本的医疗服务，"医疗资源利用率"引起较多关注；2014～2018 年，出现了新的突现词，其中"医疗成本""影响因素""效用"突现较为明显。随着国外医疗改革的持续优化，2015 年，美国颁布的授权法案重新推出了电子健康病历计划，卫生政策制度的改革将持续受到关注，包括引起的医疗成本、医保制度等变化值得深入探讨，实施改革后的效果评价方面将成为卫生总费用未来研究的一大趋势。

3.3.3　研究结论与研究建议

本节依托中国知网和 WOS 数据库，利用文献分析工具 VOSviewer 对全球卫生总费用研究热点与趋势进行探索，分别从文献的时序分布、重要学者、研究机构、研究热点及突现词变化轨迹等多方面呈现 1998 年以来卫生总费用研究结果，以期揭示卫生总费用研究的发展演变规律。

1. 卫生总费用研究发展较快，合作广度和深度有待增强

统计结果显示，国内外卫生总费用发文量均呈上升趋势，卫生总费用研究发展较快。从研究机构来看，国内外卫生总费用领域的研究机构存在一定程度的地域集聚性，如国内哈尔滨医科大学与黑龙江省卫生发展研究中心、山东大学和山东省卫生厅，国外哈佛大学、加利福尼亚大学和斯坦福大学的团队合作。可见地

理位置邻近的机构、省或国家更倾向于建立稳定的合作关系，应加强不同机构的合作，提升学术影响力。

2. 卫生总费用领域国内外研究热点主题基本一致，研究演化趋势不同

国内外卫生总费用的研究热点主题基本一致，集中于卫生总费用筹资水平、卫生总费用影响因素和卫生总费用预测等方面，不同时期研究内容各具特色。随着时间的变化，国内外卫生总费用研究演化趋势各不相同，国内研究有一个比较明显的萌芽期→奠定期→发展期的过程，逐渐从理论研究过渡到实证研究，而国外卫生总费用研究则由成长期过渡到繁荣期，各种卫生总费用研究主题在同一时期内集中出现，研究进程较快。

3. 以健康导向为中心，卫生政策改革与成效成为未来新兴研究方向

目前，基于筹资来源法的卫生总费用核算主要从筹资的角度评价卫生筹资总量是否充足、筹资结构是否合理等问题，但缺乏对健康产出的关注。2016年以来，随着《"健康中国 2030"规划纲要》的提出以及党的十九大召开，健康中国战略已成为卫生事业发展的重要目标。基于健康导向政策，卫生总费用的核算将进一步回归和聚焦到健康维度，卫生政策制定与成效或成为未来新兴研究方向。

3.3.4　基于文献计量分析的研究建议

针对以上分析，明确卫生总费用领域的研究热点与趋势对开展卫生总费用领域的未来研究具有重要意义。为进一步拓展卫生总费用研究领域，推动卫生总费用领域研究取得新突破，提出以下建议。

1. 提高科研资金支持，进一步推动卫生总费用深入研究

科研资金是研究者进行研究的基础，科研经费投入是否科学合理直接影响科研质量和科研水平。与国外相比，我国卫生总费用研究方法创新性不足、不够深入。对此，政府应从政策和资金方面加大对卫生总费用研究的投入力度，确保充足、可持续的科研资金投入，大力支持卫生总费用研究项目创新发展，激活科研力量，进一步推动卫生总费用深入研究。

2. 加强合作与交流，推动卫生总费用领域研究取得新突破

科研合作作为资源整合和知识交流的主要方式，是提高科研效率、提升研究能力、获得科研成果的重要途径。卫生总费用研究领域的合作趋势加强，但合作水平较低，呈现出较强的地域集聚性，仅限于同一机构内部的合作。因此，有待

加强国内外学者的借鉴与交流，尤其是国内研究要时刻与国际研究接轨，学习国际上先进的卫生总费用研究方法，推动中国卫生总费用领域研究取得突破和进展，提升科研实力和影响力。

3. 重视对健康产出的关注，促进卫生总费用核算体系改革

传统卫生总费用核算方法以资金渠道、服务提供机构等层面为切入点，更多关注医疗卫生服务如何提供、医疗卫生资金如何筹集等过程性问题。根据政策分析需要和医药卫生体制改革特点，卫生总费用核算研究正在向纵深发展，客观上要求将卫生总费用核算体系的出发点和落脚点转移到健康维度上来，重视健康产出问题，从而促进卫生总费用核算体系改革。

3.4　本 章 小 结

借助文献计量分析方法，本章探究系统动力学、系统动力学在卫生服务领域的应用、国内外卫生总费用研究三大主题的研究进展、研究热点和未来研究方向；从文献计量学的角度对发文量、研究作者、研究机构、关键词等方面进行分析，明确其研究热点，探索未来研究趋势。

第4章　我国卫生总费用筹资构成及变化趋势

分析卫生总费用筹资构成及变化趋势对促进卫生事业发展、缩小区域医疗卫生发展不平衡具有重要意义。本章通过纵向比较我国卫生总费用的变化趋势，并将其和经济合作与发展组织成员国及金砖国家进行横向对比，明确我国卫生总费用的变化规律和增长过快的现实情况。同时，对我国不同地区的卫生筹资结构进行实证分析，明确地区差异，提出均衡发展的政策建议与未来展望。

4.1　卫生总费用的定义

卫生总费用综合反映了在一定社会经济条件下，一个国家或地区经济发展水平、社会对人类健康的重视程度及卫生筹资模式，是衡量一个国家或地区卫生保健筹资水平及其利用程度的重要指标（汪金鹏，2006）。

4.2　卫生总费用的构成

我国常用的卫生总费用测算有筹资来源法和机构流向法两种。筹资来源法即从筹资来源的角度，卫生总费用由政府卫生支出、社会卫生支出和个人现金卫生支出三方面构成。政府卫生支出是指各级政府用于医疗卫生服务的经费，反映政府部门对卫生工作的支持程度和投入力度。社会卫生支出是指政府支出以外的社会各界对卫生事业的资金投入，主要体现在社会医疗保障支出上，在卫生总费用中占主体地位且增长速度较快，可充分反映多渠道筹集卫生资金的水平。个人现金卫生支出是指城乡居民就医时自付的费用，该指标反映城乡居民个人对医疗卫生总费用负担的程度。机构流向法即从机构流向的角度，卫生总费用由医疗机构费用、公共卫生机构费用、药品销售机构费用、卫生行政管理机构费用和医学科研机构费用五方面构成；从实际使用的角度，卫生总费用由个人卫生费用、公共卫生费用、卫生发展费用和其他卫生费用四方面构成。

4.3　卫生总费用的变化趋势

1. 中国卫生筹资的总体水平较低

医改以来，尽管全国和各省区市卫生筹资水平有所提高，但与金砖国家相比，2014 年我国卫生总费用占 GDP 的比重（5.51%）仅高于印度（4.7%），低于巴西（8.3%）、南非（8.8%）和俄罗斯（7.1%），人均卫生费用（2586 元）也仅高于印度。与其他国家相比，尤其与发达国家相比，我国卫生总费用的筹资水平仍然较低，2014 年美国、法国、德国等经济合作与发展组织成员国的卫生总费用占 GDP 的比重均为 10% 以上，人均卫生费用均在 4000 美元以上，而我国这两项指标与其差距较大。

2. 我国卫生总费用呈逐年上升趋势

卫生总费用的核算有筹资来源法和机构流向法等。从筹资来源法来看，我国卫生总费用 2000 年为 4586.63 亿元，2016 年为 46 344.88 亿元，2000～2016 年我国卫生总费用呈逐年增长的趋势，年均增长速度为 15.55%，其绝对数增长情况见图 4-1；同期，我国人均卫生费用从 361.90 元上升到 3351.74 元，增长了 8.26 倍。从机构流向法来看，我国卫生总费用 2000 年为 4870.36 亿元，2016 年为 48 468.92 亿元，年均增长速度为 15.44%，其绝对数增长情况见图 4-2。卫生总费用在各机构间的分布见表 4-1。

3. 筹资结构不断优化

在卫生总费用的分析中，卫生总费用的结构突出反映了政府、社会及个人对

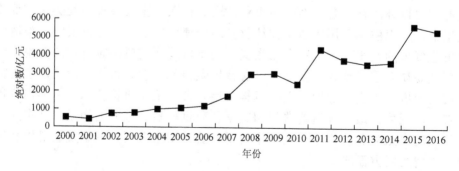

图 4-1　2000～2016 年我国卫生总费用增加的绝对数（筹资来源法）

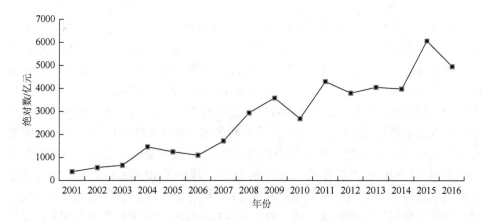

图 4-2　2001～2016 年我国卫生总费用增加的绝对数（机构流向法）

表 4-1　2000～2016 年我国卫生总费用各机构之间的分布结构（单位：%）

年份	医院	门诊机构	药品零售机构	公共卫生机构	卫生行政和医疗保险管理机构	其他
2000	64.90	13.61	6.37	5.07	0.55	9.50
2001	62.50	14.52	6.60	5.21	0.63	10.54
2002	68.33	13.57	7.92	5.41	0.77	4.00
2003	68.88	12.12	7.64	6.14	0.80	4.42
2004	66.56	11.78	10.19	5.81	0.77	4.89
2005	66.30	12.04	9.61	6.17	0.79	5.09
2006	65.91	12.13	9.38	6.27	0.82	5.49
2007	63.15	10.53	9.26	8.84	1.70	6.52
2008	62.48	10.52	10.10	8.58	1.68	6.64
2009	62.32	9.89	9.40	8.17	2.01	8.21
2010	60.77	8.53	11.81	7.93	2.66	8.30
2011	61.11	9.63	11.14	7.98	2.34	7.80
2012	62.15	8.00	12.28	7.49	2.27	7.81
2013	62.33	7.43	12.45	7.38	2.29	8.12
2014	61.52	6.84	12.38	7.02	3.63	8.61
2015	61.73	6.74	12.47	6.56	3.34	9.16
2016	61.90	6.45	12.54	6.05	3.48	9.58

资料来源：2017 年中国卫生总费用研究报告。

卫生健康的投入格局、规模及变化趋势，也是映射政府、社会及个人对卫生健康重视程度的关键敏感性指标（罗艳红等，2012）。2000～2017 年，卫生总费用各构成部分均有不同程度的增长。政府卫生支出的绝对数一直在不断增加，2000 年政府卫生支出为 709.52 亿元，占卫生总费用的比重为 15.47%，2017 年政府卫生支出为 15 205.87 亿元，占卫生总费用的比重为 28.91%，由此看出政府对卫生事业的投入在不断加大。社会卫生支出的绝对数也一直在不断增加，从 2006 年后社会卫生支出占卫生总费用的比重均超过 30%。个人现金卫生支出由 2000 年的2705.17 亿元增加到 2017 年的 15 133.60 亿元，增加了 12 428.43 亿元，占卫生总费用的比重由 2000 年的 58.98%下降到 2017 年的 28.77%，这一重大结构性变化说明我国卫生筹资结构趋向合理，居民负担相对减轻。卫生总费用各部分构成比从 2000 年的 1∶1.65∶3.81 变化为 2017 年的 1∶1.46∶0.99，其中，政府卫生支出比重迅速攀升，逐渐缩小与社会和个人现金卫生支出比重的差距。2017 年卫生总费用构成总体上不断优化，政府和社会卫生支出增长较快，政府卫生支出力度不断加大，个人现金卫生支出比重逐步降低，见表4-2。总之，中国卫生筹资结构趋向合理，政府和社会卫生支出比重提高，个人现金卫生支出比重下降，居民负担相对减轻。但全球经验表明，如果个人现金卫生支出占卫生总费用的比重超过30%，很难实现基本卫生服务的全民覆盖（颜梦允等，2014），将导致灾难性卫生支出和家庭贫困的高发率，当个人现金卫生支出在卫生筹资中占主导地位时，贫困和弱势人群不可能被卫生保健覆盖，即使能够获得卫生服务，也将面临巨大的经济障碍和致贫风险（梁宇航等，2011）。

表 4-2 2000～2017 年中国卫生总费用筹资构成

年份	政府卫生支出		社会卫生支出		个人现金卫生支出	
	绝对数/亿元	占卫生总费用比重/%	绝对数/亿元	占卫生总费用比重/%	绝对数/亿元	占卫生总费用比重/%
2000	709.52	15.47	1 171.94	25.55	2 705.17	58.98
2001	800.61	15.93	1 211.43	24.10	3 013.88	59.97
2002	908.51	15.69	1 539.38	26.59	3 342.14	57.72
2003	1 116.94	16.96	1 788.5	27.16	3 678.67	55.87
2004	1 293.58	17.04	2 225.35	29.32	4 071.35	53.64
2005	1 552.53	17.93	2 586.41	29.87	4 520.98	52.21
2006	1 778.86	18.07	3 210.92	32.62	4 853.56	49.31
2007	2 581.58	22.31	3 893.72	33.64	5 098.66	44.05
2008	3 593.94	24.73	5 065.6	34.85	5 875.86	40.42
2009	4 816.26	27.46	6 154.49	35.08	6 571.16	37.46
2010	5 732.49	28.69	7 196.61	36.02	7 051.29	35.29

续表

年份	政府卫生支出		社会卫生支出		个人现金卫生支出	
	绝对数/亿元	占卫生总费用比重/%	绝对数/亿元	占卫生总费用比重/%	绝对数/亿元	占卫生总费用比重/%
2011	7 464.18	30.66	8 416.45	34.57	8 465.28	34.77
2012	8 431.98	29.99	10 030.7	35.67	9 656.32	34.34
2013	9 545.81	30.14	11 393.79	35.98	10 729.34	33.88
2014	10 579.23	29.96	13 437.75	38.05	11 295.41	31.99
2015	12 475.28	30.45	16 506.71	40.29	11 992.65	29.27
2016	13 910.31	30.01	19 096.68	41.21	13 337.9	28.78
2017	15 205.87	28.91	22 258.81	42.32	15 133.6	28.77

资料来源：2017年中国卫生总费用研究报告。

4. 卫生总费用占 GDP 的比重偏低

纵观我国卫生总费用发展变化情况，可以看出卫生总费用增加的绝对数不断增长，但我国卫生总费用占 GDP 的比重仍然偏低。2000~2008 年，卫生总费用占 GDP 的比重在 4.5%~4.8%波动，2009 年基本达到世界卫生组织"卫生总费用占 GDP 的比重不低于 5%"的要求。2014 年我国卫生总费用占 GDP 的比重为 6.41%，而经济合作与发展组织成员国均高于我国，其中加拿大为 10.4%，智利为 7.8%，芬兰为 9.7%，希腊为 8.1%，冰岛为 8.9%，意大利为 9.2%，韩国为 7.4%，挪威为 9.7%，斯洛文尼亚为 9.2%，瑞士为 11.7%。

随着社会经济的发展，我国政府对卫生事业的投入逐年增加。2009 年卫生总费用占 GDP 的比重首次突破 5%，反映了我国政府对卫生工作及居民健康等民生问题的高度重视。但卫生总费用不能随着时间无限制增长，需综合考虑卫生总费用及其增长速度是否符合中国国情和是否与中国经济发展水平相适应。

5. 药品费用逐年上升

药品费用在卫生总费用中占有很大的比重，我国人均药品费用呈逐年增长的趋势（图 4-3）。我国药品费用绝对数逐年增加（表 4-3），从 2000 年的 2211.17 亿元增加到 2016 年的 17 602.44 亿元，同期人均药品费用由 174.46 元增加到 1280.53 元，增加了 6.34 倍，而我国人均卫生费用同期增长了 8.26 倍，人均药品费用增长速度略低于同期人均卫生费用增长速度。药品费用占卫生总费用（机构流向法）的比重 2000 年为 45.40%，2016 年为 36.32%。2000~2016 年，药品费用的构成中，门诊药品费用占药品费用的比重呈下降趋势，2000 年为 54.77%，2016 年为 31.08%；住院药品费用占药品费用的比重变化不大，2000 年为 31.21%，2016 年为 34.39%；零售药品费用占药品费用的比重有明显上升的趋势，由 2000 年的 14.02%上升到 2016 年的 34.53%。

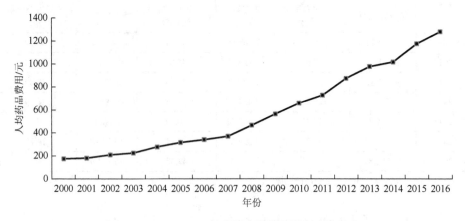

图 4-3　2000～2016 年我国人均药品费用变化趋势

表 4-3　药品费用及其构成比重

年份	药品费用/亿元	药品费用占卫生总费用（机构流向法）比重/%	门诊药品费用占药品费用比重/%	住院药品费用占药品费用比重/%	零售药品费用占药品费用比重/%
2000	2 211.17	45.40	54.77	31.21	14.02
2001	2 302.96	43.83	54.14	30.79	15.07
2002	2 676.68	46.01	51.23	31.55	17.22
2003	2 903.88	44.80	49.94	33.01	17.05
2004	3 621.28	45.55	45.72	31.91	22.36
2005	4 142.10	45.00	46.11	32.54	21.35
2006	4 486.07	43.51	46.22	32.22	21.56
2007	4 903.16	40.74	43.21	34.05	22.73
2008	6 202.40	41.56	40.86	34.74	24.40
2009	7 543.81	40.63	40.40	36.47	23.14
2010	8 835.85	41.55	37.01	34.56	28.43
2011	9 826.23	38.43	35.68	35.35	28.98
2012	11 860.45	40.37	34.42	35.17	30.41
2013	13 307.70	39.80	30.83	37.90	31.27
2014	13 925.00	37.20	30.19	36.53	33.28
2015	16 166.34	37.16	31.34	35.10	33.57
2016	17 602.44	36.32	31.08	34.39	34.53

资料来源：2017 年中国卫生总费用研究报告。

4.4　我国卫生总费用的筹资结构及地区差异分析

近年来，伴随经济的发展，中国卫生事业发展水平也在逐步提高。但是由于政策以及资源等差异，地区之间经济、卫生事业发展水平的差距都较大。笼统地用全国总水平来衡量中国卫生事业的发展明显缺乏科学性，同时无法对国内各地区卫生事业有清晰的认识。为了更加深入科学地衡量中国卫生事业发展水平，本节利用聚类方法对中国 31 个省区市（港澳台除外，下同）进行分析，通过对聚类后地区的人均卫生费用、筹资结构等相关数据的观察寻求聚类的原因，以期提出相应建议。

2017 年中国卫生总费用为 52 598.28 亿元，比上一年增长 13.49%，高于当年GDP 的增长速度。2016 年和 2017 年的卫生总费用增长速度低于 2015 年的 16.03%。人均卫生费用在 2017 年达到 3783.83 元，中国人均卫生费用呈现稳步增长态势。这些数据表明中国卫生事业稳步发展，但只能在总体上衡量卫生领域的发展状况，对各地区卫生发展状况的认识较为模糊。区域经济发展的不平衡带来卫生事业发展的巨大差异，例如，2016 年北京人均卫生费用达到 9429.73 元，是云南人均卫生费用（2754.12 元）的 3 倍多。此外，不同地区间筹资结构差异也较大，如江西政府卫生支出占比达到 42.93%，而上海政府卫生支出占比仅为 23.43%。

4.4.1　卫生总费用聚类分析指标选取

收集 2000～2017 年的《中国卫生统计年鉴》《中国卫生总费用研究报告》《中国统计年鉴》中的各地区卫生总费用及筹资构成数据，选取其中的人均卫生费用、政府卫生支出、社会卫生支出、个人现金卫生支出作为聚类的变量进行分析。收集 2016 年全国 31 个省区市人均卫生费用、政府卫生支出、社会卫生支出、个人现金卫生支出数据，在此基础上对 31 个省区市进行聚类，对聚类后结果进行分析，寻求聚类原因，并提出相关建议。

4.4.2　聚类分析方法介绍

1. 方法介绍

聚类分析（cluster analysis）又称群分析，是根据"物以类聚"原理对样品或指标进行分类的一种多元统计分析方法，要求能合理地按各自特性进行分类，没有任何模式可供参考或依循，即在没有先验知识的情况下，利用样本或变量数据特征的亲疏程度进行自动分类，并生成分类结果的方法（石伟等，2013）。聚类分析计算方法主要有分裂法、层次法、基于密度的方法、基于网格的方法和基于模型的方法。本节基于 2016 年全国 31 个省区市人均卫生费用数据，采取层次法对 31 个省区市进行聚类。

2. 层次法的思想

层次法对给定的数据集进行层次分解，具体又可分为凝聚和分裂两种方案（张莉等，2012）。凝聚的层次法是一种自底向上的策略，首先将每个对象作为一个簇，然后合并这些原子簇为越来越大的簇，直到所有的对象都在一个簇中；分裂的层次法与凝聚的层次法相反，采用自顶向下的策略，首先将所有对象置于同一个簇中，然后逐渐细分为越来越小的簇，直到每个对象自成一簇。

4.4.3　聚类结果分析

1. 人均卫生费用的聚类分析

人均卫生费用是指一个国家在一定时期内，每个人在卫生领域支出的货币表现，包括政府与社会提供数额及个人负担数额的合计（马月丹等，2011）。通过对 31 个省区市的人均卫生费用进行分析，层次聚类分析结果可以将其分为四类地区（图 4-4）：第一类包括北京、上海；第二类为天津；第三类包括辽宁、山东、福建、四川、湖北、海南、黑龙江、广东、西藏、宁夏、吉林、重庆、陕西、内蒙古、青海、新疆、江苏、浙江；第四类包括山西、安徽、河南、广西、河北、云南、湖南、甘肃、江西、贵州。对《中国统计年鉴》的人均收入数据进行聚类分析，结果表明人均收入的聚类结果基本符合中、东、西部的区域划分状况，但是对上述人均卫生费用的聚类分析发现其中异于经济发展水平的一些特点。

以聚类结果为基础，对这四类地区人均卫生费用的均值进行比较分析（图 4-5），可见第一类、第二类、第三类、第四类地区人均卫生费用均值依次递减。北京、上海为中国的政治、文化和经济中心，天津为仅次于第一类地区的东部发达地区。两地经济的发展不仅带来了高人均收入，对当地人们的健康意识也产生了较大影响。在其他条件不变的情况下，该地区人们愿意且有能力为卫生事业投入更多。人均卫生费用并不完全由经济发展水平决定，而是多种原因共同作用的结果。东部地区人均卫生费用较高，可从经济发展水平、技术进步带来的投入增加、人们健康意识的增强等因素来加以解释。西部地区人均卫生费用与东部地区数值趋同却值得我们深思，这显然不可能是西部地区因为经济发展和卫生事业发展水平较高。通过查找相关数据发现，西部地区地广人稀，交通便利性较差，医疗资源相对稀缺，这些因素大大增加了西部地区的卫生成本。

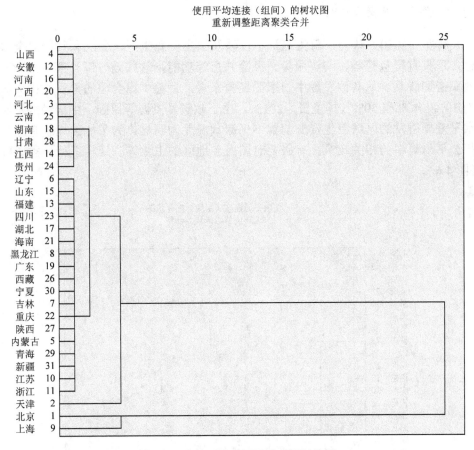

图 4-4　人均卫生费用聚类分析树状图

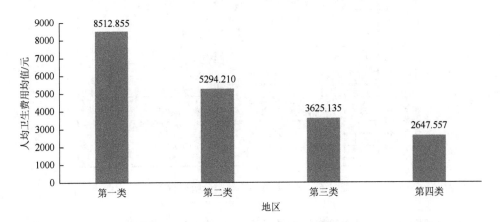

图 4-5　四类地区人均卫生费用均值比较图

2. 筹资结构聚类分析

解垩（2010）认为，卫生筹资不仅涉及卫生资源生产、分配和利用的全过程，还具有资金筹集、购买服务、风险共担等功能，这些无一例外都与公平和效率密切联系。从其他发展中国家的经验来看，目前中国合理的筹资结构大概为30%、40%和30%（杨圣贤，2013）。由于政策及资源等原因，中国经济发展水平差异引发的区域卫生资源配置不平衡状况尤为明显，为了能因地制宜地推行公平与效率的相关政策，有必要对国内各地区的卫生筹资结构进行分类研究（图4-6）。

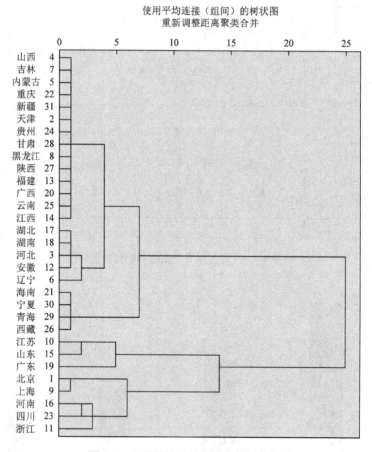

图4-6　卫生筹资结构聚类分析树状图

由树状图可知，卫生筹资结构情况聚为五类。第一类为北京、上海；第二类为江苏、山东、广东；第三类为河南、四川、浙江；第四类为辽宁、安徽、河北、湖南、湖北、江西、云南、广西、福建、陕西、黑龙江、甘肃、贵州、天津、新疆、重庆、内蒙古、吉林、山西；第五类为海南、宁夏、青海、西藏。

北京、上海作为中国政治、文化和经济中心，代表了目前中国经济发展的最高水平。观察图 4-7 可以发现其筹资结构与国内其他省区市的差别。其中最为明显的就是其社会卫生支出占卫生总费用的比重达到了 59.32%，居全国最高。这与两地事业单位、正规企业较多不无关系（这两类企业必须要缴纳社会保险）。另外，两地经济发达，人均收入较高，人们参加商业保险的意识较为强烈，对其支付意愿和支付能力也较高。以上这些因素都会使得社会卫生支出占卫生总费用的比重上升。第二类地区为东部发达地区。该类地区的政府卫生支出、社会卫生支出、个人现金卫生支出占卫生总费用的比重分别为 24.76%、48.65%、26.58%，基本符合合理比重（30%、40% 和 30%）。第三类地区基本上由东、中、西部地区构成，其中社会卫生支出占卫生总费用的比重高达 42.21%，在卫生筹资结构中居于主导地位。第四类地区的政府卫生支出、社会卫生支出和个人现金卫生支出占卫生总费用的比重基本达到 3∶4∶3，筹资结构总体合理，说明国家对卫生方面的投入重视度较高，部分地区已得到明显改善。第五类地区中除海南外均为西部地区。由于历史等原因经济比较落后，居民生活水平较低，相应地必然存在医疗卫生设施落后、居民医疗支付能力弱等问题。当地医疗方面的相关支出大部分依赖政府支持，政府卫生支出占卫生总费用的比重高达 46.88%，个人现金卫生支出占卫生总费用的比重仅为 21.11%。

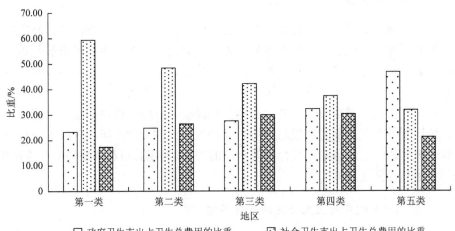

图 4-7　五类地区筹资结构比较图

4.4.4　聚类分析结果的讨论与建议

对 31 个省区市的人均卫生费用和筹资结构进行聚类分析，结果表明，经济发展水平并不严格决定人均卫生费用；筹资结构的合理与否也与经济发展水平存在较大差异。部分西部地区人均卫生费用过高与东部发达地区趋同的原因可能与经济发展水平的联系不大，而是由于医疗成本过高；相对于西部地区，中部地区个人现金卫生支出占卫生总费用的比重更高，人们的医疗负担更重，卫生筹资结构合理性较差。

根据以上实证分析，为寻求相应地区与经济发展水平相适应的人均卫生费用以及合理的筹资结构，提出以下政策建议。

1. 推进中国卫生立法，改革现有卫生管理体制

卫生立法是医药卫生体制改革工作顺利进行的必然要求，也是中国卫生事业发展的必经之路。中国在成为中等收入国家的过程中，人民卫生需求不断提高，医疗卫生方面的问题层出不穷，卫生事业规范化进程亟待推进。在中央政府做出基本卫生立法规定后，各级人民政府应在基本法的范围和基础上增加或补充符合当地实际情况的相关条款。特别是现今存在卫生管理体制不健全、管理混乱等问题，必须强化医疗行业及药品行业的内外部监督，改革现有卫生管理体制。

2. 确保政府在卫生工作中的主导地位

卫生领域产品很多都与公共产品具有类似特征，由市场自身调节容易出现秩序混乱和资源浪费的现象。远观世界，发达国家的政府在卫生支出方面基本上承担着主要责任，与经济水平相似的亚洲国家相比，中国政府卫生支出没有达到相应水平。因此，为了满足群众的医疗需求、减轻人们的医疗负担，政府必须发挥在卫生工作中的主导地位。此外，根据国际经验，政府的合理扶持不仅能改善低收入地区医疗水平，而且可以对经济增长产生很大的促进作用。各级政府特别是低收入地区政府更应该重视医疗保健水平的改善，利用其对经济增长的促进作用，统筹民生与经济发展。

3. 强化中央政府对卫生资源的宏观调控

目前，各地政府卫生支出绝大部分由当地政府承担。这和国际相关政策大不相同，大部分国家特别是发达国家的中央政府是政府卫生支出的主要承担者。我国区域间经济发展不平衡，各地政府财政收入的差距较大，使得不同区域政府卫生支出的差异也较大。针对卫生事业属地化管理的弊端，中央政府必须制定一些

向中西部不发达地区倾斜的卫生政策，加大中央政府对经济落后地区的政府卫生支出的投入比重，减轻当地政府卫生支出的财政压力。此外，运用法律形式界定各级政府的卫生支出责任，防止出现当地政府失位的情况。

4. 统筹兼顾各类地区之间与地区内部卫生事业的发展

经济发展水平与卫生总费用联系密切，但并不能简单地按经济发展水平对区域卫生发展水平进行分类。根据前面的聚类分析，卫生总费用并不是严格按照东、中、西部划分的，如 2016 年个人现金卫生支出占比最低的西藏为西部经济不发达地区，东部发达地区江苏的卫生总费用占地区生产总值的比重仅为 4.34%，居全国最低。另外，东、中、西部地区内各省区市的卫生发展水平也不尽相同，如西部地区内四川个人现金卫生支出占比为 29.14%，西藏个人现金卫生支出占比为 5.46%。因此，不能笼统地运用经济眼光来调控卫生资源，坚持具体问题具体分析，统筹全局，在加大对中西部省区市政策偏移的同时要关注区域内各省区市的具体发展情况。

5. 推进卫生领域的供给侧结构性改革

纵观全国，各地患者似乎对大医院情有独钟，不计高额医疗成本纷纷涌入大型医院。分析原因，优质卫生资源供给不足、基层卫生服务质量差、小医院医疗设施不足等都是这一现象的背后原因。卫生领域的供给侧结构性改革就是优化卫生资源供给，为群众提供更多有效供给，减少不良供给的资源浪费等。例如，鼓励高级医疗人才资源的层级流动、基层医疗服务设施的完善，以及向偏远地区提供流动性医疗资源都是供给侧结构性改革的有效方法。

6. 增强中国偏远农村地区人们的医疗保健意识

伴随经济的发展、文化的繁荣，人民群众的医疗保健意识逐渐增强，特别是中国一些发达地区，医疗保健意识已经开始由疾病治疗向疾病预防转变。但是，中国大部分地区特别是偏远农村地区由于医疗资源匮乏、交通不便、信息闭塞等原因，"小病扛、大病拖"的错误医疗观念依然普遍存在。因此，政府在投资偏远地区基础医疗设施建设的同时要采取相应措施引导当地农民的医疗消费。例如，运用投放医疗公益广告、举行免费义诊免费体检等活动提升人们的医疗保健意识。

4.5　我国卫生总费用的未来展望

卫生总费用与 GDP 的关系代表了国家对卫生工作的支持力度和全民对健康的重视程度，世界卫生组织明确提出，2010 年中低收入国家卫生总费用应达到

GDP 的 5%～7%，而我国 2010 年仅达到标准下限（邓峰等，2014）。卫生总费用上涨的趋势是客观存在的，合理的增长能够反映我国蓬勃发展的卫生事业大好局面，但增长过快将会给经济社会发展带来负面影响及加重居民乃至全社会的负担，不利于卫生事业的可持续发展。如何抑制卫生总费用不合理增长部分而又不损害其合理增长部分是关键。要实现卫生事业的可持续发展，引导卫生总费用健康、合理地增长，必须借鉴发达国家经验，结合中国国情，探索有效的控制卫生总费用不合理增长的途径，主要建议如下。

1. 调整医疗体系结构

调整我国卫生医疗体系结构需从控制综合性大医院以床位扩张为主的外延式发展转为注重医疗资源整体服务能力提升的内涵式发展。通过结构调整，改变我国医疗服务资源的倒金字塔形（倒三角）结构，完善以基层首诊和双向转诊为核心的分级医疗体系，促进患者合理分流，使各级医疗机构各司其职，形成有序的就医格局。

2. 转变医疗服务方式

转变医疗服务方式主要体现在以下三方面：一是卫生服务模式应由"治病救人"为主向"预防优先"转型，遏制或降低慢性病等重大疾病患病率，从源头控制或减少居民客观医疗服务需求所带来的卫生总费用不合理增长；二是为了充分发挥卫生资源的整体优势，实现资源优化共享，卫生资源应由"医防脱节"向"医防协作"转型；三是医院发展方向应由以床位扩张为主的粗放式、外延式发展向以提高服务质量和绩效为主的精细化、内涵式发展方向转型（邓峰等，2014）。

3. 完善医疗保险机制

在医疗保险机制中由于存在道德风险，消费者会增加对医疗服务的需求，从而增加医疗费用支出。为了有效控制卫生总费用的不合理增长、提升卫生服务公平性，必须完善医疗保险机制，加强道德风险管理。

4. 加快医药卫生体制改革

在中国普遍存在药品流通环节过多、流通体制混乱的现象，药品从出厂到最终进入消费者手中要经过药企、代理商、药品流通企业、医院、消费者等多个环节，每个环节都对药品进行加价，造成高价药。医院决定了患者的用药选择权，每年大约有 80% 的药品是从医院销售出去的。因此，应加快医药卫生体制改革，实行医药分离或医药分开独立核算，通过降低药品价格有效控制卫生总费用的不合理增长。

4.6　本　章　小　结

　　本章通过文献研究、对比分析等方法，简要介绍卫生总费用的定义与构成，并对卫生总费用影响因素研究做了简要的文献回顾，将中国卫生总费用变化趋势与发达国家及金砖国家进行对比分析。结果表明中国卫生总费用不断上涨，给政府及个人带来了沉重的经济负担，合理控制卫生总费用的增长至关重要。须借鉴发达国家经验，结合中国国情，探索引导卫生总费用健康、合理发展的路径，实现卫生事业的可持续发展。

　　本章在以人均卫生费用、筹资结构相关数据，如政府卫生支出、社会卫生支出及个人现金卫生支出作为指标的基础上，对 2016 年全国 31 个省区市进行聚类分析，分析结果表明，经济发展水平并不严格决定人均卫生费用；筹资结构的合理与否也与经济发展水平存在较大差异。在对聚类结果进行分析的基础上，寻找差异出现的原因。为了寻求相应地区与经济发展水平相适应的人均卫生费用以及合理的筹资结构，提出一些政策建议，如推进中国卫生立法，改革现有卫生管理体制；统筹兼顾各类地区之间与地区内部卫生事业的发展；推进卫生领域的供给侧结构性改革等。

　　同时，结合中国的实际情况，分析卫生总费用不断上涨的发展现状，提出控制卫生总费用的未来展望，以期对目前正在深化的医药卫生体制改革工作提供有益借鉴。

第5章　我国卫生筹资的公平性分析

世界卫生组织认为公平的卫生筹资能保障个体得到所需的有效医疗服务，卫生服务公平性是世界卫生组织对各国卫生服务绩效评估的重要指标之一。卫生资源配置公平性是卫生服务公平性的前提，如何使卫生资源中的人、财、物公平且有效地在不同的领域、人群、项目中分配，实现卫生资源的社会和经济效益最大化是各界关注的热点问题。本章将系统分析我国卫生筹资现状、筹资水平及其公平性，为合理分布卫生资源、优化筹资结构、制定科学的卫生发展规划提供参考依据。

5.1　公平性分析的方法介绍

研究公平性的常用方法有变异系数、洛伦兹曲线、基尼系数、泰尔系数、阿特金森指数等。基尼系数、洛伦兹曲线和泰尔系数具有简单、实用等特点，较适合分析卫生筹资水平的公平性，以下以基尼系数、洛伦兹曲线和泰尔系数为例展开分析。

5.1.1　基尼系数

基尼系数是反映社会收入分配公平程度的统计指标，可由洛伦兹曲线计算得出，等于对角线和洛伦兹曲线围成的面积与对角线下直角三角形的面积之比。在利用基尼系数对卫生总费用筹资水平与结构的公平性进行分析时，参照经济学中的人群收入分配公平性的基尼系数标准，其值小于 0.3 为最佳的公平状态，其值为 0.3～0.4 为正常状态，其值为 0.4～0.6 为警戒状态，其值大于 0.6 为高度不公平的危险状态。根据基尼系数的定义，数学家提供了不同的基尼系数的近似计算公式，其基本步骤是先按人均（或单位面积）资源拥有量从小到大进行排序，然后将人口（面积）数据和资源数据代入相应的数学公式进行计算。目前计算公式有多种，其中比较有代表性的如下。

（1）$G = \sum_{i=1}^{n} W_i Y_i + 2 \sum_{i=1}^{n} W_i (1 - V_i) - 1$。其中，$W_i$ 为各地区人口（或地理面积）

占总人口（或总地理面积）的比重；Y_i 为各地区资源指标占相应指标总量的比重；$V_i = Y_1 + Y_2 + \cdots + Y_i$ 为资源占有的累计百分比。

（2）$G = 1 - \sum_{i=1}^{n}(y_i + y_{i-1})x_i$。其中，$y_i$ 为累积到第 i 组资源百分比；y_{i-1} 为累积到第 $i-1$ 组资源百分比；x_i 为人口百分比或面积百分比。

（3）$G = \sum_{i=1}^{n} y_i p_i - 2\sum_{i=1}^{n}\left(\sum_{i=1}^{n} p_i\right)' y_i$。其中，$y_i$ 为第 i 组资源占总资源的百分比；

p_i 为第 i 组人口或面积占总人口或总面积的百分比；$\left(\sum_{i=1}^{n} p_i\right)'$ 为累积到第 i 组人口或面积占总人口或总面积的百分比。

5.1.2　洛伦兹曲线

洛伦兹曲线是美国统计学家洛伦兹提出的一种公平性测量方法，该方法可直观地分析一个国家以及社会收入分配平等与否，通常被经济学家用来研究社会收入分配或财富分配的公平程度。洛伦兹曲线是反映公平的重要工具，洛伦兹曲线弯曲程度越大，基尼系数就越大，说明公平性越差，反之，公平性越好。基尼系数的取值为 0～1，其值越接近 0，表示该卫生总费用的分布越公平；其值越接近 1，表示该卫生总费用的分布越不公平。按洛伦兹曲线绘制的基本原理，把收入或资源按不同人群或地区划分成若干等级，依据百分比从小到大排列，分别累计并表示为纵轴；以对应的人口累计百分比表示横轴；连接各点即得到洛伦兹曲线，图 5-1 中的 45°对角线称为公平线，公平线下的向横轴突出的弧线是洛伦兹曲线，该曲线的弯曲程度越大，表示社会收入或财富分配不平等的程度越严重；反之，表示社会收入分配越趋于平均。

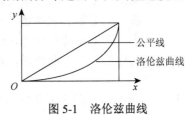

图 5-1　洛伦兹曲线

5.1.3　泰尔系数

泰尔系数最早由泰尔于 1967 年首先提出。大多数研究者用它来反映区域间的差异，普遍用于经济领域。泰尔系数可以将区域总体差异分解为区域间差异和区域内差异，从而既可以观察区域间总体发展的差异又可以分析区域内的发展差异，因此广泛应用于经济地理、人口学、旅游经济、保险业等其他领域。泰尔系数越

大，说明各区域间差异越大；反之，泰尔系数越小，表示各区域间差异越小。泰尔系数 T 的计算公式为

$$T = \sum_{i=1}^{N} Y_i \ln \frac{Y_i}{P_i}$$

其中，N 为区域个数；Y_i 为 i 区域内的某项指标值占全国该项指标总值的份额；P_i 为 i 区域内的人口占全国人口总数的份额。

5.2　我国卫生筹资的现状分析

卫生筹资公平性是指根据支付能力而非疾病的危险来分散每个家庭因支付卫生系统的花费而面临的风险，能够对患病人群发挥经济保护的作用。《2000 年世界卫生报告》第一次提出了国家卫生系统在努力实现下列 3 项总体目标方面的业绩评估指标：对健康状况的改进度、对人群期望的反应性和对财政分担的公平性，由此可见卫生筹资公平性的重要性。一个公平的卫生系统应该能够对所有人起到经济保护的作用并且不同人群间的经济负担应该合理。个人的力量难以抵抗疾病风险，政府应该承担一定相应的职责，帮助居民抵抗风险。国内外的卫生系统实践证明，卫生总费用这一指标已成为各国政府制定和完善卫生筹资战略时不可或缺的宏观依据之一（胡善联，2003）。

目前在卫生经济领域通常用卫生总费用占 GDP 的比重、人均卫生费用、政府卫生支出占卫生总费用比重、政府卫生支出占财政支出的比重、卫生事业费占财政支出的比重、卫生消费弹性系数等指标衡量卫生筹资水平的公平性。

1. 卫生总费用占 GDP 的比重

卫生总费用占 GDP 的比重是衡量卫生事业与宏观经济是否协调发展的综合评价指标。当前，国际上对卫生总费用占 GDP 的比重并没有一个公认的标准，该比重太低反映该国（地区）不足以很好地满足国民的医疗卫生服务需求，该比重太高则说明该国（地区）的医疗卫生负担太重，不利于经济社会的正常发展。世界卫生组织提出中低收入国家卫生总费用占 GDP 的比重应达 4%～5%。2015 年中国卫生总费用占 GDP 的比重首次突破 6%，从该指标可看出，中国卫生筹资的总体水平呈上升趋势，如图 5-2 所示。

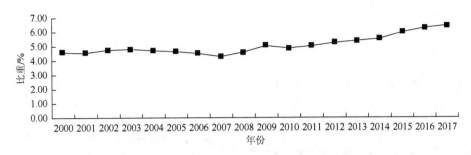

图 5-2　2000～2017 年卫生总费用占 GDP 的比重

2. 人均卫生费用

人均卫生费用即某年卫生总费用与同期平均人口数之比。在衡量卫生筹资水平公平性的指标中，这一指标可消除人口规模和增长因素对卫生总费用绝对数的影响，是分析与评价不同地区或人群卫生消费公平性的重要指标（张宜民和冯学山，2009）。中国人均卫生费用增长较快，2000～2017 年从 361.88 元上升到 3783.83 元，增长了 9.46 倍，反映出各地区居民卫生服务的保障程度和受益水平在不断提高。根据世界卫生组织统计资料，2013 年我国人均 GDP 为 6978 美元，在世界卫生组织 194 个成员国中排名第 88 位；人均卫生费用为 376.00 美元，排名第 98 位，在金砖国家中低于巴西（1085.00 美元）、俄罗斯（957.00 美元）和南非（593.00 美元），仅高于印度（61.40 美元）。经济合作与发展组织部分国家，尤其是发达国家，人均卫生费用均在 5000 美元以上，而中国只有 376.00 美元。

3. 政府卫生支出占财政支出的比重

政府卫生支出占财政支出的比重是评价各级政府对卫生工作支持程度的重要指标。自 2000 年起，我国政府卫生支出占财政支出的比重及政府卫生支出占 GDP 的比重呈稳步上升的趋势，如图 5-3 所示。2017 年，我国政府卫生支出占财政支出的比重为 7.49%，为 1978 年以来的历史最高水平。从政府卫生支出占财政支出的比重看，地区间差异较大，经济发达地区未超过 7.00%，如上海 5.59%、辽宁 5.70%，中部地区普遍接近 10.00%，如广西（10.32%）、河南（10.16%）、河北（9.81%）、安徽（9.32%）、江西（9.25%），由此可知未来继续增加卫生总费用投入的财政压力较大。

4. 卫生消费弹性系数

卫生消费弹性系数反映卫生总费用增长速度与 GDP 增长速度之间的比重关系，是衡量卫生事业发展与国民经济增长是否协调的一个重要的评价指标（孙玉凤等，2010）。根据卫生消费弹性系数的计算公式（卫生消费弹性系数 = 卫生总

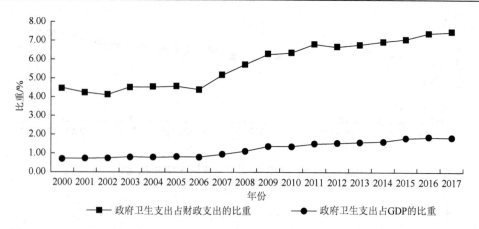

图 5-3　2000～2017 年中国政府卫生支出占财政支出的比重和政府卫生支出占 GDP 的比重

费用年均增长速度/GDP 年均增长速度），我国 2013 年卫生消费弹性系数为 1.33，表明卫生总费用增长速度高于 GDP 增长速度。

　　通过上述分析可知，中国卫生总费用逐年上升，其增长速度快于 GDP。尽管筹资结构近年来得到了优化，但与经济合作与发展组织成员国和金砖国家比较，中国卫生筹资水平仍然较低。从公平性角度分析，中国卫生总费用的筹资水平及结构在不同地区之间仍存在差异。我国政府应根据我国实际发展情况，通过宏观调控，有效地控制卫生总费用不合理增长的部分，使之与国民经济发展水平相适应，实现宏观经济与卫生事业同步且协调发展。

5.3　我国卫生筹资结构的公平性分析

　　由于各地区的经济、文化、地理环境、人口数量等存在差异，各地区卫生筹资结构差异明显，导致地区间的公平性不同。

1. 各地区人口、地理面积、卫生总费用及构成

　　我国的卫生筹资体制实行省级统筹，中央拨款的卫生事业费占卫生总费用的比重较少。因此，卫生筹资水平与各地区的经济发展密切相关，即经济发展较好的地区可提供较高的卫生事业费，经济相对落后的地区政府投入匮乏。我国东、中、西部地区的自然条件、地理面积、人口数量等差异导致其经济、文化、政治、消费等差异较大，其卫生筹资及结构也有较大差异（表 5-1）。为综合考虑地理位置、经济水平、人口、地理面积等因素对中国卫生筹资水平及结构的影响，分别针对东、中、西部地区按人口和地理面积两方面进行公平性比较。

表 5-1 2014 年中国各地区卫生总费用及人口、面积分布情况

地区	人口/万人	面积/万千米²	卫生总费用/亿元	政府卫生支出/亿元	社会卫生支出/亿元	个人现金卫生支出/亿元
上海	2426.00	0.63	1345.50	275.29	791.87	278.34
天津	1517.00	1.13	650.91	171.18	266.71	213.01
北京	2152.00	1.68	1594.64	394.38	890.57	309.69
海南	903.00	3.40	220.68	88.92	75.22	56.53
宁夏	662.00	6.64	206.76	67.56	71.22	67.98
重庆	2991.00	8.23	821.53	255.09	320.20	246.24
浙江	5508.00	10.20	1976.99	443.89	910.59	622.51
江苏	7960.00	10.26	2644.65	581.99	1289.48	773.18
福建	3806.00	12.13	971.93	296.48	407.52	267.93
安徽	6083.00	13.97	1321.64	434.77	440.50	446.37
辽宁	4391.00	14.59	1329.95	289.38	561.30	479.27
山东	9789.00	15.38	2484.16	619.70	1039.50	824.97
山西	3648.00	15.63	798.49	250.19	266.84	281.46
江西	4542.00	16.70	850.13	358.98	240.42	250.73
河南	9436.00	16.70	1878.78	612.55	533.89	732.35
贵州	3508.00	17.60	647.85	310.36	161.37	176.12
广东	10724.00	18.00	2832.33	803.78	1236.96	791.58
湖北	5816.00	18.59	1393.90	415.91	465.85	512.13
吉林	2752.00	18.74	772.53	212.13	244.42	315.98
河北	7384.00	18.77	1645.80	458.64	558.25	628.90
陕西	3775.00	20.56	1124.02	317.92	423.52	382.58
湖南	6737.00	21.18	1460.64	434.09	471.10	555.45
广西	4754.00	23.60	908.06	359.27	294.79	254.00
云南	4714.00	38.33	927.30	359.63	271.81	295.86
甘肃	2591.00	45.44	569.75	212.32	164.19	193.24
黑龙江	3833.00	45.48	992.15	242.60	353.75	395.79
四川	8140.00	48.14	1876.97	592.32	688.86	595.79
青海	583.00	72.23	175.31	87.25	46.67	41.38
内蒙古	2505.00	118.30	712.00	240.81	190.85	280.34
西藏	318.00	122.80	81.93	57.53	19.11	5.30
新疆	2298.00	166.00	750.82	232.50	325.41	192.91

资料来源：2015 年中国卫生总费用研究报告、2015 年中国统计年鉴。

2. 基于基尼系数的全国及东、中、西部地区卫生筹资公平性比较

通过查阅 2015 年的《中国卫生总费用研究报告》《中国统计年鉴》《中国卫生统计年鉴》，获取中国卫生总费用及其构成的相关数据，分析其特点，使用分组计算法计算全国及东、中、西部地区的卫生总费用及构成的基尼系数，分析其差距，计算结果见表 5-2。

表 5-2   2014 年我国卫生筹资总额及结构的基尼系数

项目	按人口计算				按地理面积计算			
	全国	东部	中部	西部	全国	东部	中部	西部
卫生总费用	0.15	0.16	0.06	0.11	0.68	0.34	0.29	0.61
政府卫生支出	0.10	0.13	0.04	0.08	0.64	0.31	0.32	0.60
社会卫生支出	0.26	0.23	0.10	0.17	0.72	0.41	0.27	0.63
个人现金卫生支出	0.13	0.11	0.09	0.14	0.67	0.29	0.29	0.63

从基尼系数计算结果可知，按人口分组，全国和东、中、西部地区的卫生筹资水平及构成的公平性较好，低于 0.30，其中中部地区公平性最高；而按地理面积分组，中部、东部地区的公平性较好，全国和西部地区的公平性较差，基尼系数均为 0.60 以上。从分析结果可以说明，中部地区各省区市在经济水平、人口结构、地理面积等方面差别不大，其基尼系数比较接近，卫生筹资水平及结构的公平性差别不明显；东部地区各省区市经济水平有较大差异，对卫生筹资水平及结构有较大影响；西部地区地理环境、人口分布的特殊性导致卫生总费用的筹资水平及结构的公平性差于东、中部地区。因此，政府在制定区域卫生发展规划时，应因地制宜，充分考虑不同地区的客观情况。

3. 基于泰尔系数的全国及东、中、西部地区卫生筹资公平性比较

利用基尼系数分析卫生筹资水平的公平性可反映所有人的卫生筹资水平状况，但难以反映每一层次状态改变对于总体分布的影响，泰尔系数在研究不公平的细节方面比基尼系数更好。由泰尔系数计算结果（表 5-3）可知，全国及东、中、西部地区的卫生总费用的泰尔系数由小到大的排列为：中部地区、西部地区、全国、东部地区，且组内泰尔系数大于组间泰尔系数，在筹资结构中，全国和东部地区个人现金卫生支出的公平性优于政府卫生支出的公平性，而社会卫生支出的公平性较差，中部地区三者的公平性差别不大，西部地区政府卫生支出和个人现金卫生支出的公平性较好，但社会卫生支出的公平性较差。由此可说明各地区经济水平、人口结构、资源分布等差异对卫生筹资水平的公平性有影响。

表 5-3　2014 年我国卫生筹资总额及结构的泰尔系数

项目	全国			东部	中部	西部
	泰尔系数	组间泰尔系数	组内泰尔系数			
卫生总费用	0.017	0.005	0.012	0.023	0.005	0.008
政府卫生支出	0.011	0.001	0.009	0.017	0.001	0.006
社会卫生支出	0.054	0.022	0.032	0.046	0.003	0.021
个人现金卫生支出	0.008	0.002	0.007	0.009	0.003	0.008

　　由上述分析可知，通过中国卫生筹资结构的发展趋势与公平性分析，不但能够了解卫生事业的发展现状，分析卫生领域存在的宏观问题，还能够监测卫生政策的实施效果，为下一步卫生政策的制定和调整提供参考依据。从基尼系数计算结果可知，西部地区的卫生筹资水平和结构的合理性与公平性有待进一步提高；从泰尔系数计算结果可知，不同地区的发展水平影响着卫生筹资的公平性。我国政府应充分发挥宏观调控的作用，保障各地区相对公平。

5.4　我国卫生筹资公平性的泰尔系数分析

　　追求卫生服务公平性是我国医疗服务的初衷，而公平性目标的实现须以卫生筹资的合理分配为前提。从公平角度来看，卫生筹资不仅决定医疗卫生服务的可得性，而且筹资机制的公平性将对人群的健康水平和健康公平产生影响。公平性是评价社会文明程度的重要指标之一，卫生总费用作为基层医疗机构的重要组成部分，它的合理分配对保障居民公平获取卫生服务至关重要。以卫生总费用、政府卫生支出、社会卫生支出和个人现金卫生支出为指标，运用泰尔系数比较我国东、中、西部地区卫生筹资的公平性，揭示不同地区卫生筹资不平衡的问题，探究不同地区卫生筹资不公平的原因，为促进我国卫生事业持续、协调、稳定的发展提供理论依据。

5.4.1　我国卫生筹资结构分析

　　卫生筹资即卫生资金的筹集，实质是为了获得卫生服务而筹集资金，是一个融资过程（陈鸣声等，2010）。卫生筹资有广义和狭义之分。广义的卫生筹资涉及三个方面：一是卫生资金的筹集，即狭义的卫生筹资；二是这些资金在不同地区的分配；三是医疗保健的支付机制。

　　2014 年我国 31 个省区市卫生筹资结构见表 5-4。经济发达的东部地区的卫生总费用达到中部地区的 1.9 倍，达到西部地区的 2.0 倍，东、中、西部地区卫生筹资结构极不均衡。东部地区的卫生总费用、政府卫生支出、社会卫生支出、个人现金卫生支出分别占全国的 49.2%、42.2%、57.3%、45.8%；中部地区分别占全国的 26.3%、28.3%、21.5%、30.4%；西部地区分别占全国的 24.5%、29.5%、21.2%、23.8%。

表 5-4　2014 年我国 31 个省区市卫生筹资结构

地区		卫生总费用/亿元	政府卫生支出/亿元	社会卫生支出/亿元	个人现金卫生支出/亿元
东部	北京	1594.64	394.38	890.57	309.69
	天津	650.91	171.18	266.71	213.01
	河北	1645.80	458.64	558.25	628.90
	辽宁	1329.95	289.38	561.30	479.27
	上海	1345.50	275.29	791.87	278.34
	江苏	2644.65	581.99	1289.48	773.18
	浙江	1976.99	443.89	910.59	622.51
	福建	971.93	296.48	407.52	267.93
	山东	2484.16	619.70	1039.50	824.97
	广东	2832.33	803.78	1236.96	791.58
	海南	220.68	88.92	75.22	56.53
中部	山西	798.49	250.19	266.84	281.46
	吉林	772.53	212.13	244.42	315.98
	黑龙江	992.15	242.60	353.75	395.79
	安徽	1321.64	434.77	440.50	446.37
	江西	850.13	358.98	240.42	250.73
	河南	1878.78	612.55	533.89	732.35
	湖北	1393.90	415.91	465.85	512.13
	湖南	1460.64	434.09	471.10	555.45
西部	内蒙古	712.00	240.81	190.85	280.34
	广西	908.06	359.27	294.79	254.00
	重庆	821.53	255.09	320.20	246.24
	四川	1876.97	592.32	688.86	595.79
	贵州	647.85	310.36	161.37	176.12
	云南	927.30	359.63	271.81	295.86
	西藏	81.93	57.53	19.11	5.30
	陕西	1124.02	317.92	423.52	382.58
	甘肃	569.75	212.32	164.19	193.24
	青海	175.31	87.25	46.67	41.38
	宁夏	206.76	67.56	71.22	67.98
	新疆	750.82	232.50	325.41	192.91

5.4.2　我国卫生筹资公平性分析

从人口的角度计算全国三大地区内泰尔系数以及区域间泰尔系数，见表 5-5 和表 5-6。

表 5-5　2014 年我国 31 个省区市间泰尔系数 T_{br} 和区域内泰尔系数 T_{wr}

	地区	T_{br}					地区	T_{wr}			
		卫生总费用	政府卫生支出	社会卫生支出	个人现金卫生支出			卫生总费用	政府卫生支出	社会卫生支出	个人现金卫生支出
东部	北京	0.046	−0.141	−0.204	−0.110	东部	北京	0.078	0.076	0.119	0.026
	天津	0.009	−0.069	−0.077	−0.076		天津	0.012	0.014	0.007	0.017
	河北	−0.008	−0.211	−0.196	−0.252		河北	−0.032	−0.024	−0.044	−0.010
	辽宁	0.005	−0.131	−0.176	−0.182		辽宁	−0.002	−0.011	−0.007	0.015
	上海	0.028	−0.111	−0.195	−0.104		上海	0.044	0.023	0.082	0.011
	江苏	0.017	−0.259	−0.382	−0.301		江苏	0.009	−0.009	0.021	0.007
	浙江	0.017	−0.193	−0.268	−0.234		浙江	0.015	0.003	0.017	0.023
	福建	−0.001	−0.130	−0.133	−0.112		福建	−0.011	0	−0.014	−0.014
	山东	−0.003	−0.284	−0.339	−0.331		山东	−0.029	−0.030	−0.038	−0.015
	广东	0	−0.355	−0.396	−0.327		广东	−0.027	−0.008	−0.032	−0.034
	海南	0	−0.037	−0.026	−0.024		海南	−0.003	0.005	−0.005	−0.004
中部	山西	−0.004	−0.113	−0.094	−0.115	中部	山西	−0.001	−0.001	0.003	−0.004
	吉林	0.001	−0.093	−0.083	−0.118		吉林	0.020	0.008	0.019	0.031
	黑龙江	−0.001	−0.111	−0.119	−0.152		黑龙江	0.017	−0.007	0.032	0.027
	安徽	−0.007	−0.194	−0.156	−0.185		安徽	−0.002	0.005	0.004	−0.013
	江西	−0.008	−0.157	−0.090	−0.110		江西	−0.015	0.016	−0.023	−0.028
	河南	−0.015	−0.279	−0.198	−0.299		河南	−0.021	−0.013	−0.039	−0.010
	湖北	−0.004	−0.186	−0.161	−0.204		湖北	0.012	0.005	0.020	0.011
	湖南	−0.008	−0.198	−0.168	−0.224		湖南	−0.003	−0.010	−0.001	0.002
西部	内蒙古	0.001	−0.101	−0.067	−0.106	西部	内蒙古	0.014	0.011	−0.004	0.042
	广西	−0.008	−0.159	−0.107	−0.112		广西	−0.023	−0.012	−0.026	−0.030
	重庆	0.001	−0.110	−0.104	−0.099		重庆	0.013	0.001	0.030	0.009
	四川	−0.007	−0.263	−0.236	−0.247		四川	−0.008	−0.027	0.011	−0.003
	贵州	−0.006	−0.132	−0.062	−0.079		贵州	−0.019	0.005	−0.031	−0.025
	云南	−0.008	−0.158	−0.100	−0.126		云南	−0.020	−0.011	−0.031	−0.018

	地区	T_{br}					地区	T_{wr}			
		卫生总费用	政府卫生支出	社会卫生支出	个人现金卫生支出			卫生总费用	政府卫生支出	社会卫生支出	个人现金卫生支出
西部	西藏	0	−0.021	−0.007	−0.003	西部	西藏	0.001	0.014	−0.002	−0.003
	陕西	0.004	−0.137	−0.136	−0.147		陕西	0.028	0	0.047	0.044
	甘肃	−0.003	−0.092	−0.060	−0.080		甘肃	−0.005	−0.002	−0.013	0
	青海	0.001	−0.033	−0.016	−0.017		青海	0.005	0.016	0	−0.001
	宁夏	0.001	−0.028	−0.023	−0.026		宁夏	0.006	0.004	0.007	0.008
	新疆	0.004	−0.096	−0.099	−0.078		新疆	0.027	0.014	0.061	0.009

表 5-6　2014 年卫生总费用及其构成的泰尔系数

项目	全国	东部	中部	西部
卫生总费用	0.0124	0.0836	−0.0468	−0.0244
政府卫生支出	0.0214	0.0393	0.0027	0.0139
社会卫生支出	0.0746	0.1065	0.0154	0.0485
个人现金卫生支出	0.0221	0.0211	0.0154	0.0325

统计结果显示，我国卫生筹资结构存在显著差异。全国的卫生筹资方式因分配标准不同产生巨大的公平差距，对研究我国卫生筹资公平性是一项重大启示。通过表 5-6 中各地区的泰尔系数对中国的卫生筹资公平性得到一个大体的结论：对于 2014 年中国卫生筹资的公平性，西部地区很高，达到高度平均的水准；东部地区在享受卫生筹资上占有利的地位；中部和西部地区处于劣势地位。在政府卫生支出和社会卫生支出方面，东部地区处于优势；在个人现金卫生支出方面，西部地区占比高。虽然东部地区总体上卫生筹资公平性很高，但是内部各省区市的筹资结构并不公平。通过表 5-5 可以看出，北京、上海是东部地区不公平的主要地区，陕西、新疆是西部地区不公平的主要地区。北京和上海是中国的两大都市，一个是政治中心，另一个是经济中心，经济发展快、水平高、人口密集，政府卫生支出高，个人现金卫生支出少，人们享受较好的卫生服务。陕西和新疆自然条件恶劣，环境人口容量低，能够养活的人口少，所以人口密度小，人口总数也少，社会卫生支出高，政府卫生支出过少。

5.4.3　改善我国卫生筹资公平性的建议

经济水平不同造成的地区差异是卫生筹资不公平的根本原因。改革开放以后，我国经济高速发展，人民收入不断提高，因此带来了城乡、地区、行业等收入的差距问题。由于我国的卫生筹资体制实行省级统筹，中央拨款的卫生事业费占卫生总费用的比重很少，卫生筹资水平与各省区市的经济水平密切相关，经济水平较高的省区市能提供较高的卫生事业费，而经济相对落后的省区市政府投入少之又少。政府投入少的直接结果便是卫生资源的差距。由于缺乏经费，低收入地区无论从硬件设施上还是从人力资源上都与发达地区相差很远。总的来说，可从以下方面进一步改善我国卫生筹资的公平性。

1. 缩小地区差距

由于医疗资源的差异，东部地区的医疗资源相对集中，医疗技术发达，高水平的医生多，大型医疗设备多，必然造成支出上的差异性。进一步，这种差异相对收入差异更大，东部地区的医疗保险覆盖率更大，得到的补助更多。这样的差异性会造成卫生人力资源更容易向东部地区集中，这对中、西部地区特别是西部农村地区的发展更为不利。要改变这一趋势和现象是不容易的，国家需要在政策上加以支持，例如，鼓励卫生技术人员到中、西部低收入地区进行支援，将自己的知识和技术传授给当地的卫生技术人员。最为重要的是，扩大中、西部地区城镇医疗保险的覆盖率，加大新农合的投入，才能有效地缩小地区间不公平性。当然由于收入的差距和当地政府的财力有限，国家需要在制度设计上进行考虑，缴费比重、个人自付比重等方面需要有所差别。另外，国家的财政补助应该倾向于中、西部地区，特别是西部农村地区，这对整体的筹资公平性改善是极为有利的。

2. 缩小城乡差距

新农合是缓解农村人口"看病难、看病贵"问题的有效制度，需要进一步扩大覆盖范围，争取让更多的农村人口加入进来。需要加大投入，完善筹资机制，在政府财力增长的前提下，适当增加对合作医疗统筹基金的补助。总的来说，无论是从硬件上还是从软件上均要加强农村卫生服务体系建设，改善农村医疗条件，真正为农民提供良好的、可及的、公平的医疗服务，缩小与城镇地区的差距，才能促进医疗卫生的可持续发展。

3. 扩大政府和市场的作用

在即将出台的医改方案中，最基本的便是"以政府为主导"的核心思想。在政府发挥作用上，印度是一个很好的范例，争议颇大的印度免费医疗制度最大的特点便是专门为低收入人口提供医疗服务的政府医院。而中国的政府投入和社会保险的对象主要是城镇居民，这是筹资公平性较差的主要原因。因此政府在加大投入的同时，更要兼顾筹资的公平性，这才是重中之重。

5.5　本　章　小　结

本章在对我国卫生筹资总额、结构与筹资水平进行现状分析的基础上，借鉴基尼系数、洛伦兹曲线、泰尔系数等公平性计算方法，分别从筹资结构与筹资水平两方面进行分析，明确我国不同地区的卫生筹资结构及水平上的差异，并提出改善筹资公平性的对策建议。

第6章　我国政府卫生费用投入及城乡医疗卫生系统动态效率实证研究

本章对我国政府卫生费用投入绩效及城乡医疗卫生系统进行动态效率分析，明确我国东、中、西部地区投入产出效率及我国城乡医疗卫生系统效率的差异性，为提高全国卫生费用投入绩效提供政策建议。

6.1　我国政府卫生费用投入绩效分析研究

随着医药卫生体制改革深入推进，2017 年国务院印发了《"十三五"卫生与健康规划》，卫生与健康事业取得重大进展和明显成效。机遇与挑战并存，卫生与健康事业发展也面临新的困难，制约卫生与健康事业改革发展的内部结构性问题依然存在，主要表现在以下两方面：一是东、中、西部地区政府卫生费用投入不足并且分配不均；二是医疗资源倒金字塔形配置导致低效率，高效、优质的医疗服务以及高水平医疗人才集中于东部城市，区域间差异较大。因此，在政府卫生费用投入数量不断增加的情况下，更要注重提高卫生费用投入的绩效。本节运用DEA-Malmquist 指数模型比较我国东、中、西部地区政府卫生费用投入绩效现状，从而揭示我国卫生费用投入绩效区域差异性，提高我国卫生费用投入使用的质量和效率，减轻我国居民卫生费用负担，实现全面小康。

6.1.1　政府卫生费用投入绩效评价体系

本节主要遵循世界卫生组织的卫生系统概念框架，借鉴云南财经大学魏婷婷（2016）、中国医学科学院王小万等（2012），以及中南大学谭宇晴（2013）的相关研究，构造投入产出效率评价体系。投入类指标以资金投入为主，代表全国医疗卫生事业的发展水平，选取政府卫生支出、人均卫生费用作为投入指标；产出类指标主要分为医疗机构产出数和医疗人员产出数两类，反映全国医疗卫生服务的可及性和利用效率，选择卫生机构数、医疗机构床位数、疾病预防控制中心人员数、每千人口卫生技术人员数作为产出指标（表6-1）。本节的数据来源于2010～2017 年的《中国卫生总费用研究报告》《中国卫生和计划生育统计年鉴》。

表 6-1　　中国卫生费用投入产出效率评价体系

一级指标	二级指标	三级指标
中国卫生费用投入产出效率评价体系	投入类	政府卫生支出
		人均卫生费用
	产出类	卫生机构数
		医疗机构床位数
		疾病预防控制中心人员数
		每千人口卫生技术人员数

6.1.2　政府卫生费用投入绩效评价方法

　　常规的研究卫生费用投入绩效的方法有时间序列分析、聚类分析、因子分析等。与其他方法相比，DEA 可用于评价多投入、多产出的决策单元（decision making unit，DMU）生产经营绩效，不受投入产出数据选择单位的影响，所以采取 DEA 法分析政府卫生支出绩效较为合适。DEA-Malmquist 指数主要通过效率变化和技术变化揭示生产率变化，用公式可以表示为

$$M(x^{t+1}, y^{t+1}, x^t, y^t) = \frac{E^{t \cup (t+1)}(x^{t+1}, y^{t+1})}{E^{t \cup (t+1)}(x^t, y^t)}$$

$$= \frac{E^{t+1}(x^{t+1}, y^{t+1})}{E^t(x^t, y^t)} \left(\frac{E^{t \cup (t+1)}(x^{t+1}, y^{t+1})}{E^{t+1}(x^{t+1}, y^{t+1})} \cdot \frac{E^t(x^t, y^t)}{E^{t \cup (t+1)}(x^t, y^t)} \right)$$

$$= \text{EC} \cdot \text{TC}$$

其中，(x^t, y^t) 和 (x^{t+1}, y^{t+1}) 分别为第 t 期和第 $t+1$ 期的投入产出关系；EC 为效率变化；TC 为技术变化。

6.1.3　政府卫生费用投入绩效评价过程

　　1. 政府卫生费用投入情况

　　政府卫生费用是指各级政府用于卫生事业的财政拨款，它包括公共卫生服务经费和公费医疗经费。政府卫生支出由 2010 年的 5732.49 亿元增加到 2017 年的 15 205.87 亿元，年均增长速度高达 14.95%；人均卫生费用从 2010 年的 1490.06 元上升到 2017 年的 3783.83 元，年均增长速度达 14.24%（表 6-2）。由此可见，2010～2017 年国家不断加大政府卫生支出和人均卫生费用的投入，日益增长的政府卫生

费用投入将加重个人、企业、政府的负担，意味着现有的医疗卫生服务体系将变得更加低效。

表 6-2　全国政府卫生支出和人均卫生费用投入情况

年份	政府卫生支出/亿元	人均卫生费用/元
2010	5 732.49	1 490.06
2011	7 464.18	1 806.95
2012	8 431.98	2 076.67
2013	9 545.81	2 327.37
2014	10 579.23	2 581.66
2015	12 475.28	2 980.80
2016	13 910.31	3 351.74
2017	15 205.87	3 783.83

数据来源：2017 年中国卫生总费用研究报告。

2. 政府卫生费用投入产出效率

将 2010～2017 年全国 31 个省区市政府卫生费用投入产出类指标作为 DMU，引入 DEA-Malmquist 指数模型，运用 DEAP2.1 软件分析测算出中国 31 个省区市政府卫生费用投入产出效率，生产率指数及其分解结果的几何平均值见表 6-3。具体分解为：全要素生产率指数（TFPCH）＝技术进步指数（TECHCH）×技术效率变化指数（EFFCH）。其中，EFFCH＝纯技术效率变化指数（PECH）×规模效率变化指数（SECH）。当运行结果大于等于 1 时，说明医疗卫生财政支出是有效的，卫生费用投入绩效整体水平较高；反之，当运行结果小于 1 时，表明医疗卫生财政支出无效，卫生费用投入绩效整体水平较低。

表 6-3　全国政府卫生费用投入产出效率值

地区		TFPCH	TECHCH	EFFCH	PECH	SECH
东部	北京	1.138	1.08	1.054	1.047	1.007
	天津	0.933	0.928	1.005	1.000	1.005
	河北	0.875	0.875	1.000	1.000	1.000
	辽宁	0.913	0.921	0.991	0.982	1.009
	上海	0.924	0.938	0.985	0.985	1.001
	江苏	0.902	0.944	0.955	0.960	0.995
	浙江	0.915	0.973	0.940	0.945	0.995
	福建	0.903	0.929	0.972	0.964	1.009

地区		TFPCH	TECHCH	EFFCH	PECH	SECH
东部	山东	0.884	0.944	0.936	0.948	0.987
	广东	0.918	0.938	0.979	1.000	0.979
	海南	0.942	0.947	0.995	1.027	0.968
	平均值	0.932	0.947	0.983	0.987	0.996
中部	山西	0.873	0.877	0.996	0.998	0.999
	吉林	0.884	0.901	0.981	0.984	0.996
	黑龙江	0.909	0.904	1.005	1.005	1.000
	安徽	0.935	0.951	0.983	1.017	0.967
	江西	0.891	0.875	1.018	1.000	1.018
	河南	0.899	0.899	1.000	1.000	1.000
	湖北	0.829	0.975	0.850	0.862	0.986
	湖南	0.943	0.916	1.030	1.013	1.017
	平均值	0.895	0.912	0.983	0.985	0.998
西部	内蒙古	0.900	0.898	1.001	1.002	0.999
	广西	0.901	0.901	1.000	1.000	1.000
	重庆	0.941	0.948	0.992	0.984	1.008
	四川	0.909	0.909	1.001	1.000	1.001
	贵州	0.853	0.984	0.866	0.910	0.952
	云南	0.907	0.906	1.002	1.003	0.999
	西藏	0.925	0.925	1.000	1.000	1.000
	陕西	0.815	1.015	0.804	0.796	1.009
	甘肃	0.867	0.867	1.000	1.000	1.000
	青海	0.872	0.892	0.978	0.982	0.996
	宁夏	0.899	0.935	0.962	0.981	0.981
	新疆	0.861	0.878	0.981	0.984	0.997
	平均值	0.888	0.922	0.966	0.970	0.995
全国	平均值	0.904	0.927	0.975	0.979	0.996

注：数据运用 DEAP2.1 软件计算后得到，平均值为几何平均值。

6.1.4　政府卫生费用投入绩效评价的结论与建议

1. 政府卫生费用投入绩效评价的结论

（1）政府卫生费用投入绩效整体不高。TFPCH 综合体现了技术变化和效率变化，代表政府卫生费用的投入产出效率。研究结果表明，政府卫生费用投入产出的 TFPCH 全国平均值为 0.904，小于 1，未达到有效状态。进一步来看，TECHCH 平均值为 0.927，EFFCH 平均值为 0.975，说明 2010~2017 年医疗技术进步不明显，导致卫生费用投入产出的生产率增长总体上呈现出下降的趋势，全国医疗卫生财政支出绩效整体不高。这很大程度上是由于政府"重资金分配、轻绩效管理"理念尚未完全转变，东部地区经济发达，不断投入的医疗卫生资源无法得到充分利用，使其绩效增长出现了收敛效应，规模效应呈现递减趋势，医疗资金利用率低；中西部地区在自然条件、社会经济发展程度方面严重落后于东部沿海城市，"先天短板"导致医疗卫生资金缺乏以及卫生技术人才欠缺，大大降低了 TFPCH，全国医疗卫生财政支出绩效整体不高。

（2）医疗技术效率呈上升趋势。EFFCH 是 PECH 和 SECH 综合作用的结果，反映了我国医疗技术效率的变化趋势。SECH 反映了医疗产出增量的变化和投入增量的变化是否一致。SECH 全国平均值达到 0.996，接近有效状态，即在当前的医疗卫生技术水平下产出增量的变化和投入增量的变化基本一致。这主要得益于 2009 年我国新医改方案的正式实施，首次把基本医疗卫生制度作为公共产品提供，大大缓解了人民"看病难、看病贵"问题；2014 年医改主旋律聚焦于补偿机制、医疗服务价格调整、医疗机构逐利等行为，致力于改善医疗卫生服务质量。实践证明，2010~2017 年的一系列医改方案在实际应用中取得了良好的成效，SECH 最接近有效状态。另外，PECH 全国平均值为 0.979，小于 1，未达到完全有效状态。这主要是由于政府在管理水平方面提升缓慢。PECH 的提高并非一蹴而就，而是一个循序渐进的过程，需要相当长的过渡期。政府应因地制宜，充分了解各地区的发展状况，合理配置医疗资源；同时加强日常工作管理，制定科学的政府绩效考核制度，不应只图"形式并轨"，更应注重日常和长期的管理效果，从源头上提升政府管理质量，不断优化 EFFCH。

（3）医疗卫生财政支出绩效地域差异明显。东、中、西部地区政府卫生费用投入绩效递减，东部地区 TFPCH 平均值最高，为 0.932，大大高于全国平均值，而中部和西部地区 TFPCH 平均值分别为 0.895 和 0.888，显著低于全国平均值。通过省区市的对比发现，与中西部地区相比，东部地区中，北京 TFPCH 为 1.138，居全国第一，但河北、山东 TFPCH 仍低于 0.9。而中、西部地区的过半省区市 TFPCH 仍大大低于全国平均值。显然，中、西部地区与东部地区相比地域差异明显，全国医疗资源主要集中在东部地区，提供的医疗卫生资源服务水平更能满足患者需求，这主要受当地经济发展水平的影响，东、中、西部地区发展不平衡，区域分化严重。东部地区经济发达、人口密集、医疗资源较为集中、医疗设备齐全，高水平的卫生技术人员更倾向于向东部地区流动，使得东部地区在政府卫生费用投入方面更具优势，医疗机构投入的资源利用效率更高；而中、西部地区医疗体系较为落后，医疗设备供不应求，优质医疗资源极其匮乏，与东部地区差距较大，因而 TFPCH 大大降低，医疗卫生财政支出绩效水平落后。此外，东部地区实施人才"引得进、留得住"政策，包括实施高层次人才引进计划，提升基层待遇，使得医疗机构卫生人员数、疾病预防控制中心人员数和每千人口卫生技术人员数等提高，导致 TFPCH 高于中、西部地区，从而加剧东、中、西部地区资源分配的差异。

2. 政府卫生费用投入绩效评价的建议

本章基于 DEA-Malmquist 指数模型对 2010～2017 年我国卫生费用的变化趋势和政府卫生费用投入绩效现状进行了对比研究。结果表明，全国政府卫生费用投入绩效整体较低；东、中、西部地区政府卫生费用投入绩效递减，中、西部地区与东部地区相比仍存在较大差距。东、中、西部地区经济发展水平的不同是全国政府卫生费用投入绩效差异的根本原因。占有经济优势的省区市往往更容易获得较高的卫生事业费，而经济相对落后的中西部地区政府投入不足，规模绩效低，与东部地区绩效相比尚存在较大的上升空间。由于医疗卫生财政支出缺乏，中、西部地区医疗设备的投入以及高素质卫生人员的数量与东部地区相差甚远。为缩小区域差异，提高政府卫生费用投入绩效，可从以下三方面提出改进措施。

（1）引导卫生资源，加强宏观调控。目前优质的卫生资源主要集中在东部地区，东、中、西部地区发展不平衡。政府要充分发挥"看得见的手"的作用，制定可行的政策措施，缩小区域间的发展差距，提高全国政府卫生费用投入绩效。首先，政府应加强对医疗卫生事业的资金投入，尤其是经济发展相对落后的地区，尽可能地寻求财政支持以外的资金来源渠道，实现资金的多元化。其次，政府应出台相应的奖励机制，鼓励优秀的医学专业毕业生投入中、西部地区的医疗卫生事业中，同时加强东部地区与中、西部地区医护人员的交流，努力实现资源共享。

（2）提高绩效水平，缩小绩效差距。研究结果显示，东、中、西部地区政府卫生费用投入绩效呈现递减趋势，且东部部分发达地区存在收敛效应，已有的医疗设备和医疗卫生人员达到饱和状态，过多的政府卫生费用投入难以提高效率，而经济欠发达地区投入不足，存在"短板"现象，政府卫生费用投入数量的增加与绩效成正比。卫生资源的分配应以需求为导向，针对区域发展的不均衡性，政府应因地制宜，充分了解各地区的发展状况，满足广大人民群众的医疗需求，提高对中、西部地区的关注度，避免对东部地区医疗资源的盲目投入，形成协调的发展态势，从而提高医疗资源使用率，提高全国政府卫生费用投入绩效水平，缩小绩效差距。

（3）强化监督考核，增强监管力度。通过上述分析发现，和东部地区相比，中、西部地区医疗机构设备和医疗卫生人员数量相对较少，在数量相对匮乏的情况下，需注重医疗服务质量的提高。因此，在对医疗卫生专项资金的使用进行监督的同时，对该行业的医疗机构、医疗服务人员需进行严格的考核管理，完善绩效奖励措施，加强卫生机构人员高素质人才队伍建设，包括基础设施建设的水平、服务人员的专业水平，定期公布相关考核结果（刘艳等，2016）。

6.2　我国城乡医疗卫生系统动态效率实证研究

医疗卫生事业关乎人民健康福祉，提高医疗卫生资源的投入产出效率是打造"健康中国"的核心环节。自2009年深化医药卫生体制改革以来，医疗资源总量、卫生服务质量、技术水平和服务效率不断提升，政府卫生支出从2010年的5732.49亿元增加到2015年的12 475.28亿元，年均增长速度为16.83%，高于同期财政支出的增长速度（14.37%）。然而，中国人均卫生费用在世界排名依然较为落后，医疗服务市场规模依然存在较大的提升空间。当前比较突出的问题表现在两方面：一是在城乡之间医疗资源配置上的公平性欠缺，"重城轻农"现象未能根本扭转，农村医疗设施依然较为落后、功能薄弱；二是医疗资源倒金字塔形配置导致低效率，先进卫生设备、高精医疗技术和优秀卫生人才大多聚集于城市公立医院，导致其"人满为患"现象严重；农村乡镇卫生院与城市基层医疗卫生机构的医疗资源、人才队伍和医疗设备相对匮乏，资源错配与严重浪费并存。因此，在公共卫生资源投入有限的约束下，健康产业转型升级的关键在于提高卫生系统的投入产出效率。

关于医疗卫生领域的投入产出效率，已有不少学者从不同的方面进行了研究。相关研究指出，经济合作与发展组织成员国医疗卫生资源的利用效率普遍不高，在控制产出一定的情况下，可通过减少要素数量来提高效率（Retzlaff-Roberts et al.，2004）。Bates（2006）研究了医院竞争、医疗保险集中度等市场结构要素对美国各大都市医院服务业的技术效率影响，发现医院之间的竞争程度在技术水平上未呈现出技术效率的边际效应。也有学者结合使用随机前沿分析（stochastic frontier analysis，SFA）和不同成本函数类型研究医院运营效率，发现技术非效率现象达10%以上（Rosko，2008）。刘海英和张纯洪（2010）基于Malmquist指数方法，指出中国城乡卫生经济系统生产率增长水平是不平衡的，东部地区和中、西部地区之间存在较为显著的资源配置效率差异。张瑞华等（2011）研究了2009年中国31个省区市医疗服务效率，指出7个省区市呈现出非总体有效特征，其主要原因在于对卫生人才和机构床位的投入相对过剩。李向前等（2014）结合SFA和DEA方法研究指出，管理因素促使中国省际医疗生产效率呈缓慢上升趋势，但是各省区市之间存在较大差异。杨坚和张亮（2016）对湖北省乡镇卫生院的投入产出效率进行研究,发现医疗服务和卫生质量的投入产出效率最高的是湖北西北部地区,冗余较大的是湖北东部地区,湖北中部地区技术效率呈倒三角,湖北西南地区则内部不平衡。

在研究医疗卫生系统投入产出效率评价的相关文献中,国内外大多采用比较成熟的 DEA 法,但是涉及城乡医疗卫生服务差异对比和 2009 年深化医药卫生体制改革之后的研究比较缺乏。基于此,本节运用 DEA-Malmquist 指数模型,应用全要素生产率方法对深化医药卫生体制改革后 2010～2015 年我国各地区城市和农村医疗卫生系统投入产出效率进行测度、分解和对比,实证研究揭示我国城乡医疗卫生资源配置效率的巨大差异,为我国医疗卫生资源合理有效配置提供参考和借鉴。

6.2.1　中国城乡医疗卫生系统动态效率研究设计及数据说明

1. 研究方法

医疗卫生经济系统可以看成一组多投入转化成多产出 DMU 的投入产出系统。为了便于比较不同地区在各时期医疗卫生系统的投入产出效率,本节应用 Charnes 和 Cooper(1978)开发的基于面板数据、用于测评多种投入和产出 DMU 相对效率的 DEA 方法,这是处理多目标决策问题和生产前沿面的一种有力工具。考虑到 DEA 方法只能研究时间序列数据或截面数据的投入产出效率,针对面板数据无能为力,本节综合使用 DEA 和 Malmquist 指数两种方法,从横截面和动态变化角度分析中国医疗卫生系统投入产出的动态效率。首先利用基于产出角度的 Charnes-Cooper-Rhodes(CCR)模型测算中国各地区医疗卫生系统投入产出效率,其基本原理如下。

假设医疗卫生系统有 n 个 DMU,每个单元有 m 种输入和 s 种输出,x_{ij} 为第 j 个 DMU 第 i 种类型投入总量,$x_{ij} > 0$;y_{rj} 为第 j 个 DMU 第 r 种类型产出总量,$y_{rj} > 0$;$j = 1, 2, \cdots, n$;$i = 1, 2, \cdots, m$;$r = 1, 2, \cdots, s$,则基于产出角度对于第 j_0 个 DMU 的 CCR 模型的对偶形式为

$$\max \theta - \varepsilon(e^{\wedge T}S^- + e^T S^+)$$

$$\text{s.t.} \begin{cases} \sum_{j=1}^{n} X_j \lambda_j + S^- = X_{j0} \\ \sum_{j=1}^{n} Y_j \lambda_j + S^+ = \theta Y_{j0} \\ \lambda_j \geqslant 0, S^- \geqslant 0, S^+ \geqslant 0 \end{cases}$$

其中,$e^{\wedge} = (1, 1, \cdots, 1)^T \in E^m$,$e = (1, 1, \cdots, 1)^T \in E^s$,$\varepsilon > 0$ 为非阿基米德无穷小量,通常取 0.000 001。

进一步将医疗卫生系统 TFPCH 分解为 TECHCH、EFFCH（Fare et al.，1994）。在 s 期和 t 期之间的医疗卫生系统 TFPCH（产出导向）可以表示为

$$\text{TFPCH}_i(x_i^s, y_i^s, x_i^t, y_i^t) = \frac{D_i^t(x_i^t, y_i^t)}{D_i^s(x_i^s, y_i^s)}\left(\frac{D_i^s(x_i^t, y_i^t)}{D_i^t(x_i^t, y_i^t)} \times \frac{D_i^s(x_i^s, y_i^s)}{D_i^t(x_i^s, y_i^s)}\right)^{1/2}$$

其中，x_i^t 为第 i 个 DMU 在 t 时期的投入向量；y_i^t 为第 i 个 DMU 在 t 时期的产出向量；$D_i^s(x_i^s, y_i^s)$ 和 $D_i^t(x_i^t, y_i^t)$ 分别为 s 期和 t 期的实际效率指数，$D_i^s(x_i^t, y_i^t)$ 和 $D_i^t(x_i^s, y_i^s)$ 分别为 s 期和 t 期的假定效率指数。EFFCH 可以再分解为 PECH 和 SECH：

$$\text{PECH} = \frac{D_{iv}^t(x^t, y^t)}{D_{iv}^s(x^s, y^s)}$$

$$\text{SECH} = \left(\frac{D_{iv}^t(x_i^t, y_i^t) / D_{ic}^t(x_i^t, y_i^t)}{D_{iv}^s(x_i^s, y_i^s) / D_{ic}^s(x_i^s, y_i^s)} \times \frac{D_{iv}^s(x_i^t, y_i^t) / D_{ic}^s(x_i^t, y_i^t)}{D_{iv}^s(x_i^s, y_i^s) / D_{ic}^s(x_i^s, y_i^s)}\right)^{1/2}$$

其中，下标 v 与 c 分别对应考虑规模收益技术与不考虑规模收益技术。

2. 变量选取说明

测度医疗卫生系统投入产出效率，合理确定投入产出变量至关重要。在 DEA 中投入产出变量需反映被比较样本的竞争环境（Oral and Yolalan，1990），本节将各省区市医疗机构作为医疗卫生资源的投入产出系统，选取各省区市医院数据来代表城市医疗卫生系统，用各省区市农村乡镇卫生院数据来表示农村医疗卫生系统。投入变量选取各省区市每千人卫生机构数 X_1（城市是每千人医院数，农村则是每千人乡镇卫生院数）、每千人卫生机构床位数 X_2（城市是每千人医院床位数，农村则是每千人乡镇卫生院床位数）、每千人卫生技术人员数 X_3 以及人均卫生费用 X_4（包括政府卫生支出、社会卫生支出和个人现金卫生支出）；产出变量选择各省区市医院（乡镇卫生院）的诊疗人次比重 Y_1、入院人数比重 Y_2、病床使用率 Y_3 和平均住院日 Y_4（表 6-4）。

表 6-4　中国城乡医疗卫生系统投入产出效率评价体系

	一级指标	二级指标
中国城乡医疗卫生系统投入产出效率评价体系	医疗卫生系统投入指标	每千人卫生机构数（X_1）
		每千人卫生机构床位数（X_2）
		每千人卫生技术人员数（X_3）
		人均卫生费用（X_4）

一级指标		二级指标
中国城乡医疗卫生系统投入产出效率评价体系	医疗卫生系统产出指标	诊疗人次比重（Y_1）
		入院人数比重（Y_2）
		病床使用率（Y_3）
		平均住院日（Y_4）

3. 数据来源及处理

使用 2010~2015 年中国 29 个省区市的 58 个城乡医疗卫生系统作为投入产出 DMU，分析测算出中国各省区市城乡医疗卫生系统投入产出效率，研究数据来源于 2011~2016 年《中国统计年鉴》。将各省区市城乡医疗卫生系统投入变量中的 X_1、X_2、X_3 以及产出变量中的 Y_1、Y_2 分别除以各省区市城市、乡村人口数量，从而消除人口数量的影响，使各省区市医疗卫生的投入产出更具有可比性。另外，投入变量中各省区市城乡人均卫生费用 X_4 的数据无法直接从《中国统计年鉴》中取得，故用各年卫生费用占 GDP 的比重，乘以各省区市地区生产总值，得到各省区市卫生总费用；再结合各省区市城市、农村人口数，可求出各省区市城乡人均卫生费用。但是，从《中国统计年鉴》中获得的人口数据均是年末人口数，用来代表某一年的人口数在一定程度上缺乏合理性，因此本节用本年末人口数和上一年末人口数的均值作为本年的人口数。需要说明的是，人口期望寿命这个指标直接反映了医疗卫生系统的产出效果，在选择产出变量时理论上应该将其包括在内。由于只有 2010 年的人口普查数据，各省区市人口期望寿命数据不能直接找到。此外，由于北京、上海农村地区产出的数据无法获得，其医疗卫生系统的测度与其他省区市差异明显，无法进行城乡之间的比较，故而在效率测度中没有考虑这两个直辖市。

6.2.2　中国城乡医疗卫生系统投入产出生产率指数的测度及分析

1. 生产率指数的测度及分解

根据传统距离函数与技术效率测度的相关理论可知，基于产出的 Malmquist 生产率指数大于 1，说明在测度期间 DMU 生产率增长是上升的，反之则说明生产率增长出现了下降。同样，技术进步和综合技术效率的动态变化也符合上述评判原则。基于此，本节运用 DEAP2.1 软件，得出 5 年的 Malmquist 生产率指数及其分解值。表 6-5 是 2010~2015 年中国城乡医疗卫生系统投入产出 Malmquist 生产率指数及其分解结果的几何平均值，其中，TFPCH 表示基于产出的 Malmquist 生产率环比指数的 5 年平均值，TECHCH 表示技术进步环比指数的 5 年平均值，EFFCH 表示综合技术效率环比指数的 5 年平均值。

表 6-5　中国城乡医疗卫生系统投入产出 Malmquist 生产率指数分解及 5 年平均值

地区	城市			农村		
	TFPCH	TECHCH	EFFCH	TFPCH	TECHCH	EFFCH
天津	0.919	0.919	1.000	0.992	0.992	1.000
河北	0.943	0.914	1.032	0.982	0.952	1.031
山西	0.933	0.907	1.029	0.979	0.936	1.046
内蒙古	0.922	0.901	1.023	0.991	0.950	1.043
辽宁	0.907	0.885	1.024	1.036	0.979	1.058
吉林	0.905	0.900	1.006	0.997	0.923	1.081
黑龙江	0.903	0.903	1.000	0.941	0.929	1.013
江苏	0.903	0.886	1.019	1.005	1.001	1.004
浙江	0.953	0.930	1.024	0.973	0.973	1.000
安徽	0.908	0.906	1.002	0.945	0.945	1.000
福建	0.945	0.926	1.021	0.940	0.963	0.976
江西	0.913	0.913	0.999	0.926	0.926	1.000
山东	0.934	0.933	1.001	0.985	0.955	1.031
河南	0.940	0.930	1.011	0.946	0.944	1.002
湖北	0.900	0.910	0.989	0.935	0.944	0.991
湖南	0.906	0.902	1.004	0.940	0.937	1.003
广东	0.935	0.911	1.027	0.928	0.928	1.000
广西	0.945	0.945	1.000	0.918	0.918	1.000
海南	0.910	0.911	0.998	0.958	0.958	1.000
重庆	0.907	0.907	1.000	0.969	0.969	1.000
四川	0.933	0.933	1.000	0.902	0.902	1.000
贵州	0.889	0.889	1.000	0.818	0.828	0.989
云南	0.901	0.901	1.000	0.875	0.875	1.000
西藏	0.965	0.965	1.000	0.892	0.892	1.000
陕西	0.892	0.890	1.002	0.900	0.928	0.970
甘肃	0.942	0.942	1.000	0.882	0.882	1.000
青海	0.931	0.931	1.000	0.928	0.928	1.000
宁夏	0.974	0.974	1.000	0.941	0.941	1.000
新疆	0.974	0.918	1.061	0.905	0.905	1.000
平均	0.925	0.916	1.009	0.941	0.934	1.008

2. 中国城乡医疗卫生系统投入产出效率测度的结论分析

从基于产出的 Malmquist 生产率指数看,城市和农村的 TFPCH 平均值均小于 1,说明 2010~2015 年中国医疗卫生系统投入产出的生产率增长总体上呈现出下降的趋势,并且城市生产率增长的下降幅度更大。农村 TFPCH 平均值为 0.941,高于城市(0.925)。这一方面是由于城市和农村的疾病谱系不同,医疗费用和卫生成本有所差异,城市患者规模、床位等卫生资源利用逐渐趋于饱和;另一方面,城市医疗技术和卫生设施在农村的技术扩散效应是农村生产率增长高于城市的重要因素。

所有城市的 TFPCH 都小于 1,说明 5 年内的平均生产率增长在下降。其中,云南、湖北、黑龙江和江苏的城市生产率增长下降幅度最大,接近 10%;而农村的 TFPCH 不尽相同,辽宁和江苏的生产率增长呈现上升趋势,其余各省区市生产率增长则呈现下降趋势。另外,通过对比各省区市城市和农村的 TFPCH 平均值发现,对于中国大部分省区市,农村的 TFPCH 平均值大于城市,这说明大部分省区市农村医疗卫生资源投入产出的生产率增长速度要高于城市。但是福建、广东、广西、四川、贵州、云南、西藏、甘肃、青海、宁夏和新疆农村的 TFPCH 平均值小于城市,即城市公共卫生资源投入产出的生产率增长速度要高于农村(图 6-1)。

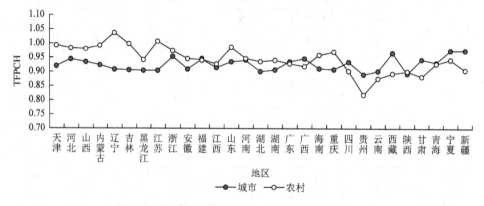

图 6-1　中国城乡医疗卫生系统投入产出 TFPCH

从 Malmquist 生产率指数分解后的 TECHCH 变化来看,城市与农村的 TECHCH 平均值分别为 0.916、0.934,说明全国医疗卫生系统技术进步呈现出下降的趋势,并且城市技术进步下降幅度略大。从城市和农村 TECHCH 对比来看,除江苏农村的 TECHCH 平均值大于 1,技术进步效应明显之外,其余各省区市城乡地区的 TECHCH 平均值都小于 1,表明样本考察期间内的技术进步效应均不明显。经济欠发达地区可能存在医疗设备投入不足或者落后的事实,经济发展较好地区出现这种情况的原因则可能是其绩效增长出现了收敛效应,先进医疗设备投入过多无法使生产率提高,医疗卫生系统中的技术进步因素已经不再是其生产率增长的源泉。

虽然东、中部省区市农村的 TECHCH 平均值均高于城市,但广西、四川、贵州、云南、西藏、甘肃、青海、宁夏和新疆等西部 9 个省区农村医疗卫生资源投入产出的技术进步效应要低于城市。在区域医疗卫生系统投入产出的研究中,医疗设备投入往往作为体现型技术进步因素,也是投入产出过程中技术进步效应的主要来源,东、中部省区市农村的技术进步使得生产率增长的下降幅度较小,主要原因可能在于东、中部地区城市医疗技术和设施在农村的技术扩散效应更为明显;而西部地区农村的医疗技术和设备投入依然不足(图 6-2)。

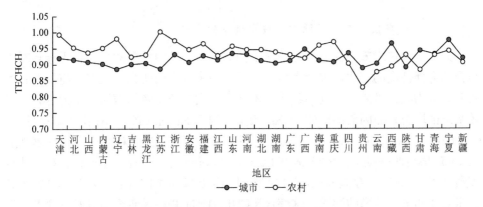

图 6-2　中国城乡医疗卫生系统投入产出 TECHCH

从生产率分解的 EFFCH 来看,城市和农村的 EFFCH 平均值均大于 1,说明医疗卫生资源投入产出的综合技术效率总体上呈有效状态。在样本考察期间,医疗卫生资源的综合技术效率促进了生产率的提高。同时还发现,城市和农村的 EFFCH 平均值分别为 1.009、1.008,然而城市和农村对应的 TFPCH 平均值是 0.925 和 0.941,这说明卫生技术进步的降低对生产率的抑制作用远大于综合技术效率的提高对生产率的促进作用。

通过城乡各省区市 EFFCH 的对比可以发现,城市只有江西、湖北、海南的 EFFCH 呈无效状态,未促进生产率的提高;而农村只有湖北、贵州、陕西、福建的 EFFCH 没有改善;其他各省区市 EFFCH 的平均值都呈现出不同程度的有效状态(图 6-3)。

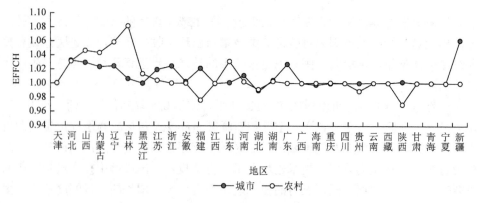

图 6-3　中国城乡医疗卫生系统投入产出 EFFCH

6.2.3　中国城乡医疗卫生综合技术效率的影响因素分析

1. 中国城乡医疗卫生资源综合技术效率的分解

关于综合技术效率的分解方法有不同的形式，其中主要的分歧在于分解项中是否包含拥挤度的变化，综合考察各学者对技术效率的研究，大多数将综合技术效率分解为纯技术效率和规模效率。本节采用大多数学者的做法，认为综合技术效率是由这两方面因素决定的。DEA 最早起源于 Farrell（1957）提出的效率理念，Charnes、Cooper、Rhodes 据此开发了规模收益不变的 DEA 模型——CCR 模型，在 CCR 模型的基础上，Banker、Charnes、Cooper 进一步提出了改进模型，即规模收益可变的 DEA 模型——BCC 模型，将 CCR 模型中的综合技术效率分解为纯技术效率和规模效率的乘积，这综合反映出 DMU 规模是否合适以及管理效率改善的程度。运用 DEAP2.1 工具软件，基于产出导向，将城市和农村医疗卫生资源的 EFFCH 进一步分解为 PECH 和 SECH，分解计算结果如表 6-6 所示。

表 6-6　中国城乡医疗卫生系统投入产出 EFFCH 的分解

地区	城市			农村		
	EFFCH	PECH	SECH	EFFCH	PECH	SECH
天津	1.000	1.000	1.000	1.000	1.000	1.000
河北	1.032	1.013	1.019	1.031	1.016	1.015
山西	1.029	1.003	1.026	1.046	1.002	1.043
内蒙古	1.023	1.002	1.021	1.043	1.052	0.991
辽宁	1.024	1.000	1.024	1.058	1.037	1.020
吉林	1.006	1.003	1.003	1.081	1.056	1.024
黑龙江	1.000	1.000	1.000	1.013	1.017	0.995

续表

地区	城市			农村		
	EFFCH	PECH	SECH	EFFCH	PECH	SECH
江苏	1.019	0.995	1.024	1.004	1.000	1.004
浙江	1.024	1.000	1.024	1.000	1.000	1.000
安徽	1.002	1.000	1.002	1.000	1.000	1.000
福建	1.021	0.993	1.028	0.976	0.980	0.996
江西	0.999	1.005	0.994	1.000	1.000	1.000
山东	1.001	1.010	0.992	1.031	1.017	1.014
河南	1.011	1.006	1.005	1.002	1.002	1.000
湖北	0.989	1.000	0.989	0.991	1.000	0.991
湖南	1.004	0.997	1.007	1.003	1.006	0.996
广东	1.027	1.002	1.026	1.000	1.000	1.000
广西	1.000	1.000	1.000	1.000	1.000	1.000
海南	0.998	1.000	0.998	1.000	1.000	1.000
重庆	1.000	1.000	1.000	1.000	1.000	1.000
四川	1.000	1.000	1.000	1.000	1.000	1.000
贵州	1.000	1.000	1.000	0.989	1.000	0.989
云南	1.000	1.000	1.000	1.000	1.000	1.000
西藏	1.000	1.000	1.000	1.000	1.000	1.000
陕西	1.002	1.001	1.002	0.970	0.985	0.984
甘肃	1.000	1.000	1.000	1.000	1.000	1.000
青海	1.000	1.000	1.000	1.000	1.000	1.000
宁夏	1.000	1.000	1.000	1.000	1.000	1.000
新疆	1.061	1.000	1.061	1.000	1.000	1.000
平均	1.009	1.001	1.008	1.008	1.006	1.002

2. 中国城乡医疗卫生资源综合技术效率分解的结论分析

观察全国综合技术效率变化的平均值，可以看到城市和农村的 EFFCH 平均值均大于 1，表明就总体而言，我国城市和农村的综合技术效率均有所提高。综合技术效率提高的原因在于纯技术效率和规模效率均有所上升，其中，在城市纯技术效率提升 0.1%以及城市规模效率提升 0.8%的共同作用下，城市综合技术效率有所提高；农村纯技术效率提升 0.6%以及农村规模效率提升 0.2%，使农村综合技术效率得以提高。这说明城市综合技术效率提高的最主要原因是规模效率的提升，而农村纯技术效率的提升是农村综合技术效率提高的最关键因素。

结合图 6-4 和表 6-6 可以看到，中国城市和农村医疗卫生系统的 PECH 大部分大于等于 1，城市除江苏、福建和湖南外，农村除福建和陕西外，其余省区市的纯技术效率保持不变或者有所上升，从整体上而言，纯技术效率都呈现出上升的趋势。从城乡对比来看，内蒙古、辽宁、吉林及黑龙江的农村 PECH 明显高于其城市，福建和陕西的城市 PECH 明显高于其农村；城市的 PECH 平均值为 1.001，农村的 PECH 平均值为 1.006，体现出农村医疗卫生系统的纯技术效率提高的程度更大，意味着农村医疗卫生系统的管理绩效水平有所提高，且提高的速度比城市更快，这与 2009 年新医改方案的正式实施密切相关，该方案提出的"有效减轻居民就医费用负担，切实缓解'看病难、看病贵'问题"的近期目标和"建立健全覆盖城乡居民的基本医疗卫生制度，为群众提供安全、有效、方便、价廉的医疗卫生服务"的长远目标，促使农村医疗卫生和城市社区卫生事业均得到了快速发展。

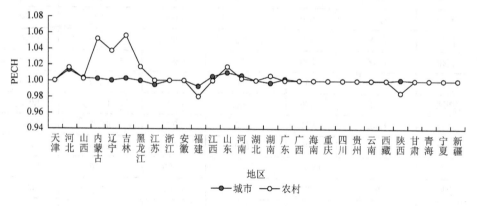

图 6-4　中国城乡医疗卫生系统投入产出 PECH

从中国城乡医疗卫生系统投入产出 SECH（图 6-5）来看，城市除江西、山东、湖北和海南外，其余各省区市的城市 SECH 都大于等于 1，城市卫生规模效率总体有所改善；内蒙古、黑龙江、福建、湖北、湖南、贵州和陕西这 7 个省区农村的 SECH 均小于 1，而其余省区农村的 SECH 均大于等于 1。此外，绝大多数省区市城市的 SECH 均大于其农村，山西、吉林、江西、山东、湖北和海南例外。观察 SECH 平均值，城市的 SECH 平均值为 1.008，大于农村的 SECH 平均值（1.002），尽管二者的规模效率均有改善，农村仍有很大的进步空间。

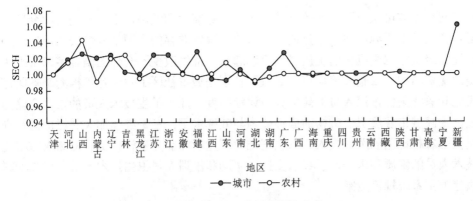

图 6-5 中国城乡医疗卫生系统投入产出 SECH

对各省区市城市和农村的医疗卫生费用投入产出做进一步研究，以 2015 年为例，2015 年绝大多数农村的每千人卫生机构数要高于城市，而每千人卫生机构床位数、每千人卫生技术人员数及人均卫生费用要低于城市；农村的病床使用率平均值为 54.12%，远低于城市（83.59%）。这说明同等病床投入资源，农村乡镇卫生院可能更缺乏的是卫生技术人员和卫生基础设施，这意味着需要积极推进农村医疗卫生基础设施和能力建设，提高农村卫生技术人员的水平和素质，来改变大部分省区市农村病床使用率较低的现状。

在效率测度理论的基础上，将中国城市和农村医疗卫生系统投入产出的动态效率进行对比研究，研究结果表明，2010～2015 年中国城乡医疗卫生系统的生产率增长总体上出现了下降趋势，并且投入产出动态效率的变化是不平衡的，主要体现在四个方面：第一，城市和农村的生产率增长下降幅度不尽相同，东、中部省区市农村卫生技术进步指标的平均值均高于城市，西部省区市农村技术进步效应则要低于城市，城市与农村的疾病谱系、医疗卫生成本差异以及城市医疗技术在农村的技术扩散效应是这一结果的重要因素。第二，城乡医疗卫生系统投入产出动态效率存在技术进步和综合技术效率的严重结构失衡。城乡医疗卫生系统的技术进步呈下降趋势，但是城乡卫生综合技术效率总体上是有效的，技术进步的降低对生产率的抑制作用远大于综合技术效率的提高对生产率的促进作用。第三，卫生综合技术效率的变化在纯技术效率变化和规模效率变化的共同作用下发生，城市综合技术效率提高的最主要原因是城市规模效率的提升，农村纯技术效率的提升则是农村综合技术效率提高的关键因素。第四，从纯技术效率来看，农村医疗卫生系统的纯技术效率提高的程度大于城市；从规模效率来看，农村规模效率虽有提高，但仍有很大进步空间。

以上结论说明城乡医疗二元化的特征依然存在，资源配置、服务体系和医疗人才等方面依然存在结构性矛盾，城乡医疗卫生体系技术效率仍然存在较大的提升空间，当前可从以下方面改善城乡医疗服务能力和效率水平：一是科学合理地配置各级卫生资源，改变医疗资源的短缺与浪费并存的资源结构性失衡现象，同时让各级医疗卫生机构的优质资源流动起来，最终改变不合理的倒金字塔形卫生资源配置结构；二是改善城市各级医院特别是城市社区卫生诊疗机构的基本医疗设施和医疗条件，深入贯彻落实分级诊疗制度，加大卫生技术人员的技术交流力度，提高城市各级卫生机构的服务能力与效率水平；三是继续加大农村地区特别是西部农村地区的医疗投入、卫生基础设施建设和能力建设，努力提高农村卫生技术人员的素质和水平，引导、支持、帮助和培训农村卫生技术人员，提高农村医疗卫生系统规模效率。

6.3　本章小结

本章首先基于《中国统计年鉴》《中国卫生和计划生育统计年鉴》中有关全国卫生费用投入的相关面板数据，利用 DEA-Malmquist 指数模型分析 2010～2017 年我国卫生总费用的变化趋势和卫生费用投入绩效，分析东、中、西部地区投入产出效率差异性，为提高全国卫生费用投入绩效提出政策建议。从研究结果可得出，全国政府卫生费用投入绩效整体较低，东、中、西部地区政府卫生费用投入绩效递减，中、西部地区与东部地区相比仍存在较大差距，从而得出有针对性的结论：政府要因地制宜，完善医疗卫生监督体系，优化区域卫生资源配置，加强对医疗卫生人员的考核管理，从而提高全国卫生费用投入绩效水平。

其次，基于 2010～2015 年中国城乡医疗卫生系统的省际面板数据，引入 DEA-Malmquist 指数模型来评价其效率的动态变化情况。本章研究表明，在考察期间中国城乡医疗卫生系统投入产出的生产率增长总体上出现了下降趋势，并且城市生产率增长的下降幅度大于农村；城乡医疗卫生系统的技术进步均呈下降趋势，但是城乡综合技术效率总体上是有效的，其对生产率的促进作用远小于技术进步的降低对生产率的抑制作用；城市医疗综合技术效率提高的最主要原因是规模效率的提升，而农村纯技术效率的提升则是农村综合技术效率提高的关键因素；农村医疗卫生系统的纯技术效率提高的程度大于城市，农村规模效率虽有提高但仍有较大的进步空间。科学合理地配置各级卫生资源、提高城市各级卫生机构的服务能力与效率、加大对农村地区的医疗卫生基础设施和能力建设是提高城乡医疗卫生系统效率的有效途径。

第7章 影响卫生总费用的关键因素及其作用机理分析

卫生总费用作为国际通用指标，直接反映一个国家或地区的卫生情况。目前全球卫生总费用普遍呈增长的趋势。卫生总费用过快增长是多种因素相互作用的结果，影响卫生总费用增长的因素繁多且复杂，明确卫生总费用关键因素对卫生总费用的影响对控制医疗卫生支出的不合理增长尤为重要。本章主要围绕收入、人口老龄化、城镇化、卫生政策、居民卫生行为、居民健康变化、医疗保障水平、慢性病、社区卫生服务发展、医疗技术等影响因素展开研究。采用描述性统计方法，综合运用经济学、管理学、社会学、制度学、人口学、消费学、社会保障学等学科的理论、方法，探讨影响卫生总费用关键因素及其作用机理，其中所涉及的数据分别来自 2000～2017 年的《中国卫生统计年鉴》《中国统计年鉴》，以及2017 年的《中国卫生总费用研究报告》。

7.1 收入变化对卫生总费用的影响及作用机理

在诸多消费理论中，收入一直被认为是消费的重要影响因素。自改革开放以来，无论是经济增长速度、经济总规模，还是人均 GDP、人均可支配收入都有较大的增长，这都得益于经济体制改革所形成的"改革红利"（杨玲和时秒，2015）。国家统计局资料显示，中国城镇和农村居民的恩格尔系数由 2000 年的 39.4%和 49.1%分别下降到 2017 年的 28.6%和 31.2%，说明全体居民的消费支出结构已发生明显变化，居民的消费不再只是温饱型，而更加注重生活质量的提高。作为生活质量重要指标之一的医疗保健支出呈现一定幅度的增长，但城乡差距仍然较大（李家鸽，2005）。尽管在收入与消费研究方面已经取得了相当的成果，但研究收入变化与卫生总费用的成果却很少。卫生总费用的影响因素众多，明确收入变化是否是卫生总费用的决定影响因素对于医药卫生体制改革和相关卫生政策的制定意义重大。

7.1.1 中国卫生总费用的变化趋势

纵观 2000～2017 年数据，中国卫生总费用从 4586.63 亿元升至 52 598.28 亿元，增长了 10.47 倍。2009 年卫生总费用增长速度最快，达到 20.68%，排除居民消费价格指数（consumer price index，CPI）和汇率的影响，变化仍巨大（陈聪等，2012），城市卫生总费用和农村卫生总费用均呈上升趋势。同期，全国人均卫生费用从 361.88 元上升到 3783.83 元，增长了 9.46 倍。其中，2000～2014 年城市人均卫生费用从 812.95 元上升到 3558.31 元，增长了 3.38 倍，农村人均卫生费用从 214.93 元上升到 1412.21 元，增长了 5.57 倍（表 7-1）。

表 7-1　2000～2017 年中国卫生总费用（筹资总额）和人均卫生费用变化情况

年份	卫生总费用/亿元			人均卫生费用/元		
	全国	城市	农村	全国	城市	农村
2000	4 586.63	2 621.69	1 964.94	361.88	812.95	214.93
2001	5 025.93	2 792.95	2 232.98	393.80	841.20	244.77
2002	5 790.03	3 448.24	2 341.79	450.75	987.07	259.33
2003	6 584.10	4 150.32	2 433.78	509.75	1 108.91	274.67
2004	7 590.29	4 939.21	2 651.08	583.92	1 261.93	301.61
2005	8 659.91	6 305.57	2 354.34	662.30	1 126.36	315.83
2006	9 843.34	7 174.73	2 668.61	748.84	1 248.30	361.89
2007	11 573.97	8 968.70	2 605.27	875.96	1 516.29	358.11
2008	14 535.40	11 251.90	3 283.50	1 094.52	1 861.76	455.19
2009	17 541.92	13 535.61	4 006.31	1 314.26	2 176.63	561.99
2010	19 980.39	15 508.62	4 471.77	1 490.06	2 315.48	666.30
2011	24 345.91	18 571.87	5 774.04	1 806.95	2 697.48	879.44
2012	28 119.00	21 280.46	6 838.54	2 076.67	2 999.28	1 064.83
2013	31 668.95	23 644.95	8 024.00	2 327.37	3 234.12	1 274.44
2014	35 312.40	26 575.60	8 736.80	2 581.66	3 558.31	1 412.21
2015	40 974.64	—	—	2 980.80	—	—
2016	46 344.88	—	—	3 351.74	—	—
2017	52 598.28	—	—	3 783.83	—	—

7.1.2　中国居民收入与消费现状及特点

改革开放 40 多年来，中国经济体制由传统的计划经济向社会主义市场经济逐步推进，市场对经济的调节和导向作用不断增强，这种体制的转型和制度的变迁使国民经济总体水平有了明显的提高，对中国居民的收入与消费水平及其结构产生了重大的影响。

1. 城乡居民收入和消费快速且稳步增长

经济体制改革所形成的"改革红利"使中国全体居民的收入水平得到了显著的提高，但由于中国特有的二元经济结构特征，分配不公平现象依然严重。在收入方面，中国城镇居民人均可支配收入由 2000 年的 6280 元提高到 2017 年的 36 396 元，净增加 30 116 元，增长了 4.80 倍，年均增长速度为 10.89%；中国农村居民人均纯收入由 2000 年的 2253.4 元提高到 2017 年的 13 432 元，净增加 11 178.6 元，增长了 4.96 倍，年均增长速度为 11.07%，排除价格因素的影响，其变化仍然巨大。收入是影响居民消费结构和消费水平的重要因素，收入水平的提高带动了消费需求规模的扩大和消费结构的升级。在消费方面，中国全体居民的消费水平由 2000 年的 3632 元上升到 2017 年的 18 322.15 元，净增加 14 690.15 元，增长了 4.04 倍，年均增长速度为 9.99%。

2. 城乡居民收入和消费差距较大

根据有关资料显示，世界多数国家和地区的城乡收入比为 1.5∶1 左右，超过 2∶1 的极少。由于二元经济造成的城乡差异、经济体制改革以及其他多方面因素的综合作用，中国的城乡收入差距仍然显著，城乡收入比已超过国际警戒线。改革开放以后，中国社会逐渐形成了明显不同的消费群体，尤其随着城镇化的发展，中国显现出典型的二元经济结构特征，城镇和农村居民的收入差距势必会影响居民的消费需求，从而导致城乡居民的消费行为、消费结构存在显著差异。从消费的区域结构看，农村居民的消费增长速度明显慢于城市，1990 年城镇居民人均消费支出为 1278.9 元，农村居民人均消费支出为 584.6 元，城镇居民人均消费支出是农村居民人均消费支出的 2.19 倍；2017 年城镇居民人均消费支出为 24 445 元，农村居民人均消费支出为 10 955 元，城镇居民人均消费支出是农村居民人均消费支出的 2.23 倍。

7.1.3　中国居民收入与卫生总费用的关系

从凯恩斯的消费理论开始，收入就成为影响消费的重要因素，人们习惯用收入的变化来解释居民消费行为，如凯恩斯的绝对收入模型和佛里德曼的持久收入模型。中国经济的高速增长提高了中国全体居民的收入水平，同时使居民的消费结构发生了较大的改变。卫生消费是消费结构中的重要组成部分，伴随着医药卫生体制改革的不断深入,城乡居民医疗保健支出不断上涨,卫生医疗需求结构、卫生医疗消费结构有了明显的变化。纵观 2000~2016 年的统计数据,城乡居民人均收入与人均卫生费用绝对值增幅都较大,医疗保健支出也得到了迅速提高,城镇居民人均医疗保健支出 2000 年为 318.07 元,2016 年为 1630.80 元,增加了4.13 倍,农村居民人均医疗保健支出 2000 年为 87.57 元,2016 年为 929.20 元,增加了 9.61 倍。农村居民人均医疗保健支出占人均纯收入比重和占人均生活消费支出比重均大于城镇居民人均医疗保健支出占人均可支配收入比重和占人均消费性支出比重(表 7-2)。

表 7-2　城镇与农村居民人均医疗保健支出情况

年份	城镇			农村		
	城镇居民人均医疗保健支出/元	城镇居民人均医疗保健支出占人均可支配收入比重/%	城镇居民人均医疗保健支出占人均消费性支出比重/%	农村居民人均医疗保健支出/元	农村居民人均医疗保健支出占人均纯收入比重/%	农村居民人均医疗保健支出占人均生活消费支出比重/%
1990	25.67	1.85	2.01	19.02	2.77	3.25
1995	110.11	2.57	3.11	42.48	2.69	3.24
2000	318.07	5.06	6.36	87.57	3.89	5.24
2001	343.28	5.00	6.47	96.61	4.08	5.55
2002	430.08	5.58	7.13	103.94	4.20	5.67
2003	475.98	5.62	7.31	115.75	4.41	5.96
2004	528.15	5.61	7.35	130.56	4.45	5.98
2005	600.85	5.73	7.56	168.09	5.16	6.58
2006	620.54	5.28	7.14	191.51	5.34	6.77
2007	699.09	5.07	6.99	210.24	5.08	6.52
2008	786.20	4.98	6.99	245.97	5.17	6.72
2009	856.41	4.99	6.98	287.54	5.58	7.20
2010	871.77	4.56	6.47	326.04	5.51	7.44
2011	968.98	4.44	6.39	436.80	6.26	8.37
2012	1063.70	4.33	6.38	513.80	6.49	8.70
2013	1136.10	4.29	6.10	668.20	7.09	8.90
2014	1305.60	4.53	6.50	753.90	7.19	9.00
2015	1443.40	4.63	6.70	846.00	7.41	9.20
2016	1630.80	4.85	7.10	929.20	7.52	9.20

资料来源:2017 年中国卫生总费用研究报告。

在经济发展的大背景下,居民健康意识有所提高,用于医疗保健的费用也得到了上涨，促进了卫生总费用的增加，但无论是城镇还是农村，人均收入与人均卫生费用的增长速度并不同步。自 2010 年以来，城镇居民人均卫生费用增长速度低于城镇居民人均收入增长速度，其原因主要为随着医药卫生体制改革，城镇医疗保障水平稳定，保障范围广，据测算，公费医疗、城镇职工基本医疗分别可使家庭医疗负担降低 24.7%和 23.1%（杨清红和刘俊霞，2013）。自 2007 年以来，农村居民人均卫生费用增长速度高于农村居民人均收入增长速度，其原因为自 2006 年新农合启动以来，农村居民卫生总费用利用率得到提高，农村合作医疗发挥的作用明显，使家庭医疗负担降低 3.7%、及时就医率提高 7.4%，导致卫生总费用上涨较快。尽管经济的发展促进了居民收入的提高，提升了卫生服务需求水平，但城市和农村卫生总费用的增长并未沿着收入增长的轨迹发生变化，其变化受政策环境影响较大，农村更为明显，由此可知收入并非卫生总费用上涨的单一且决定因素。

以上结果表明，中国城乡二元经济社会结构特点导致城乡居民收入水平、消费环境、消费习惯上都存在差异，不同的消费观决定了收入支配的方向，从经济学的角度来看，在城乡居民收入水平逐步提高、最基本的家庭生产生活必需品得到满足的局面下，居民基本医疗保健服务需求开始得到更多的释放。收入去向的多元化表明不同人群对收入的分配使用是不一样的。不同收入人群有着不同的卫生消费观，尤其是在医疗保健支出方面的差别更为明显。美国经济学家 Duesenberry（1949）认为，消费者的消费行为不仅受其自身收入的影响，而且受到周围人的消费支出影响，这称为消费中的示范效应；同时消费者的消费支出不仅受自己当前收入的影响，而且受过去时期最高收入的影响，这就是人们的一种消费习惯，称为消费的棘轮效应。示范效应与棘轮效应在不同人群结构和卫生消费需求方面发挥的作用有差别。另外，政策敏感性是卫生总费用特点之一，尽管在中国经济发展的大好形势下，城乡居民卫生服务量得到了持续增加，但疾病负担仍然很重，尤其是农村"因病致贫、因病返贫"现象时有发生。为了提高城乡居民的卫生公平性与可及性，中国政府出台各种新的卫生政策，如新农合制度、社区首诊与分级诊疗制度，这些政策的实施对卫生总费用的变化影响甚大。

因此，收入变化通常被认为是推动卫生总费用增长的关键因素。本节基于 2000～2016 年的数据分析发现，中国城乡居民人均卫生费用的变化与城乡居民的人均收入变化轨迹并非一致，时高时低，且城乡变化规律不一致，城乡居民收入变化与卫生总费用变化趋势的不同步性表明收入并非促进卫生总费用上涨的单一且决定因素。尽管没有具体测算收入变化对卫生总费用的作用强度，但从消费理论的角度对其作用机制进行解释，为后续定量研究提供了分析思路。

7.2　人口老龄化对卫生总费用的影响及作用机理

人口结构特征变化对卫生总费用的影响是毋庸置疑的，而老龄化是人口结构变化的重要方面，不仅对社会经济发展有重要作用，对卫生总费用亦有重要影响，而且一直被认为是推动卫生总费用快速增长的重要且稳定的因素。各国学者普遍都在关注人口老龄化与卫生总费用的关系，但尚未达成共识，尤其是老龄化增长速度是否与卫生总费用增长速度同步，是否是推动卫生总费用快速上涨的稳定不变因素，需要进行深入考证与进一步研究。中国也不例外，人口老龄化是我国经济社会发展中面临的一项重大挑战。随着人口预期寿命的延长和老龄化程度的加剧，老年人群体健康问题对于社会和谐稳定、经济持续发展的影响日益显著。在中国，许多人认为，人口老龄化是医疗费用增长的主要驱动力，极度担忧人口老龄化带来医疗费用的快速膨胀。

7.2.1　中国人口老龄化的变化趋势

老龄化是 21 世纪人类面临的最重大的社会问题。人口老龄化是经济社会发展的必然趋势，是人口再生产模式发生转变的结果。人口老龄化是指总人口中因年轻人口数量减少、年长人口数量增加而导致的老年人口比重相应增长的动态过程。中国 2000 年 65 岁以上人口占总人口比重为 7.0%，从此步入了老龄化社会，2017 年 65 岁以上人口占总人口比重为 11.39%。人口学家预测，未来中国人口老龄化进程的速度将不断加快，老年人口的数量将以年均 3.2%的速度递增，城市人口老龄化以年均 3.1%的速度递增。中国社会科学院发布的《中国人口与劳动问题报告》指出，中国将是世界上继日本之后的又一个人口老龄化速度极快的国家（王晓燕和宋学锋，2004），同时是世界上老年人口最多的国家。

1. 老年人口规模大

中国人口基数大，老年人口规模逐年上升（表 7-3）。我国总人口 2000 年为 126 743 万人，2017 年为 139 008 万人，年均增长速度为 0.54%，而 65 岁以上人口 2000 年为 8821 万人，2017 年为 15 831 万人，年均增长速度为 3.50%，65 岁以上人口的增长速度远远快于总人口的增长速度，老年抚养比由 2000 年的 9.9%上升至 2017 年的 15.9%。

表 7-3　2000～2017 年中国总人口、65 岁以上人口及占总人口比重、老年抚养比变化趋势

年份	总人口/万人	65 岁以上人口/万人	65 岁以上人口占总人口比重/%	老年抚养比/%
2000	126 743	8 821	7.0	9.9
2001	127 627	9 062	7.1	10.1
2002	128 453	9 377	7.3	10.4
2003	129 227	9 692	7.5	10.7
2004	129 988	9 857	7.6	10.7
2005	130 756	10 055	7.7	10.7
2006	131 448	10 419	7.9	11.0
2007	132 129	10 636	8.1	11.1
2008	132 802	10 956	8.3	11.3
2009	133 450	11 307	8.5	11.6
2010	134 091	11 894	8.9	11.9
2011	134 735	12 288	9.1	12.3
2012	135 404	12 714	9.4	12.7
2013	136 072	13 161	9.7	13.1
2014	136 782	13 755	10.06	13.7
2015	137 462	14 386	10.47	14.3
2016	138 271	15 003	10.85	15
2017	139 008	15 831	11.39	15.9

资料来源：2017 年中国统计年鉴。

2. 老龄化速度快

中国不仅老年人口规模巨大，且老龄化速度比世界上任何一个国家都要快，人口年龄结构已完成向老年型人口的转变，在这一转型过程中英国用了 45 年，瑞典用了 85 年，法国用了 115 年，而中国仅用了 18 年（蔡昉和王美艳，2006）。老龄化率这一指标可用来衡量老龄化发展速度（老龄化率 = 老年人口增长速度/总人口增长速度），2001～2018 年中国总人口增长速度缓慢，但 65 岁以上人口增长速度较快。

3. 老龄化速度高于经济发展速度

《中国人口老龄化与老年人状况蓝皮书》显示，2002 年意大利的老年人口比重为 25%，德国、日本、希腊等国的老年人口比重为 24%。但与西方发达国家不同的是，中国的老龄化是在整个国家的经济发展水平还处于相对落后的阶段就出现了，因而中国被称为是"未富先老"的国家（Gertler and van der Gaag，1990）。

发达国家大多是在经历了工业化与城市化后才步入人口老龄化的,且进入老龄化时的人均 GDP 为 5000~10 000 美元,即"先富后老";而中国仍是一个发展中国家,从工业化直接过渡到了老龄化,人均 GDP 仅在 1000 美元左右,即"未富先老",其老龄化速度明显高于经济发展速度。

老龄化对任何国家的医疗体系都是巨大的挑战。中国是世界上拥有老年人口最多的国家,且老龄化进程的速度最快。老年人口是一个不可忽视的社会群体,老龄化对医疗费用的影响越发受到关注。

7.2.2　中国卫生总费用的变化趋势

卫生总费用的快速上涨是全球都在关注的问题,受经济、人口结构、政策等众多因素的影响。中国医药卫生体制改革虽然取得了一些成绩,同时出现了一些问题,同改革初期比,尽管医疗卫生服务供给能力有较大提高,医疗卫生机构的运营效率得到较快提升,但同时加剧了卫生总费用的快速上涨,未能有效缓解"看病难、看病贵"问题带来的一系列负面影响。尤其近 10 多年来,卫生总费用明显上升,城市卫生总费用和城市人均卫生费用都远远超过农村。2000 年全国卫生总费用为 4586.63 亿元,其中城市占比为 57.16%,农村占比为 42.84%;同年,全国人均卫生费用为 361.88 元,城市人均卫生费用是全国的 2.25 倍,农村人均卫生费用仅占全国的 59%。2017 年全国卫生总费用为 52 598.28 亿元,全国人均卫生费用为 2581.66 元。2000~2017 年,卫生总费用年均增长速度远高于 GDP 年均增长速度,尤其是近年来我国卫生政策的调整导致卫生总费用与 GDP 难以同步和协调发展。

7.2.3　中国人口老龄化对卫生总费用的影响及作用机理

随着经济的发展,中国居民的健康状况有很大的改善,平均预期寿命延长,且由于实施严格的计划生育政策,中国人口自然增长速度趋于下降,在这些因素的共同作用下,中国人口老龄化呈高速、高龄和绝对数量大等特点。有研究文献显示,65 岁以上人口比 65 岁以下人口的人均医疗费用高 3~5 倍(仇雨临,2005)。中国在医疗服务价格不变的前提下医疗费用负担在未来 15 年内将比目前增加 26.4%,且因人口老龄化而带来的医疗费用负担每年以 1.54%的速度增长(陈聪等,2012)。侯佳乐(2014)在分析上海人口老龄化对医疗保险费用的影响研究中发现,四次抽样调查结果显示,65 岁以下人口两周就诊率平均为 15.5%,65 岁以上人口两周就诊率平均为 29.1%;65 岁以下人口的平均住院率为 4%,65 岁以上人口的平均住院率为 9.5%。

1. 我国人口老龄化与卫生总费用的变化关系

老龄化的快速发展必然会带来更多的老年人医疗需求，对卫生总费用产生重大影响。在过去 20 多年里，中国卫生总费用的年均增长速度远远超过 GDP 的年均增长速度，其变化与人口老龄化进程基本都是保持平稳上升的趋势。考虑到物价因素的影响，选择卫生总费用的增长速度、卫生总费用占 GDP 比重的增长速度及 65 岁以上人口增长速度这三个指标来说明老龄化与卫生总费用的影响更科学合理。从统计数据可知，中国卫生总费用增长速度和卫生总费用占 GDP 比重的增长速度波动性比较大，且变化轨迹大体一致，但均未与 65 岁以上人口增长速度的平稳上升趋势保持一致。由此可知，老年人口数量并非促进卫生总费用增长的唯一且决定因素，老年人口的卫生服务需求与利用的满足程度是卫生总费用变化的决定因素。

2. 影响老年人卫生总费用的机理分析

由以上分析可知，老龄化对卫生总费用的影响并不是稳定且单一的因素，也并非年龄本身的问题，而是经济水平、人口学特征、健康状况、卫生服务可及性及医疗保障类型等多方面综合作用的结果。

1）老年人的经济水平对卫生总费用的影响

经济水平决定着医疗负担水平，老年人的医疗负担水平影响着老年人医疗服务利用。闫萍和李传祥（2013）运用 2000 年和 2006 年两次"中国城乡老年人口状况一次性抽样调查"的数据，对中国老年人医疗费用的负担水平及变化趋势进行了研究，发现 2000 年城市老年人占总人口的比重比农村同指标低 0.4 个百分点，但城市老年人医疗费用占总医疗费用的比重是农村同指标的 5 倍，且城市老年人的平均医疗费用是农村老年人平均医疗费用的 5 倍；2006 年城市老年人占总人口的比重比农村同指标低 4.8 个百分点，但城市老年人医疗费用占总医疗费用的比重却比农村同指标高 49 个百分点，且城市老年人的平均医疗费用是农村老年人平均医疗费用的 3.2 倍。由此可以看出，城市老年人的医疗费用要远远高于农村老年人，经济收入水平影响着卫生总费用。

2）老年人社会人口学特征对卫生总费用的影响

老年人社会人口学特征包括性别、婚姻状况、文化程度、就业状况、家庭成员数等多方面，在以上因素中，就业状况和文化程度对老年人的卫生服务利用影响大于其他因素。文化程度和就业状况不仅影响着老年人的健康观念与意识，也决定着老年人的收入水平，从而影响着老年人卫生服务利用程度。

3）医疗保障类型对卫生总费用的影响

老年人是慢性病的高发群体，调查发现排在前 3 位的疾病分别为高血压、心脏病/冠心病、颈/腰椎病。绝大多数老年人患有慢性病且患病后的就诊率高，据调查显示，老年人的健康支出仅次于排在第一位的食品支出（"老年人收入与健康支出状况研究"课题组，2008）。有无医疗保障及医疗保障的类型对老年人卫生服务利用影响甚大，在提高老年人医疗服务需求、降低老年人家庭医疗负担、提升老年人及时就医率等方面发挥着重要作用。杨清红和刘俊霞（2013）对医疗保障与老年人医疗服务需求进行了实证分析，发现公费医疗、合作医疗及城镇职工基本医疗使老年人家庭总医疗负担分别减轻 27.0%、8.1%、20.2%，使老年人及时就医率分别提升 4.1%、5.0%及 4.5%，但医疗保障对老年人医疗服务需求利用的影响存在显著的城乡差异。在城镇，公费医疗、城镇职工基本医疗分别可使家庭医疗负担降低 24.7%和 23.1%，且促进及时就医率提升 7.6%和 7.8%；而在农村，合作医疗发挥的作用更明显，使家庭医疗负担降低 3.7%，使及时就医率提升 7.4%。

4）健康状况对卫生总费用的影响

随着年龄的增长，人体各组织器官老化、抵抗力或免疫力降低，容易发生各种疾病。老年人口患病率为 80%，是全人口患病率的 3.3 倍（黄河浪等，2005）。慢性病已成为疾病谱中最主要的角色，老年人口慢性病患病率高，严重威胁老年人的生命健康。据统计，老年人多发疾病的排名依次为脑血管意外、糖尿病、高血压、冠心病、慢性支气管炎、胆石症、各类恶性肿瘤等，多数为慢性病。慢性病患病率高的直接后果是药品消耗大、检查费用高、住院天数长、住院次数多等。另外，老年人口由于其生理机能的衰退、抵抗能力的下降，患病的可能性增大，两周就诊率高于其他年龄组。有关对老年人医疗服务需求量的分析表明，我国老年人不仅慢性病患病率高，两周就诊率也明显高于调查人群的平均水平，老年人的每百人患病天数超出调查人群平均水平的一倍，老年人死亡率相当于全国总人口死亡率的 7 倍（冯学山和王德耀，1999）。从统计数据也可看出，城市老年人慢性病患病率要高于农村，65 岁以上人口住院率高于其他年龄组，且呈逐年上升的趋势。从年龄别看，近年来老年人慢性病患病率、两周就诊率及住院率均高于其他年龄组（表 7-4）。

表 7-4　我国年龄别慢性病患病率、两周就诊率、住院率

年龄	慢性病患病率/‰			两周就诊率/%			住院率/%		
	2003 年	2008 年	2013 年	2003 年	2008 年	2013 年	2003 年	2008 年	2013 年
0~4	6.3	6.4	—	20.2	24.8	14.6	3.3	8.1	8.6
5~14	9.6	8.7	—	7.7	9.1	6.2	1.2	2.1	2.2
15~24	18	20.2	14.4	4.7	4.7	3.4	2.8	4.6	5
25~34	58.3	51.3	38.3	7.8	6.1	4.8	3.9	6.9	7.3
35~44	117.1	121.7	115	11.3	11.4	8.5	2.6	4.7	5.5

续表

年龄	慢性病患病率/‰			两周就诊率/%			住院率/%		
	2003 年	2008 年	2013 年	2003 年	2008 年	2013 年	2003 年	2008 年	2013 年
45～54	219.5	259.5	235.4	17.6	16	13.7	3.7	6.2	7.3
55～64	362.1	419.9	389	22.8	21.6	19.7	5.3	9.3	12.4
>65 岁	538.8	645.4	589.9	28.1	30.3	26.4	8.4	15.3	19.9

资料来源：2017 年中国卫生统计年鉴。

　　根据全国疾病卫生总费用核算结果，2010 年中国慢性病卫生总费用为 12 910.77 亿元，占卫生总费用（经常性）比重为 69.98%，在慢性病卫生总费用中，心脑血管疾病费用所占比重最高，为 34.08%。基于 2000～2017 年的统计数据，将中国人均卫生费用作为被解释变量，65 岁以上人口比重和慢性病患病率作为解释变量，通过统计分析发现人均卫生费用与 65 岁以上人口比重、慢性病患病率高度相关（图 7-1），相关系数分别为 0.985 和 0.906，且均通过显著性检验。老年人是慢性病的重要群体，其健康状况直接影响着老年人卫生服务利用与卫生总费用的上涨。

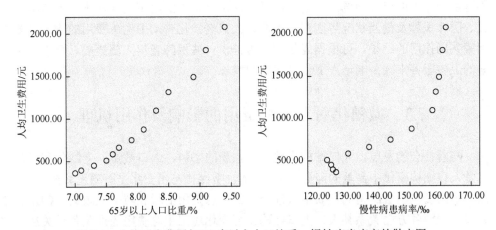

图 7-1　人均卫生费用与 65 岁以上人口比重、慢性病患病率的散点图

　　医疗费用支出直接影响着老年人的生活质量。对于收入水平较高的老年人，医疗费用支出不会对老年人的日常支出构成太大的影响，其医疗费用支出的支付能力相对较高；而对于收入水平较低或没有固定收入来源的老年人，医疗费用支出会在一定程度上影响必需型消费支出，其医疗费用支出的承受能力相对较弱，"因病致贫、因病返贫"现象容易发生。通过上述分析可知，在老龄化与卫生总费用的关系中，老龄化是不可控因素，但以健康老龄化为前提，采取针对老年人口

的卫生保健,开展有针对性的老年人口医疗服务(包括发展老年人基层卫生服务),重视老年人的慢性病管理,增加老年人的卫生服务设施等,提供适合老年人特点的、保障老年人健康的、合理廉价的医疗服务,能有效控制卫生总费用的增长。

卫生总费用的快速飙升并非仅仅出现在中国,在一些经济发达国家卫生总费用的增长速度更加惊人,因此,明确决定卫生总费用增长的原因是一个迫切需要解决的问题。在众多且繁杂的影响因素中,人口结构对卫生总费用影响甚大,而老龄化是人口结构的主要特征。在中国特有的城乡二元结构下,作为一个"未富先老"的人口大国,通常被认为是人口老龄化促进了卫生总费用的增长。目前对于老龄化与卫生总费用之间的关系还未达成共识,对此问题的深入考证与研究不仅必要而且重要。本节基于 2000~2017 年的数据分析发现,中国卫生总费用增长速度和卫生总费用占 GDP 比重增长速度的变化轨迹均未与 65 岁以上人口增长速度的平稳上升趋势保持一致。由此可知,并非老年人口或年龄本身在影响着卫生总费用的变化,卫生服务需求与利用程度才是卫生总费用增长的内在原因。这与王超群(2014)的研究结论一致,即老龄化不是卫生总费用增长的决定性因素。老龄化意味着老年人的比重提高,老年人的健康状况比年轻人差,从而提高了老年人潜在的医疗服务需求,而潜在需求能否转化为实际的卫生服务需求与利用并不是由老年人的年龄问题决定的,而是取决于老年人的经济收入水平、人口学特征、医疗保障及健康状况等因素。因此,人口老龄化带动卫生总费用的增长是多因素共同作用的结果,可根据老年人特点提供一些保障老年人健康的、合理且价廉的卫生服务来减少老年人卫生总费用的增长。

7.3　城镇化对卫生总费用的影响及作用机理

随着社会的发展,人口结构出现了一些新的态势,人口数量、老龄化和城镇化是人口结构变化中显著的问题,与人们的消费结构与消费水平有着密切的关系。而卫生消费是消费结构的重要组成部分,卫生总费用的增长与卫生政策、GDP、人口结构等各方面关系甚大,人口结构特征变化对卫生总费用的影响备受关注,但尚未达成共识,尤其是人口城镇化规模和速度是否与卫生总费用增长速度同步,是否是推动卫生总费用快速增长的稳定不变因素,这都需要进行深入考证与研究。

7.3.1　中国卫生总费用的变化趋势

目前,世界各国都面临着卫生总费用快速增长的问题,中国也不例外。近20 年以来卫生总费用的增长速度一直较高(表 7-5),2000~2017 年年均增长速度为15.43%，2017年比2000年卫生总费用增加了48 011.65亿元，增长了10.47倍。人均卫生费用由2000年的361.88元增长到2017年的3783.83元，增长了9.46倍。近五年卫生总费用年均增长速度明显高于GDP的年均增长速度。医疗费用支出已成为我国居民继家庭食品、教育支出后的第三大消费，医疗费用支出过高已成为制约我国居民利用门诊与住院卫生服务的主要原因（何平平，2006）。卫生总费用快速攀升给国家、社会和个人都带来很大的经济压力，因此，明确卫生总费用的决定影响因素是控制卫生总费用的重大问题。

表 7-5 2000~2017 年中国卫生总费用及增长速度、人均卫生费用

年份	卫生总费用		人均卫生费用/元
	名义值/亿元	增长速度/%	
2000	4 586.63	13.32	361.88
2001	5 025.93	9.58	393.80
2002	5 790.03	15.20	450.75
2003	6 584.10	13.71	509.75
2004	7 590.29	15.28	583.92
2005	8 659.91	14.09	662.30
2006	9 843.34	13.67	748.84
2007	11 573.97	17.58	875.96
2008	14 535.40	25.59	1 094.52
2009	17 541.92	20.68	1 314.26
2010	19 980.39	13.90	1 490.06
2011	24 345.91	21.85	1 806.95
2012	28 119.00	15.50	2 076.67
2013	31 668.95	12.62	2 327.37
2014	35 312.40	11.50	2 581.66
2015	40 974.64	16.03	2 980.80
2016	46 344.88	13.11	3 351.74
2017	52 598.28	13.49	3 783.83

资料来源：2017年中国卫生总费用研究报告。

7.3.2 中国城镇化趋势

城镇化是社会生产力发展而引起的人类生产方式、生活方式和居住方式改变的过程，是一个国家发达程度的重要标志和现代化的必由之路（孙业亮，2013）。城镇化伴随着工业化进程的推进和社会经济的发展，是人类社会活动中农业活动的比重下降、非农业活动的比重上升的过程（于淼等，2015）。城镇化的发展必然伴随着经济、社会、人口、文化等多维度的变化。从聚集角度看，城镇化的过程实际上是一个产业和人口的空间聚集过程，其表现形式既有城镇数量的不断增多，也有城市人口规模的持续增加。中国百万人口以上的特大城市改革开放之初仅有15个，1990年达到31个，2012年则达到65个，成为世界上特大城市、超大城市最多的国家（姚士谋等，2014）。过去十几年中国经历了世界上最大规模的城镇化过程，城镇化率逐年上升。在人口结构上，全国城镇化率由2000年的36.22%上升到2018年的59.58%，已从农村人口为主导的社会经济体转化为城镇人口占主导的社会经济体。在城镇化进程速度上，城镇化率从20%提高到40%所经历的时间英国为120年，法国为100年，德国为80年，美国为40年，而中国仅仅为22年（陆大道等，2007）。中国当前所经历的城镇化进程，无论是规模还是速度，都是人类历史上前所未有的。城镇化率的加快与医疗卫生服务需求和利用有着密切关系，直接关系着我国医疗卫生服务模式和规模、卫生总费用变化速度，明确城镇化率对卫生总费用的影响对于医药卫生体制改革及卫生政策的制定意义重大。

7.3.3 中国城镇化对卫生总费用的影响

中国人口结构与过去相比发生了较大的变化。我国城乡人口2000年分别为45 906万人、80 837万人，2016年分别为79 298万人、58 973万人，2000~2010年农村人口占总人口比重高于城镇人口占总人口比重，2010年后城镇人口占总人口比重高于农村人口占总人口比重（表7-6）。人口结构的巨大变化无疑是卫生总费用变化所必须考虑的重要因素之一。从人口结构的分布上看，城镇化率即城镇人口占总人口的比重，2000~2016年城镇化率逐年平稳上升，相比之下，卫生总费用也呈逐年上升的趋势，但两者增长速度并非保持一致，受多方面因素的影响，2000~2017年卫生总费用增长速度时快时慢，而城镇化率几乎保持着稳步上升的趋势。由此可知，城镇化率并非直接决定卫生总费用变化的唯一因素，人口结构的变化会引致与人口相关的医疗卫生服务需求、医疗卫生资源配置等方面的变化，从而最终引致卫生总费用的变化。

表7-6　2000~2016年我国总人口、城乡人口及其占总人口的比重

年份	总人口/万人	城镇人口/万人	城镇人口占总人口比重/%	农村人口/万人	农村人口占总人口比重/%
2000	126 743	45 906	36.22	80 837	63.78
2001	127 627	48 064	37.66	79 563	62.34
2002	128 453	50 212	39.09	78 241	60.91

续表

年份	总人口/万人	城镇 人口/万人	城镇人口占总人口 比重/%	农村 人口/万人	农村人口占总人口 比重/%
2003	129 227	52 376	40.53	76 851	59.47
2004	129 988	54 283	41.76	75 705	58.24
2005	130 756	56 212	42.99	74 544	57.01
2006	131 448	58 288	44.34	73 160	55.66
2007	132 129	60 633	45.89	71 496	54.11
2008	132 802	62 403	46.99	70 399	53.01
2009	133 450	64 512	48.34	68 938	51.66
2010	134 091	66 978	49.95	67 113	50.05
2011	134 735	69 079	51.27	65 656	48.73
2012	135 404	71 182	52.57	64 222	47.43
2013	136 072	73 111	53.73	62 961	46.27
2014	136 782	74 916	54.8	61 866	45.2
2015	137 462	77 116	56.1	60 346	43.9
2016	138 271	79 298	57.4	58 973	42.6

资料来源：2017 年中国统计年鉴。

　　为了进一步明确城镇化率对卫生总费用的影响，试图从卫生总费用筹资来源的角度深入探讨城镇化率与卫生总费用的关系。从卫生总费用筹资来源看，卫生总费用由政府卫生支出、社会卫生支出及个人现金卫生支出三部分组成，其中个人现金卫生支出所占比重最多。随着医改的深入推进，中国卫生总费用筹资结构有所优化，公共卫生服务效率及卫生公平性有所提高，个人现金卫生支出有所减少。同时，2000～2016 年，城镇化率保持平稳上升，但城镇居民个人现金卫生支出占比并没有沿着城镇化率轨迹保持平稳上升，农村居民个人现金卫生支出占比也并没有沿着城镇化率轨迹保持平稳下降。另外，城镇化率与卫生总费用增长速度变化趋势的不同步说明人口城镇化并非简单是卫生总费用增长的决定且单一因素。

7.3.4　基于城镇化视角的研究结果的讨论与建议

　　人口结构变化是影响卫生总费用的重要因素，而城镇化则是人口结构变化的主要特征。中国的城镇化进程快、规模大。伴随着城镇化的不断发展，大量的农业人口变为城市人口，这必定会对人们的消费结构与消费水平产生重大影响，而卫生消费是消费结构的主要组成部分，因此，明确城镇化对卫生总费用的影响与作用对医药卫生体制改革意义重大。

促进卫生总费用增长的因素很多，包括社会因素、政治因素、经济因素、生态环境因素等，而人口是构成社会的基本元素，城镇化是人口特征中对卫生总费用影响作用甚大的因素。城乡二元结构严重阻碍了我国社会和经济的发展，导致城乡发展的不平衡。自改革开放以来，国家为了促进经济发展，大力推进城镇化进程。我国城镇人口占总人口的比重已从 1978 年的 17.92%上升到 2016 年的57.4%。基于 2000～2016 年的数据分析，城镇化率与卫生总费用的增长速度变化并不同步，由此说明城镇人口并非促进卫生总费用增加的唯一因素。城镇化对卫生总费用的影响主要表现在三方面：第一，城镇化改善了进城农民的生活水平。城镇化促进了农民工收入和生活水平的提高，增加了他们的医疗需求，改善了他们的医疗条件，导致卫生总费用增加。第二，医疗资源集中在城市。我国医疗资源集中在大中城市，农村人口进入城镇后，医疗服务的可及性得到了提高，在城镇更容易就医，使他们在农村受到抑制的医疗需求得到了释放，导致医疗费用支出增加（陈洪海等，2009）。第三，城镇医疗保险覆盖面广。我国的医疗保险集中在城市，相对农村人口而言进入城镇的农民工更易获得各种医疗保险，这也是增加医疗费用支出的一个重要方面。

世界各国都存在卫生总费用快速增长的问题，尤其在一些经济发达的国家卫生总费用的增长速度更加惊人，这就使得对推动卫生总费用增长的因素的分析成为一个迫切需要解决的问题。在人口城镇化与卫生总费用的关系中，人口城镇化是社会进步的必然结果，是推动卫生总费用增长的不可控因素。为合理控制卫生总费用的增长，以人口城镇化发展为契机，根据医药卫生体制改革的精神，结合我国当前医疗体系的现实情况，完善以基层首诊和双向转诊为核心的分级医疗体系，优化卫生资源结构，扩大医疗保险覆盖范围，有效控制卫生总费用的增长，提高卫生服务的公平性。

总之，人口特征对卫生总费用影响巨大，而城镇化是人口特征中最显著的因素。在中国特有的城乡二元结构下，作为一个"未富先老"的人口大国，通常被认为是人口老龄化与城镇化促进了卫生总费用的发展。基于 2000～2016 年的数据分析，我国城镇化率的年均增长速度与卫生总费用的年均增长速度并非同步变化，从而可以说明城镇人口并不是卫生总费用增长的单一决定因素，真正原因是卫生服务需求与卫生总费用利用程度。影响卫生服务需求与利用的因素很多，其中健康问题、收入水平、医疗卫生资源、医疗保险等因素将影响卫生服务需求的满足程度，是多种因素综合作用的结果。尽管城镇化是社会发展中不可控的因素，但是城镇化对卫生总费用的影响是可以控制的。

7.4　卫生政策对卫生总费用的影响及作用机理
——以新农合为例

卫生总费用是在一定时期内社会卫生事业为提供卫生保健服务所耗费的经济资源，主要由政府卫生支出、社会卫生支出及个人现金卫生支出三部分构成。国内外学者关于卫生总费用的研究逐步深入，包括从宏观到微观、从经济到社会人口结构的研究分析，也有学者从城镇化进程的角度剖析其对卫生总费用的影响及作用机理（李丽清等，2016b）。影响卫生总费用的因素众多、繁杂，包括国家层面的 GDP、政府卫生支出、老龄化程度等；个人层面的家庭人均收入、文化程度、个人现金卫生支出等；卫生层面的医疗机构、基层卫生人员、医生专业能力及医德等。卫生政策的实施反映了国家对卫生事业的支持力度，因此也会影响同期卫生总费用的改变。当前关于新农合卫生政策的论证主要有以下两方面：一是新农合实施后的效果评价分析；二是新农合实施对灾难性卫生支出的影响，但是新农合卫生政策对农村卫生总费用的影响却少有研究。本节通过探讨新农合卫生政策对农村卫生总费用的影响，以期为新农合的稳步推进提供借鉴，更好地实现新农合惠民利民的初衷。

7.4.1　农村居民的医疗服务利用情况

我国卫生总费用由 2001 年的 5025.93 亿元增至 2016 年的 46 344.88 亿元，增加 41 318.95 亿元；卫生总费用占 GDP 的比重从 2001 年的 4.56%上升至 2016 年的 6.26%，呈逐年上升趋势。农村卫生总费用从 2001 年的 2248.7 亿元增至 2013 年的 11 026.97 亿元，增加 8778.27 亿元，增幅为 390.37%。农村人均卫生费用从 2001 年的 246.49 元增至 2013 年的 1717.01 元，增加 1470.52 元，增幅为 596.58%，较同期农村卫生总费用的增幅高。农村卫生总费用与农村人均卫生费用在 2008 年之后增长速度显著提高，增长态势明显（表 7-7）。

表 7-7　全国卫生总费用、农村卫生总费用及农村人均卫生费用（使用总额）的变化情况

年份	卫生总费用（名义值）			农村卫生总费用		农村人均卫生费用	
	费用/亿元	增长速度/%	占 GDP 比重/%	费用/亿元	增长速度/%	费用/元	增长速度/%
2001	5 025.93	9.58	4.56	2 248.70	14.59	246.49	14.83
2002	5 790.03	15.20	4.79	2 426.20	7.89	268.68	9.00
2003	6 584.10	13.71	4.82	2 594.05	6.92	292.76	8.96
2004	7 590.29	15.28	4.72	2 946.28	13.58	335.19	14.49
2005	8 659.91	14.09	4.66	2 813.49	-4.51	377.43	12.60

续表

年份	卫生总费用（名义值）			农村卫生总费用		农村人均卫生费用	
	费用/亿元	增长速度/%	占GDP比重/%	费用/亿元	增长速度/%	费用/元	增长速度/%
2006	9 843.34	13.67	4.52	3 262.02	15.94	442.36	17.20
2007	11 573.97	17.58	4.32	3 558.40	9.09	489.13	10.57
2008	14 535.40	25.59	4.59	4 493.75	26.29	622.96	27.36
2009	17 541.92	20.68	5.08	5 758.94	28.15	807.84	29.68
2010	19 980.39	13.90	4.89	6 492.33	12.73	967.37	19.75
2011	24 345.91	21.85	5.03	8 395.64	29.32	1 278.73	32.19
2012	28 119.00	15.50	5.26	9 632.66	14.73	1 499.90	17.30
2013	31 668.95	12.62	5.39	11 026.97	14.47	1 717.01	14.47
2014	35 312.40	11.50	5.55	—	—	—	—
2015	40 974.64	16.03	5.97	—	—	—	—
2016	46 344.88	13.11	6.26	—	—	—	—

1. 新农合的参合率

参合率2004年为75.2%，2016年为99.3%，增幅为32.05%。2004～2016年参合率稳步提高，2008年之后参合率都在90%以上。自2003年新农合试点以来，开展新农合的县市数在2004～2008年增加明显，但是2008～2016年出现下降的趋势（表7-8）。

表7-8　新农合的参合情况

年份	参合率/%	开展新农合的县市数/个
2004	75.2	333
2005	75.7	678
2006	80.7	1451
2007	86.2	2451
2008	91.5	2729
2009	94.2	2716
2010	96.0	2678
2011	97.5	2637
2012	98.3	2566
2013	99.0	2489
2014	98.9	—
2015	98.8	—
2016	99.3	—

注：新农合自2003年开始试点，数据不能获取，故以2004年为起点。

2. 农村医疗设施、医疗人员数及病床使用率

2003~2016 年，村卫生室、乡村医生和卫生员数、乡镇卫生院的病床使用率呈平稳上升态势，个别指标略有波动。村卫生室数由 2003 年的 514 920 个增加到 2016 年的 638 763 个，增幅为 24.05%；乡村医生和卫生员数由 2003 年的 867 778 人增加到 2016 年的 1 000 324 人，增幅为 15.27%；乡镇卫生院的病床使用率由 2003 年的 36.2%增加到 2016 年的 60.6%，增幅为 67.40%（表 7-9）。

表 7-9　农村医疗设施、医疗人员数及病床使用率

年份	村卫生室数/个	乡村医生和卫生员数/人	乡镇卫生院的病床使用率/%
2003	514 920	867 778	36.2
2004	551 600	883 075	37.1
2005	583 209	916 532	37.7
2006	609 128	957 459	39.4
2007	613 855	931 761	48.4
2008	613 143	938 313	55.8
2009	632 770	1 050 991	60.7
2010	648 424	1 091 863	59.0
2011	662 894	1 126 443	58.1
2012	653 419	1 094 419	62.1
2013	648 619	1 081 063	62.8
2014	645 470	1 058 182	60.5
2015	640 536	1 031 525	59.9
2016	638 763	1 000 324	60.6

3. 需住院而未住院比重

全国需住院而未住院比重由 2003 年的 29.6%下降至 2013 年的 17.1%，下降了 12.5 个百分点；农村需住院而未住院比重由 2003 年的 30.3%下降至 2013 年的 16.7%，下降了 13.6 个百分点（表 7-10）。

表 7-10　需住院而未住院比重

年份	全国需住院而未住院比重/%	农村需住院而未住院比重/%	城市需住院而未住院比重/%
2003	29.6	30.3	27.8
2008	25.1	24.7	26.0
2013	17.1	16.7	17.6

7.4.2 农村居民卫生费用发展现状

1. 农村居民的人均医疗保健支出

农村居民的人均医疗保健支出由 2001 年的 96.61 元增加至 2016 年的 929.2 元，增加了 832.59 元，增幅为 861.81%，占人均纯收入比重、占人均生活消费支出比重也呈增高趋势（表 7-11）。2001～2016 年农村居民的人均医疗保健支出占人均纯收入比重由 4.08% 上升到 7.52%，占人均生活消费支出比重由 5.55% 上升到 9.17%。

表 7-11　农村居民的人均医疗保健支出

年份	人均医疗 保健支出/元	占人均纯收入 比重/%	占人均生活消费支出 比重/%
2001	96.61	4.08	5.55
2002	103.94	4.20	5.67
2003	115.75	4.41	5.96
2004	130.56	4.45	5.98
2005	168.09	5.16	6.58
2006	191.51	5.34	6.77
2007	210.24	5.08	6.52
2008	245.97	5.17	6.72
2009	287.54	5.58	7.20
2010	326.04	5.51	7.44
2011	436.80	6.26	8.37
2012	513.80	6.49	8.70
2013	668.20	7.09	8.93
2014	753.90	7.19	8.99
2015	846.00	7.41	9.17
2016	929.20	7.52	9.17

2. 农村居民的个人现金卫生支出

农村居民的个人现金卫生支出由 2001 年的 1491.60 亿元增加至 2014 年的 3883.90 亿元，增幅为 160.38%；而个人现金卫生支出占卫生总费用的比重由 2001 年的 29.68% 下降至 2014 年的 11.00%，下降了 18.68 个百分点（表 7-12）。

表 7-12　农村居民的个人现金卫生支出及占卫生总费用的比重

年份	农村个人现金 卫生支出/亿元	占卫生总费用 比重/%
2001	1 491.60	29.68
2002	1 559.30	26.93
2003	1 670.12	25.37
2004	1 830.61	24.12
2005	1 599.67	18.47
2006	1 768.31	17.96
2007	1 529.50	13.21
2008	1 774.30	12.21
2009	2 049.82	11.69
2010	2 188.15	10.95
2011	2 867.85	11.78
2012	3 299.73	11.73
2013	3 865.18	12.20
2014	3 883.90	11.00

7.4.3　新农合政策对卫生总费用的影响

随着社会医疗保障制度的日益健全，其在卫生总费用筹资中发挥着主体作用，新农合作为其中的一部分，对卫生总费用的增加起到助推作用（王昕，2013）。新农合的实施与卫生总费用之间的正相关关系已被大多学者所认可（何平平，2007；周武，2012）。

结果显示，新农合政策实施之后，政府重视卫生总费用的支出，农村卫生总费用从 2003 年的 2594.05 亿元增加至 2013 年 11 026.97 亿元，增幅为 325.09%。新农合工作的逐步推进不仅表现在农村卫生总费用的增加，而且体现在农民对医疗服务与设施的利用率提高。本节以参合率、医疗设施利用率、需住院而未住院的比重来反映农村医疗工作的现状，考察新农合政策的实施对医疗条件和医疗服务利用率是否起到促进作用。研究结果显示，随着新农合覆盖面的推广，参加新农合的县市数与参合率不断上升；村卫生室、乡村医生和卫生员数、乡镇卫生院的病床使用率呈平稳上升态势；农村需住院而未住院的比重的降幅高于全国的降幅，说明新农合提高了健康服务的公平性和可及性，有效保障了农村居民就医的权利。本节以农村居民人均医疗保健支出、个人现金卫生支出及占比来反映农村卫生总费用的现状，考察新农合政策的实施对农村卫生总费用的影响。研究结果显示，人均医疗保健支出作为人均卫生费用的重要组成部分呈上升态势，从 2001 年的 96.61 元增加至 2016 年的 929.2 元，增加了 832.59 元，其占人均纯收入与人均生活消费支出的比重不断上升，特别是 2003 年新农合试点之后增长速度明显。个人现金卫生支出是人均卫生费用增长的直接原因，农村人均卫生费用从 2001 年的 246.49 元增加至 2013 年的 1717.01 元，增加了 1470.52 元，增长速度为 596.58%，这说明农村人均卫生费用快速增加。而农民个人现金卫生支出占卫生总费用的比重从 2001 年的 29.68% 下降至 2014 年的 11.00%，下降了 18.68 个百分点，说明政府与社会负担了卫生总费用的大部分，农村居民的医疗卫生服务经济负担有所减轻。

新农合政策影响农村卫生总费用增长的同时，更多的是促进医疗卫生工作有序开展，因此，针对如何继续有效推进新农合的实施工作提出以下建议：①政府应积极制定合理的新农合监管激励机制，合理分配有限的卫生资源。针对不同级别的医院制定不同的用药标准与补偿标准，减少"小病大治大养"，缓解卫生资源相对匮乏的现状，提高医疗资源利用率，为实现新农合的公平性提供保障，使农民"病有所治、病有所医"。②充分利用大众传媒等社会宣传设施，加大对新农合的宣传，提升新农合的知晓度，使其深入人心。尤其要提升农村干部及医疗人员对新农合的系统性认识，设置固定的健康教育宣传栏，逐步消除农民对新农合的质疑和不认可的态度，使其充分认识并享有新农合的福利。③作为新农合的目标群体，我国农村居民应当强化自身医疗保健意识，关注自身健康问题的同时培养合理的就医习惯，端正就医的意图，不盲目就医，也不为私利骗取医疗补偿款，在医疗服务可及性的基础上提高看病就医的效用。

7.5　居民卫生行为对卫生总费用的影响及作用机理

随着人民生活水平日益提高，居民的生活方式和行为发生了极大变化。世界卫生组织的调查结果显示，个体健康相关生命质量的影响因素中，行为与生活方式因素约占 60%（李铮等，2012），不恰当的生活行为导致居民慢性病患病率增加，主要由过去的急性传染病、寄生虫病、营养缺乏等疾病逐步转移到以心脑血管疾病、恶性肿瘤、代谢性疾病等为主的非传染性慢性疾病（简称慢性病）。慢性病患病率上升的直接后果是卫生总费用的增长。

针对居民的健康变化，明确居民卫生行为对卫生总费用的影响意义重大。多年来，不少学者对我国居民卫生行为现状进行了深入的研究。李铮等（2012）通过探讨口腔卫生行为对心血管系统相关疾病患病率的影响，得出刷牙时间/刷牙次数少、喝茶、吃甜食、开始刷牙年龄晚等口腔卫生行为会引起高血压、冠心病、糖尿病等相关疾病。燕声（2018）通过归纳总结澳大利亚、英国等国家的研究成果得出结论，久坐、长时间用眼、饮食不规律、长时间不运动等不良行为会增加患癌风险。王玉华和戴胜燕（2011）深入分析饮酒对心血管的作用，适量饮酒并不降低老年冠心病的死亡率，过量饮酒可增加心律失常的危险性和突发性死亡。此外，也有学者对卫生总费用的影响因素进行了相关的探讨。李丽清等（2016c）通过理论与实证分析得出，城乡居民卫生总费用变化与收入变化轨迹并非一致，且波动规律并非相同，说明收入水平的提高对卫生总费用的影响是不显著的。

综上所述，学者的研究主要集中在居民的卫生行为与疾病的关系，也有不少学者围绕影响卫生总费用的因素开展了相关研究，而有关居民卫生行为对卫生总费用的影响的研究较少。居民卫生行为是健康的重要影响因素，尤其随着城市化进程的加快，高脂高盐的饮食习惯、吸烟饮酒、久坐、缺乏运动等不良卫生行为威胁着我国居民的健康，居民的疾病谱已由以传染性疾病为主逐步转为以慢性病为主，而慢性病的预防与治疗势必会引起卫生总费用的增长，因此，明确居民卫生行为的变化对卫生总费用变化具有重要意义。本节以膳食结构不合理、吸烟与饮酒为代表的典型的不良卫生行为为例，深入探讨不良卫生行为与高血压、肿瘤、心脑血管等慢性病患病率的关系，同时通过对比慢性病患者住院期间的医疗花费与卫生总费用占 GDP 的比重分析，综合分析得出居民卫生行为与卫生总费用的关系，以期改善居民不良卫生行为，提高人民生活质量，控制卫生总费用的合理使用。

7.5.1　中国卫生总费用的变化趋势

2005～2017 年，中国卫生总费用迅速增长，筹资总额从 8659.91 亿元增长为 52 598.28 亿元。同期，人均卫生费用从 662.3 元上升到 3783.83 元，增长近 5 倍。2005～2010 年，卫生总费用占 GDP 的比重在 4.5%～5.0%波动，从 2011 年开始基本达到世界卫生组织"卫生总费用占 GDP 的比重不低于 5%"的要求。随着我国医疗体系的改革与完善，2010 年开始政府卫生支出和社会卫生支出占主导地位，大大缓解了"因病致贫、因病返贫"现象，使我国卫生总费用的结构更加合理，政府卫生支出呈不断上涨的趋势，社会卫生支出仅次于政府卫生支出，占卫生总费用的比重逐年增加，个人现金卫生支出呈相对下降的趋势，卫生总费用的结构得到不断优化。

7.5.2　中国居民卫生行为发展现状

随着人们生活水平的日益提高，居民卫生行为发生了极大改变，与居民卫生行为密切相关的高血压、糖尿病、脑卒中等各种慢性病已构成威胁人们健康的主要问题，主要由膳食结构不合理、吸烟、喝酒、熬夜、久坐、缺乏锻炼等居民不良卫生行为引起。本节以膳食结构不合理、吸烟和饮酒三大卫生行为为例，来阐述居民不良卫生行为现状。

1. 我国居民膳食结构变化现状

随着人们生活水平的不断提高，人们膳食结构发生了明显的改变，高蛋白、高脂肪、高糖类饮食增多，粗纤维明显减少。如表 7-13 所示，2015 年我国居民蛋白质获取的主要食物来源为谷类和动物性食物类，分别占 47.3%和 30.7%，豆类仅占 5.4%。与 2005 年相比较，谷类与豆类比重均下降，而动物性食物类比重上升。能量的食物来源以谷类和其他为主。2005～2015 年，城市居民和农村居民的膳食结构呈现同样的趋势，动物性食物类消耗上升，城市居民的动物性食物类比重大于农村，而农村居民的谷类比重大于城市。这是由于城市居民恩格尔系数较低，生活消费水平较高，更加偏好肉类食物的摄取；农村居民的生活条件虽有所改善，但总体还比较落后。合理的饮食营养可以维持人体的健康，但摄入养分过多或不足又可引起疾病。例如，动物性脂肪摄入过多直接引起肥胖。目前大多数肥胖由长期进食超过机体需要的营养量而引起过多脂肪蓄积所致，特别是中老年人活动量相对减少，摄取热能物质更容易发生肥胖。肥胖病患者比普通人更容易引发高血压病、高脂血症、心脑血管疾病等一系列疾病，城乡居民的慢性病患病率见表 7-14。

表 7-13　城乡居民饮食变化情况（单位：%）

食物分类	合计		城市		农村	
	2005 年	2015 年	2005 年	2015 年	2005 年	2015 年
能量的食物来源						
谷类	57.9	53.1	48.5	47.1	61.5	58.8
动物性食物类	12.6	15.0	17.6	17.6	10.7	12.5
其他	29.5	31.9	33.9	35.3	27.8	28.7
能量的营养素来源						
蛋白质	11.8	12.1	13.1	12.9	11.3	11.2
脂肪	29.6	32.9	35.0	36.1	27.5	29.7
碳水化合物	58.6	55.0	51.9	51.0	61.2	59.1
蛋白质的食物来源						
谷类	52.0	47.3	40.7	39.7	56.5	54.6

续表

食物分类	合计		城市		农村	
	2005 年	2015 年	2005 年	2015 年	2005 年	2015 年
蛋白质的食物来源						
豆类	7.5	5.4	7.3	6.3	7.6	4.5
动物性食物类	25.1	30.7	35.8	36.2	21.0	25.4
其他	15.4	16.6	16.2	17.8	14.9	15.5
脂肪的食物来源						
动物性食物	39.2	35.9	36.2	34.3	40.4	37.4
植物性食物	60.8	64.1	63.8	65.7	59.6	62.6

资料来源：2017 年中国卫生总费用研究报告。

表 7-14　2003～2013 年城乡居民慢性病患病率（单位：‰）

指标名称	合计			城市			农村		
	2003 年	2008 年	2013 年	2003 年	2008 年	2013 年	2003 年	2008 年	2013 年
男性	133.5	177.3	310.0	215.4	266.2	355.2	106.4	147.0	266.2
女性	169.0	222.5	350.5	262.7	298.6	377.4	135.3	194.4	322.7
恶性肿瘤	1.3	2.00	2.9	2.5	3.3	3.5	0.8	1.5	2.3
良性肿瘤	0.8	1.2	1.1	1.1	1.8	1.2	0.6	1.0	1.0
内分泌、营养和代谢疾病	7.5	12.9	39.1	20.3	31.4	54.6	3.1	6.3	23.6
糖尿病	5.6	10.7	35.1	16.3	27.5	48.9	1.9	4.8	21.3
造血器官疾病	1.9	2.0	2.1	1.6	1.6	1.9	2.0	2.2	2.2
精神病	1.9	2.1	3.0	2.4	2.3	3.1	1.8	2.0	3.0
神经系病	3.9	4.2	4.3	4.6	4.0	4.5	3.7	4.2	4.2
循环系统疾病	50.0	85.5	180.3	105.8	153.3	203.7	30.8	61.5	156.8
心脏病	14.3	17.6	22.1	32.8	34.4	25.9	7.9	11.7	18.3
高血压	26.2	54.9	142.5	54.7	100.8	161.8	16.4	38.5	123.1
脑血管疾病	6.6	9.7	12.2	13.0	13.6	12.1	4.4	8.3	12.3

注：糖尿病、造血器官疾病属于内分泌、营养和代谢疾病；心脏病、高血压、脑血管疾病属于循环系统疾病，本表将其着重列出。

居民的慢性病患病率与膳食结构有着密不可分的联系。由表 7-14 可知，从性别来看，全社会女性慢性病患病率普遍高于男性。另外，从慢性病患病的疾病分布情况来看，2003～2013 年循环系统疾病患病率最高，其中包含心脏病、高血压及脑血管疾病等。就总体而言，2003～2013 年循环系统疾病患病率从50‰上升到了 180.3‰。患病率次高的是内分泌、营养和代谢疾病，其中糖尿病患病率仅次于循环系统疾病。城市居民与农村居民膳食结构不同，城市居民摄入过多的营养，出现营养过剩现象，导致城市居民心脏病、高血压的患病率高于农村。

2. 我国居民吸烟、酗酒情况

世界卫生组织将吸烟与饮酒列入危害人类的十大健康危险因素之一，吸烟饮酒可导致多种健康问题，如肺癌、肝癌、食道癌、糖尿病等。在我国，由吸烟和过量饮酒所引起的疾病和社会问题越来越受到人们的关注，这已经成为威胁我国城乡居民健康一个重要的危险因素。根据世界卫生组织报告，预计到 2025 年，因吸烟而死亡的人数每年将达到 250 万人，同时因过量饮酒引发的糖尿病患者将达到 4000 万～6000 万人。当前不健康的生活方式是心脑血管疾病、癌症、糖尿病等慢性病的主要原因，随着现代生活节奏的加快，高脂高热量饮食摄入过多，过度吸烟和过量饮酒人数增加以及熬夜、缺乏锻炼等不良卫生行为使得高血压、心脏病、糖尿病等慢性病患病率逐年增加。

目前，随着我国吸烟饮酒人数的增加，吸烟与饮酒作为一种重要的生活方式备受关注。酒精消耗是全球疾病负担的第三大危险因素，全球每年因有害使用酒精而导致的死亡人数高达 330 万人，占所有死亡总数的 5.9%。男性 40 克以下饮酒者占到 75.1%，女性 40 克以下饮酒者高达 86.9%，总体而言男性饮酒量高于女性，且饮酒率和饮酒者的日均饮酒量仍有上升的趋势，已经达到或超过中国居民膳食指南建议的每日摄入量，使得糖尿病患者由 2003 年的 5.6‰上升到 2013 年的 35.1‰。

和过量饮酒群体相比，过度吸烟人群同样呈上升趋势。2015 年我国居民的吸烟率为 31.06%，其中重型吸烟率为 14.49%，即目前我国吸烟人群中接近一半居民为重型吸烟者。城乡男性居民的吸烟率、重型吸烟率均高于女性，男性是吸烟的主流人群，且农村居民上述指标均高于城市。上述差异的主要原因是农村居民文化水平较低，基本健康知识与理念、健康行为方式两方面素养均低于城市，且农村吸烟人数基数大，农村居民控烟意识差，因而由吸烟引发的脑血管疾病患者略多于城市。慢性病患病率的上升大大增加了患者家庭的医疗费用支出负担，慢性病的治疗势必要消耗大量的卫生资源，如图 7-2 所示。

卫生总费用增长速度和居民慢性病患病率增长速度呈现"此消彼长"的趋势。从图 7-2 可知，居民慢性病患病率增长速度在 2003～2013 年呈上升趋势，尤其以2003～2008 年增长最为明显，2003 年为–6%，2008 年达到 28%，2013 年达到 37%。

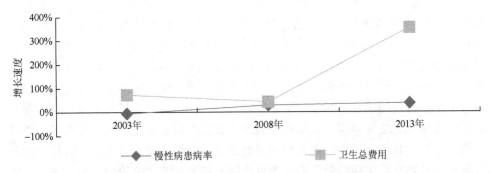

图 7-2　2003～2013 年卫生总费用增长速度和居民慢性病患病率增长速度

同时卫生总费用增长速度也不断上升，且卫生总费用增长速度大大高于居民慢性病患病率增长速度，以 2008～2013 年最为突出，由 2008 年 15%上涨到 2013 年的 317%。这与我国居民不良的生活习惯息息相关。随着吸烟饮酒人数增加、饮食西化等生活方式的变化，癌症、肥胖和糖尿病等发病率不断上升。同期，由慢性病所造成的防范与治疗费用的增加直接引起我国卫生总费用迅速攀升，带来了严重的社会经济负担。

7.5.3　中国居民卫生行为与卫生总费用的关系

由上述分析可知，我国居民已处于随时可能因饮食方式和结构而导致一场健康灾难的危险边缘。营养过剩、吸烟饮酒、缺乏运动等不良卫生行为使得高血压、肿瘤、心脑血管疾病等慢性病患病率逐年增加，慢性病已经成为威胁我国城乡居民生命安全的主要因素。根据欧洲癌症及营养调查，能够遵从生活方式医学原则的患者，其发展慢性病的可能性降低 78%。而慢性病大多可以通过干预避免，从而减少个人现金卫生支出。因此，阻止慢性病井喷式发生关系到人民的长远幸福。本节选取与饮食习惯、吸烟以及饮酒行为最为相关的脑梗死、心脏疾病、恶性肿瘤三种疾病住院医疗费用为研究对象，此处的心脏疾病为充血性心力衰竭和急性心肌梗死的总和，恶性肿瘤主要为肺恶性肿瘤和胃恶性肿瘤，从而深入研究 2005～2015 年三类慢性病患者住院医疗费用（住院医疗费用＝出院患者数×出院者平均住院医疗费用）变化趋势、卫生总费用趋势以及卫生总费用占 GDP 的比重变化趋势，综合分析得出居民卫生行为变化对卫生总费用的影响。

慢性病患病率的上升大大增加了医疗卫生支出。2005～2015 年我国居民慢性病住院医疗费用逐渐上升，其中脑梗死的住院医疗费用上涨速度居于首位，从 2005 年的 0.48 亿元上升到 2015 年的 21.7 亿元。其次分别是恶性肿瘤和心脏疾病。

2005～2015 年恶性肿瘤的住院医疗费用从 0.43 亿元上升到 7.65 亿元；心脏疾病的住院医疗费用由 0.07 亿元上升到 0.94 亿元。同期，慢性病的住院医疗费用消耗了大量的卫生资源。2005～2015 年我国卫生总费用占 GDP 的比重总体呈上升趋势，由 4.66%上升到 6.05%，上涨近 1.39 个百分点。慢性病的高昂住院医疗费用引起卫生总费用的增长，其原因主要有以下三方面：首先，相较于急性病，慢性病治疗周期长、复发率高，长期治疗会产生大量的药品支出，从而导致卫生总费用快速上升。其次，慢性病尚未存在根治方法，慢性病患者需要终身服药，这种长期通过药物来稳定病情的医治方法也会进一步导致卫生总费用上升。最后，随着我国医疗体系的不断完善，患者付费方式由全额承担到部分承担的转变很大程度上刺激了卫生总费用的增加，个人负担的降低使得居民就医及时率提高，卫生总费用迅速上涨（文捷等，2016）。究其原因，与慢性病患病率密切相关的居民不良卫生行为才是卫生总费用上涨的重要因素。

7.5.4　基于卫生行为视角的研究结果的讨论与建议

慢性病的患病原因主要取决于个人的生活方式和行为。随着我国居民生活条件的改善，营养过剩、吸烟、喝酒、熬夜、久坐、缺乏锻炼等不良卫生行为产生，吸烟是引发癌症的重要危险因素，马晓萍等（2014）通过回归分析得出随着吸烟量的增加，患心脑血管疾病的危险性也在增加。李颖等（2017）通过论证研究得出饮酒是糖尿病的重要因素之一。正所谓"穷有穷病，富有富病"，居民患病情况从过去农业社会的营养不良、传染性疾病转变为高血压、脑梗死、心脏病等慢性病，而慢性病的治疗势必会引起卫生总费用的增加，且卫生总费用增长速度远远高于慢性病患病率增长速度。针对上述研究与分析，为改善居民不良卫生行为，降低慢性病患病率，从而有效控制卫生总费用，可从以下方面提出慢性病防控与治疗措施。

（1）制定营养改善与慢性病防控的政策。政府应为落实"预防为主"方针提供政策支撑，提高政府对营养改善和慢性病防控的重视，健全食品方面的法律法规，在环境整治、体育健身、营养改善、食品安全等方面开展联合行动，为居民饮食健康创造良好的环境。

（2）建立分级诊疗制度。我国慢性病患者数量庞大，需要进行长期的跟踪管理。为更好地服务慢性病患者，通过优化区域医疗资源配置，确保上级医院资深专家定期到基层医疗机构坐诊，指导患者选择适宜的就医路径，合理施治，并开设慢性病专家预约咨询服务热线，同时不定期聘请知名健康管理专家举行健康讲座，改善居民不良卫生行为。

（3）提高居民健康意识。威胁我国居民健康最大的因素是其自身吸烟饮酒、缺乏运动等不良卫生行为。要建立政府主导以及全社会共同参与的防控机制，加大健康教育宣传，从单纯的治疗慢性病为主转向预防与治疗并重，将"末端治理"变为"源头治理"。

7.6　居民健康变化对卫生总费用的影响及作用机理

随着经济的快速发展，中国已位居世界第二大经济体，人们的生活水平和生活质量随之提高，健康观念亦在不断变化。传统健康仅局限于是否患有疾病，1948 年世界卫生组织对健康提出新的定义："健康是一种躯体、精神与社会和谐融合的完美状态，而不仅仅是没有疾病或身体虚弱。"1959 年，美国学者 Steven Prentice-Dunn 将健康的概念再次完善：健康应涵盖躯体健康、社会健康、心理健康、情绪健康和精神健康五个方面（李虹，2007）。健康定义的完善使人们对健康有了全面的认识，不少学者在健康、卫生总费用等方面进行了较多的研究探索。王煜（2010）利用 Logistic 回归研究中国居民健康相关生命质量及其对卫生服务的影响，得出中国居民的健康相关生命质量受慢性病患病状况影响显著，在卫生服务方面，总体健康评分较低的患者有高住院概率和高医疗费用。张川川（2011）利用中国健康与营养调查数据检验居民健康变化对劳动供给和家庭收入的影响，研究发现健康恶化显著降低劳动供给与家庭收入。高其法（2014）指出随着人们日常生活行为的转变，人们在健康行为方式选择上存在的不确定性及认知偏差影响了居民的健康。翟铁民等（2014）通过核算我国慢性病防治费用得出医疗保障制度缺乏对慢性病针对性设计，慢性病防治费用占卫生总费用的 70%，消耗大量卫生资源。杜本峰和郭玉（2015）认为职业、生活来源、体育锻炼、慢性病患病率等影响健康自评，中国老年人健康存在时空差异。虽然学者在健康和卫生服务、健康变化和家庭收入、卫生总费用影响因素等方面分别取得一定的研究成果，但研究居民健康变化与卫生总费用间关系的成果较少。明确居民的健康变化对卫生总费用的影响及作用机制对于完善医疗体系结构、确定当前和未来医疗费用支出控制的侧重点意义重大。

7.6.1　中国卫生总费用的变化趋势

1. 卫生总费用筹资规模持续扩大

2003～2017 年，我国卫生总费用筹资总额持续增加，筹资规模不断扩大。根据筹资来源法，我国卫生总费用的筹资总额从 2003 年的 6584.1 亿元增长到 2017 年的 52 598.28 亿元，增长了约 6.99 倍。卫生总费用占 GDP 的比重是衡量一个国家对卫生事业的支持力度、全民对健康的重视程度的标准。世界卫生组织于 2010 年指出，中低收入国家的卫生总费用占 GDP 的比重应在 5%～7%。我国卫生总费用占 GDP 的比重在 2003～2017 年呈上升趋势，2009 年首次突破 5%，2012 年以来一直维持在 5%以上的水平，2016 年首次突破 6%。我国卫生总费用筹资规模逐年增大、卫生总费用占 GDP 的比重有逐年升高趋势，这说明我国对卫生事业投入及支持力度加大，对居民的健康越来越重视。

2. 我国卫生总费用筹资结构持续优化

2003 年以来，我国卫生总费用筹资结构持续优化。个人现金卫生支出占卫生总费用的比重从 2003 年的 55.87%下降至 2017 年的 28.78%；同时，政府卫生支出占卫生总费用的比重从 16.96%增长至 28.91%；社会卫生支出占卫生总费用的比重从 27.16%增长至 42.32%。政府卫生支出和社会卫生支出是卫生事业发展的重要保障，两者占卫生总费用的比重均不断上升，而个人现金卫生支出在 2001 年之后便呈逐步下降的趋势，社会卫生支出在 2010 年起便超越个人现金卫生支出成为主导。政府卫生支出和社会卫生支出比重的提高减轻了居民个人的看病负担，一定程度上缓解了居民"看病难、看病贵"难题，这反映出我国政府和社会越来越重视居民健康，卫生总费用筹资结构持续优化。

7.6.2　中国居民健康变化分析

居民的健康与经济、社会、人口、行为、环境等因素密切相关，随着我国经济的快速发展，居民的经济水平、生活方式、卫生行为等因素对健康的影响逐步显现。明确居民的健康变化是了解我国家庭和社会的疾病负担、卫生服务需求的基础，是卫生总费用合理投入的重要决策依据的重要方面。本节从我国居民的健康水平、居民健康风险演变、居民健康变化主因分析三个方面着手分析我国居民的健康变化。

1. 我国居民的健康水平逐步提高

国际上衡量一个国家居民健康水平主要有三大指标：平均预期寿命、婴儿死亡率和孕产妇死亡率。平均预期寿命代表了一个社会的经济发展水平和医疗卫生服务水平，受社会经济条件、生活条件、卫生医疗水平、体制、遗传等因素的限制。我国居民的平均预期寿命从 2000 年的 71.4 岁增长到 2017 年的 76.7 岁，呈现逐年延长的良好趋势。平均预期寿命的延长反映我国人口质量发展良好，经济快速发展促进健康水平的稳步提升。婴儿死亡率、孕产妇死亡率反映了一个国家或地区生殖健康服务的发展水平，是衡量经济发展、居民健康水平的另一重要指标。2000～2017 年，城市婴儿死亡率从 11.8‰降至 4.1‰，农村婴儿死亡率从 37‰降至 7.9‰。同期，城市和农村的孕产妇死亡率分别下降了 12.7/10 万、48.5/10 万（表 7-15）。婴儿死亡率、孕产妇死亡率的迅速下降得益于疫苗的推广使用和专业助产服务的提升，农村的医疗服务改善效果最为显著，但基于设备、药品资源等，城乡居民的健康水平存在较大差距。平均预期寿命、婴儿死亡率和孕产妇死亡率三大指标的变化标志着我国居民的健康水平总体上已达到发展中国家较高水平（邓峰等，2014）。尽管如此，对居民健康也不能放松警惕，否则会酿成严重后果。如今，"温水煮青蛙"的悲剧正在健康卫生领域上演，随着居民收入水平、城镇化水平逐渐提高，人们的膳食结构、生活方式等逐渐转变，获得的满足感越来越多。殊不知，与之俱来的慢性病正逐步侵蚀居民的健康。由于居民健康受人口结构变化、生态环境建设、工业化、城镇化、生活方式变化、疾病谱变化等多种因素影响，顺势而生的"富贵病"为维护和促进健康带来更大的挑战（张琛，2007）。了解居民健康变化，正视健康所面临的新挑战，对威胁居民健康的因素有充分的认知是掌握居民疾病负担及卫生服务需求的重要方法，也是有针对性地控制卫生总费用的前提条件。

表 7-15　平均预期寿命、婴儿死亡率及孕产妇死亡率变化情况

年份	平均预期寿命/岁	婴儿死亡率/‰		孕产妇死亡率/（1/10 万）	
		城市	农村	城市	农村
2000	71.4	11.8	37.0	29.3	69.6
2005	73.0	9.1	21.6	25.0	53.8
2010	74.8	5.8	16.1	29.7	30.1
2015	76.3	4.7	9.6	19.8	20.2
2016	76.5	4.2	9.0	19.5	20.0
2017	76.7	4.1	7.9	16.6	21.1

资料来源：2017 年中国卫生和计划生育统计年鉴。

2. 我国居民健康风险演变

随着科学技术的进步、医疗水平的发展，传染病已经逐渐得到控制。2018 年《中国卫生健康统计年鉴》数据显示，2017 年甲乙类法定报告传染病发病率为 222.06/10 万，死亡率仅为 1.42/10 万。目前，传染病已基本可以得到治疗，但病因复杂、病理时间长、患病率高且治疗率低的慢性病严重威胁居民健康。通过 2017 年我国居民主要疾病死亡率及死因构成发现，恶性肿瘤、心脏病、脑血管病三类疾病是我国居民死亡的主要原因。总的来看，2017 年，恶性肿瘤的死因构成占比居首位，致死人数最多，常见的恶性肿瘤为肺癌、肝癌、胃癌、食管癌等；心脏病的死因构成占比位列第二，根据病因可分为肺源性心脏病、先天性心脏病、风湿性心脏病、心肌病等；脑血管病的死因构成占比位居第三，通常包括脑出血、蛛网膜下腔出血、脑梗死、短暂性脑缺血、脑动脉硬化等。恶性肿瘤、心脏病、脑血管病三大疾病在城市和农村的死因构成占比均超过 20%，是居民病伤死亡的主要原因，导致居民病伤死亡的其他疾病有呼吸系统疾病、损伤和中毒、内分泌营养和代谢疾病、消化系统疾病、神经系统疾病和泌尿生殖系统疾病等（表 7-16）。从疾病类别来看，导致居民病伤死亡的均为慢性病，慢性病成为威胁居民健康的最大杀手。

居民健康风险因素从传染病转为慢性病，是多种因素综合作用的结果。与这三类疾病的产生息息相关的因素有生活环境、生活行为方式、饮食习惯等，在现代这个快节奏生活环境中，居民的家庭、事业等精神压力越来越大，从青少年到老年人，熬夜已经成为大众的普遍习惯。另外，经济的快速发展提高了居民的生活水平，改变了其生活行为方式和饮食习惯。据《中国居民营养与慢性病状况报告（2015）》，在我国，现有烟民超过 3 亿人，其中受二手烟危害的非吸烟者高达72.4%；高危饮酒群体（每日饮酒量 60 克以上者）占饮酒消费群体的 20.4%；膳食结构从粗粮变成了高脂肪高糖类高蛋白；经常运动的成年人仅有 18.7%。受居民的生活环境以及吸烟饮酒、膳食结构不合理、运动量不足等不良行为的影响，居民超重及肥胖概率增加，导致肺癌、肝癌、胃癌、冠心病、心脏病、高血压等慢性病患病率快速上升。综上，恶性肿瘤、心脏病、脑血管病等慢性病所带来的疾病负担日渐加重，根据居民的健康变化特点采取一定措施来有效控制卫生总费用增长刻不容缓。

表 7-16　2017 年我国居民主要疾病死亡率及死因构成

疾病名称	城市		农村	
	死亡率/（1/10 万）	构成/%	死亡率/（1/10 万）	构成/%
恶性肿瘤	160.72	26.11	156.70	23.07
心脏病	141.61	23.00	154.40	22.73
脑血管病	126.58	20.56	157.48	23.18
呼吸系统疾病	67.20	10.92	78.57	11.57
损伤和中毒	36.34	5.90	52.92	7.79
内分泌、营养和代谢疾病	20.52	3.33	16.34	2.40

续表

疾病名称	城市		农村	
	死亡率/（1/10 万）	构成/%	死亡率/（1/10 万）	构成/%
消化系统疾病	14.53	2.36	14.41	2.12
神经系统疾病	7.84	1.27	7.57	1.12
泌尿生殖系统疾病	6.72	1.09	7.56	1.11

资料来源：居民病伤死亡原因年报。

3. 我国居民健康变化主因分析

慢性病是我国居民健康变化的主要内容，了解慢性病发展过程是掌握居民健康变化的基础。按例数计算，2003～2013 年，我国居民慢性病患病率从 151.1‰增长至 330.7‰，增长了 1.19 倍。如表 7-17 所示，从地域来看，城市居民的慢性病患病人数高于农村，原因在于城市生活压力大、工作节奏快、吸烟饮酒频率与高脂肪高糖度等食物的食用量高于农村，导致城市中慢性病患病人数较多。从性别来看，2003～2013 年城市中男性和女性的慢性病患病率分别增加了 139.8 个千分点、114.7 个千分点，农村中男性和女性的慢性病患病率分别增加了 159.8 个千分点、187.4 个千分点。农村男性、女性的慢性病患病率增长速度均高于城市，这是因为农村居民的文化水平、健康知识素养低于城市居民且城乡医疗服务水平仍存在一定的差距。从年龄结构来看，慢性病患病率随着年龄的增加而增加，这主要是因为随着年龄的增加，人们的器官功能开始退化，生理机能、免疫能力、代偿能力等逐渐下降，心血管疾病、呼吸系统疾病、循环系统疾病、精神系统疾病等慢性病患病率开始增加；另外，中年人的慢性病患病率增长速度远远高于老年人，慢性病已呈年轻化发展趋势，开始侵袭四五十岁中年人。2017 年，我国城市和农村因慢性病死亡占总死亡人数的比重分别高达 85.3%、79.5%，总患病人数约 3 亿人（顾景范，2016）。研究我国居民慢性病患病率变化情况可知，城市居民患病人数较多，农村居民患病率增长速度较大，慢性病患病率随着年龄的增加而增加且逐渐呈现年轻化态势。慢性病成为我国主要的公共卫生问题，进一步预防和控制慢性病已经急不可待，加强慢性病健康管理的重要性不言而喻。

表 7-17　我国居民慢性病患病率变化情况（单位：‰）

慢性病患病率	城市			农村		
	2003 年	2008 年	2013 年	2003 年	2008 年	2013 年
按例数计算	239.6	282.8	366.7	120.5	170.5	294.7
按人数计算	177.3	205.3	263.2	104.7	140.4	227.2

慢性病患病率	城市			农村		
	2003 年	2008 年	2013 年	2003 年	2008 年	2013 年
分性别慢性病患病率						
男性	215.4	266.2	355.2	106.4	147.0	266.2
女性	262.7	298.6	377.4	135.3	194.4	322.7
年龄别慢性病患病率						
0～4 岁	5.3	7.9	—	6.5	6.1	—
5～14 岁	8.7	7.0	—	9.7	9.0	—
15～24 岁	14.5	15.1	17.0	18.9	21.7	12.2
25～34 岁	48.9	35.6	38.4	61.6	57.5	38.2
35～44 岁	118.6	105.0	111.6	116.5	127.3	118.4
45～54 岁	261.7	272.7	241.6	203.1	254.0	230.0
55～64 岁	497.1	522.5	410.5	302.6	379.7	367.8
65 岁以上	777.1	851.8	589.8	391.7	523.9	481.7

资料来源：2018 年中国卫生健康统计年鉴。

7.6.3　中国居民健康变化与卫生总费用的关系

基于我国居民健康变化的特点，本节选取 2003～2017 年的婴儿死亡率、孕产妇死亡率、平均预期寿命、慢性病患病率作为指标，分析居民健康变化与卫生总费用的相关性（表 7-18），结果显示反映居民健康变化特点的各指标与卫生总费用相关性均大于 0.9。其中，婴儿死亡率、孕产妇死亡率与卫生总费用负相关，随着我国婴儿死亡率、孕产妇死亡率逐年降低，卫生总费用整体呈上升趋势。平均预期寿命、慢性病患病率与卫生总费用正相关，近年来我国居民的平均预期寿命延长，慢性病患病率呈上升趋势，这与卫生总费用的上升趋势一致。在威胁居民健康的慢性病中，恶性肿瘤、心脏病、脑血管病成为导致居民病伤死亡人数最多的前三类疾病，以其治疗费用为研究对象，对比 2003～2017 年三类慢性病的治疗费用与卫生总费用趋势，深入探讨居民的健康变化对卫生总费用的影响。恶性肿瘤治疗费用为胃恶性肿瘤、肺恶性肿瘤与食管恶性肿瘤治疗费用之和，心脏病治疗费用为心肌梗死与慢性肺源性心脏病治疗费用之和，脑血管病治疗费用为脑梗死和脑出血治疗费用之和。2003 年以来，我国居民的慢性病治疗费用逐渐攀升，其中，脑血管病的治疗费用上涨速度最快，从 2003 年的 18.79 亿元上升到 2016 年的 396.93 亿元；恶性肿瘤的治疗费用从 2003 年的 12.79 亿元上涨到 2016 年的 137.5 亿元；心脏病的治疗费用从 2003 年的 9.45 亿元增长至 2016 年的 118.58 亿元。

而我国卫生总费用从 2003 年的 6584.10 亿元增长至 2017 年的 52 598.28 亿元,其增长趋势与慢性病治疗费用的增长趋势一致。由此可知,慢性病治疗费用的上涨将造成卫生总费用的上涨。居民健康变化的特点拉动卫生服务需求增长,在加重居民疾病负担的同时导致卫生总费用增长。因此,居民的健康变化是卫生总费用增长的因素之一。我国未来卫生总费用支出的侧重点为慢性病,合理控制卫生总费用的增长应从控制慢性病治疗费用着手,采取相应的措施减少慢性病的患病率,减少居民的个人现金卫生支出,降低慢性病给社会和个人带来的疾病负担,促进社会和国民经济的发展。

表 7-18　我国居民健康变化与卫生总费用的相关关系

	婴儿死亡率	孕产妇死亡率	平均预期寿命	慢性病患病率	卫生总费用
婴儿死亡率	1.0000				
孕产妇死亡率	0.9814	1.0000			
平均预期寿命	−1.0000	−0.9940	1.0000		
慢性病患病率	−0.9034	−0.9278	—	1.0000	
卫生总费用	−0.9004	−0.9033	0.9751	0.9988	1.0000

7.6.4　基于居民健康变化视角的研究结果的讨论与建议

2003 年以来,居民健康发生巨大变化,慢性病对居民健康的威胁不容忽视。作为我国居民健康的头号公敌,慢性病患病率高、治愈率低、治疗周期长、治疗费用高等特点造成卫生总费用逐年增长。根据相关分析结果,慢性病对卫生总费用的影响高于健康水平的相关指标。综上,慢性病是居民健康变化导致卫生总费用增长的因素之一。针对居民健康变化的特点,我国应采取有效措施防控管理慢性病,从而进一步提升居民健康水平,改善居民健康整体状况,有效地控制卫生总费用的不合理增长,促进经济发展。因此,从政府部门、医疗机构、居民个体三个角度提出以下建议。

1. 加强全民健康教育,提高健康素养

政府部门应健全全民健康教育体系,建立健康知识和健康生活普及制度,完善覆盖全国的健康素养检测体系。加强文明建设,发展健康文化,倡导正确的健康生活习惯。卫生健康部门可开展慢性病防治教育,普及科学实用的防治知识,使广大民众树立戒烟戒酒、合理膳食、适量运动等健康生活的意识,开展"三减

三健"（减油、减盐、减糖；健康口腔、健康体重、健康骨骼）等专项活动，深入推进国民健康素质提升活动。树立健康的生活意识、提升国民的健康素养、倡导健康科学的生活方式等，从源头上减少慢性病的发生，降低慢性病患病率，减轻家庭和社会的慢性病治疗费用负担，形成"重预防、轻治疗"的良好社会氛围。源头制止、釜底抽薪是最行之有效的控制慢性病危害、减少卫生总费用不合理增长的有效途径。

2. 落实分级诊疗制度，与慢性病协同作战

分级诊疗制度将疾病按难易程度分为轻重缓急等级别，由不同级别的医疗机构承担不同程度的疾病。县级医院等基层医疗卫生机构应承担更多常见病、多发病的诊疗。对于患病率高、病程较长、诊断方案清晰、治疗效果明显的慢性病，可在基层医疗卫生机构开展诊疗措施。基层医疗卫生机构可对慢性病高危人群及时进行疾病评估和健康指导，对慢性病患者开展健康评估、建立疾病档案；对于急危重症患者的抢救和难以判断的疑难杂症可向上转诊，由三级医院提供急危重症服务、大医院疾病救治。各级医疗机构明确功能定位并以此为基础，形成"基层首诊、双向转诊、急慢分治、上下联动"的分级诊疗模式，缓解大医院的接诊压力，改善"看病难"、资源浪费等问题。分级诊疗与慢性病管理协同作战，构建有序的就医格局，是缓解居民"看病难、看病贵"问题、实现合理配置医疗资源、促进基本医疗服务均等化的重要举措，对于提高居民健康水平、控制卫生总费用的不合理增长具有重要意义。

3. 自主自律健康生活，加强慢性病健康管理

居民个体的主观能动性在维护自身健康、预防慢性病方面起着至关重要的作用。现代社会生活中，影响居民健康、导致疾病产生的因素不仅来自外界的不可控因素，更多的是居民个体的不良生活行为。居民个体在膳食、吸烟、喝酒、运动等方面的不良行为是导致恶性肿瘤、心脏病、脑血管病等慢性病的重要因素，自主自律的健康生活是最有效的预防手段。另外，慢性病具有期初症状隐匿的特征，为了防治慢性病，可增加体检频率，若有感觉不适应及时检查治疗，在患病前期就进行防治。规范体检管理，健全体检制度。例如，对于癌症、卒中、心脑血管疾病、呼吸系统疾病、精神系统疾病等慢性病进行筛查诊治。在各居民社区开设戒烟服务热线、戒烟戒酒诊所、三高（高血压、高血糖、高血脂）卫生服务中心，提供健康饮食、养生保健、健身运动等咨询服务。慢性病重预防，可降低患病率，减少卫生总费用支出。将疾病预防作为未来医疗卫生体系的可持续性发展战略，是减轻当前医疗卫生体系负担的重要手段。

7.7　医疗保障水平对卫生总费用的影响及作用机理

改革开放以来，我国卫生总费用从 1978 年的 110.21 亿元增长到 2017 年的 52 598.28 亿元，增长了 476 倍，人均卫生费用从 1978 年的 11.45 元增长到 2017 年的 3783.83 元，增长了 329.5 倍，而卫生总费用占 GDP 的比重也从 1978 年的 3.02%增长到 2015 年的 6.41%。卫生总费用的快速上升与许多因素有关（刘明和李梦杰，2013），如经济发展水平、新医疗技术的发展、医保目录的扩大及报销比重的提高、贵重高值耗材的大量使用、感染/护理管理标准的提高，尤其与医疗保险的全覆盖有着密切的关系。随着新农合制度、城镇居民基本医疗保险制度以及城镇职工基本医疗保险制度覆盖面不断扩大，目前，全国城乡居民基本医保参保人数达 12.7 亿人，医疗保险覆盖率已高达 95%。由于参加医保可以报销一大部分的医疗费用，居民之前受到抑制的医疗需求得到释放，导致医疗费用支出增加，使卫生总费用快速增长。

在中国知网上以"医疗参保""医疗保障水平""医疗保险""卫生总费用""影响因素""卫生政策"等关键词进行检索发现，不少学者就我国医疗参保对卫生总费用的影响进行了深入研究。谢明明和朱铭来（2016）采用面板固定效应模型研究了医疗保险对不同收入人群卫生总费用的影响差异性，最终得出当居民的收入处于低水平时，医疗保险对卫生总费用没有促进作用，当居民的收入处于中高等水平时，医疗保险显著促进卫生总费用的增长。刘军强等（2015）认为，卫生总费用增长的主要原因是医疗保险的推广以及医疗费用使用率的增加。关于医疗保障水平如何影响卫生总费用的增长尚未进行深入研究。也有一些学者对我国卫生总费用的影响因素进行相关研究。封进等（2015）从老年医疗费用支出差异角度出发，表明城乡老年需求差异导致医疗费用上涨，建议应根据老年的医疗需求调整医疗资源配置的结构。李红浪等（2016）研究老龄化与卫生总费用的关系，最终得出老年人口数量不是促进卫生总费用增长的决定因素，该决定因素为老年人口的卫生服务需求以及利用的满足程度。李丽清等（2016b）对城镇化与卫生总费用的关系进行研究，得出城镇化或城镇人口并非促进卫生总费用增长的单一因素，而是多种因素共同作用的结果。李丽清等（2016c）采用定性、定量的方法对我国居民收入与卫生总费用的关系展开了深入研究，其研究结果表明，基于我国二元经济结构特征，收入水平的提高并非卫生总费用增长的单一且决定因素。

习近平总书记在党的十九大报告中提出，要完善统一的城乡居民医疗保险制度，深入贯彻落实党的十九大精神，进一步加强制度整合，理顺管理体制，提升服务效能。在此背景下，研究居民医疗参保，明确医疗保障水平的变化是否是影响卫生总费用变化的决定因素，对于医药卫生体制改革和相关卫生政策的制定具有重大的意义。

7.7.1 中国医疗保障水平现状

医疗保险是国家根据一定的法律法规，为在保障范围内的劳动者患病时而提供的基本医疗需求保障（张京晶，2015）。我国的医疗保险分为社会医疗保险和商业医疗保险两种方式。社会医疗保险的覆盖率正逐步提高，社会医疗保险惠及全国居民的主要目标已经实现，但由于我国的社会医疗保险制度还不够完善，多年来我国医疗保险费用一直处在增长的状态，甚至一度超过当年 GDP 的增长速度。

我国商业保险的发展速度很快，商业健康保险费用 1997 年为 13.63 亿元，2016 年达 4042.50 亿元。2016 年，我国的商业健康保险费用为 4042.50 亿元，较 2015 年的 2410.47 亿元增长 67.71%。2005 年，国务院发展研究中心发布的《对中国医疗卫生体制改革的评价与建议》报告中指出，中国近 20 年的医疗改革是不成功的，甚至是失败的，需不断完善医疗保险体制改革（朱凤梅，2011）。

前瞻产业研究院发布了 2013～2016 年我国参保人数以及医疗保险基金收支情况的统计数据（表 7-19）。截至 2016 年 7 月，全国基本医疗参保人数达到 6.95 亿人，与 2015 年相比增长 5.7%。医疗保险基金收入达 7066.9 亿元，同比增长 14.0%，医疗保险基金支出达 5583.3 亿元，同比增长 13.0%。

表 7-19　2013～2016 年参保人数及医疗保险基金收支情况

年份	参保人数/亿人	医疗保险基金收入/亿元	医疗保险基金支出/亿元
2013	5.68	4528.8	3640.3
2014	5.92	5253.4	4259.5
2015	6.57	6199.0	4941.0
2016	6.95	7066.9	5583.3

资料来源：中国医疗保险行业分析报告。

从上述可以看出，我国医疗参保人数和参保费用逐年增加。同时为积极响应国家医改政策号召，提高各地区整体医疗水平，我国各地正努力健全医保管理服务体系，加强基础数据库标准化建设，建立异地就医及时结算系统，完善医保关系转移接续政策，使参保群众就医结算更加方便、快捷。我国医疗保险现状呈现以下特点。

1. 参保人数大

中国总人口逐年增多，同时参保人数逐年增加。中国总人口 2000 年为 126 743 万人，2017 年达 139 008 万人，而城镇基本医疗保险参保人数 2000 年 为 3786.9 万人，2017 年为 117 681.4 万人，远远快于总人口的增长速度。同时，城镇居民基本医疗保险占比由 1993 年的 0 上升至 2013 年的 19.23%、2015 年的 56.61%。其中，城镇基本医疗保险参保人数由城镇职工基本医疗保险参保人数和城镇居民基本医疗保险参保人数组成，而参保职工人数和参保退休人员人数构成了城镇职工基本医疗保险参保人数（表 7-20）。

表 7-20　2000~2017 年中国总人口及城镇基本医疗参保情况（单位：万人）

年份	总人口	城镇基本医疗保险参保人数	城镇职工基本医疗保险参保人数	参保职工人数	参保退休人员人数	城镇居民基本医疗保险参保人数
2000	126 743	3 786.9	3 786.9	2 862.8	924.2	—
2001	127 627	7 285.9	7 285.9	5 470.7	1 815.2	—
2002	128 453	9 401.2	9 401.2	6 925.8	2 475.4	—
2003	129 227	10 901.7	10 901.7	7 974.9	2 926.8	—
2004	129 988	12 403.6	12 403.6	9 044.4	3 359.2	—
2005	130 756	13 782.9	13 782.9	10 021.7	3 761.2	—
2006	131 448	15 731.8	15 731.8	11 580.3	4 151.5	—
2007	132 129	22 311.4	18 020.3	13 420.3	4 600.0	4 291.1
2008	132 802	31 821.6	19 995.6	14 987.7	5 007.9	11 826.0
2009	133 450	40 147.0	21 937.4	16 410.5	5 526.9	18 209.6
2010	134 091	43 263.0	23 734.7	17 791.2	5 943.5	19 528.3
2011	134 735	47 343.2	25 227.1	18 948.5	6 278.6	22 116.1
2012	135 404	53 640.0	26 485.0	19 861.0	6 624.0	27 155.0
2013	136 072	57 072.0	27 443.0	20 501.0	6 942.0	29 629.0
2014	136 782	59 747.0	28 296.0	21 041.0	7 255.0	31 451.0
2015	137 462	66 582.0	28 893.0	21 362.0	7 531.0	37 689.0
2016	138 271	74 391.6	29 531.6	21 720.0	7 811.6	44 860.0
2017	139 008	117 681.4	30 322.7	22 288.4	8 034.3	87 358.7

2. 参保人数增长速度快

中国不仅参保人数巨大，而且参加医疗保险人口的增长速度比世界上任何一个国家都快。2000～2017 年中国人口增长速度缓慢，而城镇基本医疗保险参保人数增长速度、城镇职工基本医疗保险参保人数增长速度以及城镇居民基本医疗保险参保人数增长速度较快。

3. 参保门槛低

医疗保险制度属于一种社会保障制度。医疗保险水平是指在一定的时期内，一国或地区社会成员享受待遇水平、制度成熟水平等社会保障水平的程度。居民参保缴费金额少，参保准入的门槛较低，较适合低收入或没有收入的城镇居民和未成年人参加，确保每个人在经济上能承受得起。一般来说，学生、儿童每人每年筹资标准是 100 元，个人缴纳医疗保险费用 60 元，其余 40 元由政府补助。重度残疾、享受低保待遇和特殊困难家庭的学生、儿童个人不缴费，医疗保险费用全部由政府补助。居民参保的手续简便，参保人员每年仅需要缴纳较少的医疗保险费用便可为本年度的健康投资，凡城乡居民均可办理参保。

7.7.2　中国医疗保障水平对卫生总费用影响的作用机理

随着中国经济快速的发展、人民生活水平的提高以及疾病谱的变化，尤其是在 2003 年 SARS 之后，各级政府越来越关注卫生事业的发展，不断加大对卫生事业的投入力度。1994 年国务院决定在江苏镇江、江西九江进行社会统筹与个人账户相结合的社会医疗保险制度的试点，由此揭开医改序幕。中国医疗体制虽然在不断完善、改进，但同时出现了较多问题。尽管医疗服务机构数量、医生数量以及床位数量比计划经济时期有了较明显的增长，技术装备水平也在不断进步，但卫生总费用的快速增长未能有效减轻"看病难、看病贵"所带来的一系列负面影响。

随着经济的发展，我国的医疗保健制度正不断健全、完善。由于实施了新农合制度、城镇居民基本医疗保险制度以及城镇职工基本医疗保险制度三种医疗保险制度，我国医疗保险已经基本达到全覆盖。医疗保险使医疗服务价格相对下降，人们医疗需求得到一定的释放，原本看不起病的人们开始利用医疗资源，同时随着医疗保障水平以及居民收入水平的提升，部分医疗服务需求者可能会存在过度利用医疗资源的倾向，进而出现卫生总费用的增长。有数据显示，截至 2014 年底，全国参加城镇职工基本医疗保险与参加城乡居民基本医疗保险的人数在 13.3 亿人左右，基本医疗保险覆盖率在 95%以上（肖卓，2017）。我国基本医保覆盖面提高的同时，卫生总费用、医保报销的医疗费用也在增长。2009～2014 年，医保报销的医疗总费用增长较快，远高于同期卫生总费用的年均增长速度。由此可知，医疗保险对医疗费用支出具有显著的促进作用。

1. 我国参保情况与卫生总费用的变化关系

2002 年 10 月，《中共中央国务院关于进一步加强农村卫生工作的决定》明确指出，逐步建立以大病统筹为主的新型农村合作医疗制度。2003 年开始，本着多方投资、农民自愿的原则，新农合试点区不断增加，截至 2017 年底，新农合制度已经基本全面覆盖农村居民。新农合制度、城镇居民基本医疗保险制度以及城镇职工基本医疗保险制度的快速发展给人们带来更多的医疗需求，从而对卫生总费用产生重大的影响。1993~2015 年，中国卫生总费用的年均增长速度远远超过了 GDP 的年均增长速度，其与参保人数以及参保费用的增长速度保持上升的趋势。由此可知，医疗参保是卫生总费用增长的重要影响因素。

2. 影响卫生总费用的机理分析

由以上分析可知，卫生总费用的影响因素不仅仅是参保人数这一因素，而是由多种因素共同作用的结果。为了进一步明确医疗保障水平是如何深入影响卫生总费用的，以下从医疗保险基金资金使用率、医疗保险覆盖率以及医疗保障制度的角度进行探讨。

（1）医疗保险基金资金使用率对卫生总费用的影响。医疗保险基金资金使用率会对卫生总费用产生重大影响，提高医疗报销比重和医疗保险基金资金使用率，可能会产生过度使用医疗服务的情况，进而产生医疗保险领域的道德风险。道德风险增加不必要的医疗费用支出，将导致医疗保险体系无法实现收支平衡，被迫提高保费，进而极大地促进卫生总费用的增长。

（2）医疗保险覆盖率的扩大对卫生总费用的影响。医疗保险参保人数、保险融资和覆盖项目不断扩大，到 2010 年，全民医保基本实现。医疗保险覆盖率的提高使得医疗服务使用率日益攀升，服务使用量开始爆发式增长；同时医疗保险覆盖率的提高会提高医疗服务的平均价格。服务使用率和医疗服务的平均价格一起推动卫生总费用的高速增长，这种双驱动的增长趋势使得卫生总费用以更快的速度增长。

（3）医疗保障制度对卫生总费用的影响。进入 21 世纪，我国医疗保障制度已经得到了很大的发展，在总体效率上得到提升，国家对医疗保障基金补偿额不断上升。

通过分析我国医疗保障水平的现状，同时基于 2007~2017 年数据分析发现，参保人数是卫生总费用的重大影响因素，医疗保障水平与居民对卫生服务需求以及利用有着密切的关系，直接关系我国的医疗卫生模式、卫生总费用变化速度。影响卫生服务需求以及利用的因素有很多，其中，医疗保险基金资金使用率、医疗保险覆盖率以及医疗保障制度等都将影响医疗卫生服务需求的满足程度，是多因素共同作用的结果。

7.8　慢性病对卫生总费用的影响及作用机理

随着居民生活水平的提高，社会结构的转型，以及老龄化、城镇化的加剧，人们的消费观念在不断发生变化，慢性病正逐渐取代急性病成为威胁居民生命健康的主要疾病。世界范围内的证据表明，无论是在经济负担层面还是患病率层面，慢性病所产生的不利影响近年来在不断加剧。世界卫生组织预计未来 10 年将有 3.88 亿人死于慢性病，造成的劳动力缺失会对经济发展产生重大冲击（解垩，2011）。慢性病是对一类起病隐匿、病程长且病情迁延不愈、缺乏确切的传染性生物病因证据、病因复杂，且有些尚未完全被确认的疾病的概括性总称（傅东波等，2001）。该类疾病因治疗周期长所导致的医疗费用支出的上升不仅给国家、社会造成巨大压力，而且加剧家庭负担，部分家庭承受不了慢性病产生的高额治疗费用，"因病致贫、因病返贫"现象时有发生。中国第五次国家卫生服务调查数据显示，慢性病患病率（按患病例数计算）在 2008～2013 年由 24.1%增加至 33.1%，增长了 9 个百分点，增长速度达 37.34%，这不得不引起国家的重视。当前我国正实施新一轮医药卫生体制改革，旨在通过发展基层医疗卫生服务，完善分级诊疗制度，引导慢性病回社区康复以降低医疗成本、减少卫生总费用。慢性病患病率上升对任何国家的卫生体系都是巨大的挑战，分析慢性病与卫生总费用之间的关系，明确慢性病患病人数上升是否是卫生总费用增长的最主要原因对于医药卫生体制改革和相关卫生政策的制定具有重大的现实意义。

7.8.1　中国慢性病现状

进入 20 世纪，人类平均期望寿命延长，伴随着环境污染、城镇化、工业化、老龄化进程的加快，居民健康发生巨大转变。慢性病逐渐成为世界上首要的死亡原因之一，2001 年调查显示，全球总死亡人数的 60%由慢性病所致，占整体疾病负担的 46%（王珊，2015）。中国每年有上百万居民死于慢性病，上亿居民患有慢性病，仅 2011～2012 年慢性病患病人数就由 2 亿人增加至 2.6 亿人，多数患者甚至同时患有 2～3 种慢性病，这给我国卫生体系造成巨大冲击。

1. 慢性病患病率明显增加

慢性病患病人数增加对任何国家的卫生体系均是重大挑战，最新数据显示当前我国慢性病患病率位于前十位的分别是高血压、糖尿病、椎间盘疾病、脑血管病、胃肠炎、缺血性心脏病、类风湿性关节炎、慢阻性肺部疾病、胆结石胆囊炎、泌尿系统结石，且高血压、糖尿病所占比重最大（图7-3）。《国家卫生服务调查分析报告》显示，慢性病患病率由1993年的20.7%上升至2013年的33.1%，增加了12.4个百分点（图7-4）。在特定疾病上，五次国家卫生服务调查表明，患病率在前15位的慢性病种类虽不尽相同，但同类疾病20年间患病率明显增加，以高血压为例，高血压患病率1993年为1.19%，至2013年已经增加至14.25%，涨幅近1100%，1993年、1998年、2003年、2008年、2013年前15位慢性病患病率平均值分别为0.61%、0.52%、0.61%、0.92%、1.75%，与慢性病患病率整体变动大体一致（表7-21）。

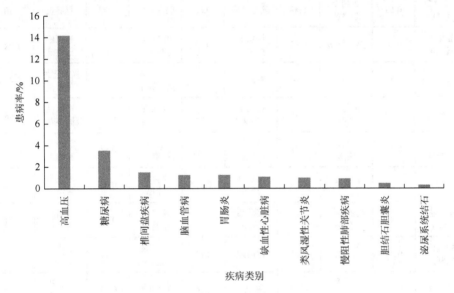

图 7-3　我国位于前十位的慢性病及患病率

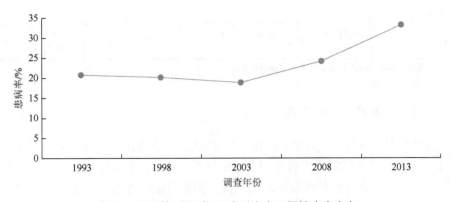

图 7-4　不同年份调查 15 岁以上人口慢性病患病率

表 7-21　1993～2013 年居民慢性病患病率（单位：%）

1993 年		1998 年		2003 年		2008 年		2013 年	
疾病名称	患病率	疾病名称	患病率	疾病名称	患病率	疾病名称	患病率	疾病名称	患病率
胃肠炎	1.62	高血压	1.33	高血压	2.62	高血压	5.49	高血压	14.25
慢性支气管炎	1.38	胃肠炎	1.21	胃肠炎	1.03	胃肠炎	1.07	糖尿病	3.51
类风湿性关节炎	1.35	慢性支气管炎	0.97	类风湿性关节炎	0.86	糖尿病	1.07	椎间盘疾病	1.48
高血压	1.19	类风湿性关节炎	0.96	慢阻性肺部疾病	0.75	类风湿性关节炎	1.02	脑血管病	1.23
消化性溃疡	0.63	胆结石胆囊炎	0.48	脑血管病	0.66	脑血管病	0.97	胃肠炎	1.20
胆结石胆囊炎	0.56	脑血管病	0.47	胆结石胆囊炎	0.57	椎间盘疾病	0.95	缺血性心脏病	1.02
脑血管病	0.40	冠心病	0.44	糖尿病	0.56	慢阻性肺部疾病	0.83	类风湿性关节炎	0.97
结核病	0.30	消化性溃疡	0.40	椎间盘疾病	0.50	缺血性心脏病	0.77	慢阻性肺部疾病	0.88
肾炎和肾病变	0.29	椎间盘疾病	0.38	缺血性心脏病	0.46	胆结石胆囊炎	0.51	胆结石胆囊炎	0.50
贫血	0.28	糖尿病	0.24	消化性溃疡	0.37	消化性溃疡	0.33	泌尿系统结石	0.28
椎间盘疾病	0.25	扁桃体气管炎	0.21	泌尿系统结石	0.18	泌尿系统结石	0.20	前列腺增生炎	0.24
扁桃体气管炎	0.24	贫血	0.21	白内障	0.17	前列腺增生炎	0.17	消化性溃疡	0.23
肺气肿	0.23	肾炎和肾病变	0.19	贫血	0.16	白内障	0.17	肾炎和肾病变	0.18
肝病和肝硬化	0.21	结核病	0.17	肺气肿	0.15	贫血	0.16	白内障	0.17
冠心病	0.21	病毒性肝炎	0.16	前列腺增生炎	0.15	哮喘	0.16	慢性咽喉炎	0.16

资料来源：1993～2013 年国家卫生服务调查分析报告。

2. 慢性病非病理特征凸显

慢性病不仅具有病理特征，而且具有鲜明的非病理特征（性别、年龄等特征）。1993～2013 年的《国家卫生服务调查分析报告》显示，我国慢性病患病率存在明显的性别差异、年龄差异以及年轻化趋势。国家卫生服务调查发现，无论城市还是农村，女性慢性病患病率要普遍高于男性，且城市患病率高于农村。同时，慢性病患病率存在显著的年龄差异，年龄越大，患病率越高，以 45 岁为分界点，45 岁以前慢性病患病率在各年龄段差异不大，45 岁以后慢性病患病率在不同年龄段有较大差距。老年人群一直是慢性病主要患病人群，但近些年来慢性病呈年轻化态势。

3. 慢性病防控措施不完善

对于慢性病的防治应以"预防为主、治疗为辅"，尽管当前我国强调医疗防护体系的职责与作用，但通过提升居民健康意识降低慢性病患病率方面仍是一块短板。在慢性病社区管理方面，社区卫生服务机构本应发挥重要作用，但研究显示其在数量与质量方面均存在缺陷。在数量方面，当前慢性病的管理率不高，许多研究发现大量慢性病患者没有被发现或没有被及时纳入管理（张传政等，2013）；在质量方面，大部分社区卫生服务机构卫生技术人员能力不达标，很难胜任对慢性病的防治工作，政府对慢性病治疗的经费投入不足限制了慢性病管理效果，一味强调发挥本部门作用而忽视多主体之间合作致使慢性病管理效率低。

7.8.2　中国卫生总费用的变化趋势

卫生总费用增长是一个国际性问题，这一增长在经济高速发展的国家显得尤为突出。世界上经济增长最快的国家（中国、巴西、印度）的卫生总费用增长速度均超过 GDP 的增长速度，2000～2015 年中国卫生消费弹性系数达到 1.35，巴西和印度也均超过 1（翟俊霞等，2015）。

在卫生总费用中医疗费用通常占 80%以上，卫生总费用增长通常由医疗费用所带动。医疗费用增长一般由收入增长、老龄化进程、技术进步、慢性病增加等多种因素带动。慢性病具有发病原因复杂、治疗周期长、致残率高等特点，不仅严重影响人们身体健康和生活质量，而且导致慢性病治疗费用明显增加，造成我国医疗费用的大幅度提高。1978～2017 年，我国卫生总费用由 110.21 亿元上升至52 598.28 亿元，增长约 476 倍，其中有相当大比重的医疗费用产生于慢性病。按目前慢性病治疗费用 17.72%的年均增长速度，预计 2030 年该费用将高达148 947.10 亿元，占卫生总费用的 81.13%（朱荣，2009）。相比于我国经济的发展状况，用于医疗领域的卫生总费用增长速度过快。2017 年《中国卫生总费用研究报告》显示，1978～2017 年 GDP 的年均增长速度约为 14.87%，低于卫生总费用的年均增长速度，卫生总费用占 GDP 的比重稳步增加。2017 卫生总费用占 GDP的比重为 6.41%，虽已达到卫生总费用占 GDP 的比重不低于 5%的要求（芦炜和梁鸿，2014），但若不加以控制，过高的卫生总费用会加重政府与家庭负担，必定会阻碍我国经济进一步发展。

7.8.3 慢性病对卫生总费用的作用及其机理

在慢性病患病率提高、比重上升、年轻化现象严重的背景下，我国慢性病患病人数快速增加。有研究发现，慢性病患病人群的人均卫生费用普遍高于非慢性病患病人群。2013 年全球疾病负担调查表明，我国有 77% 的疾病负担来自慢性病（白雅敏等，2016）。探究慢性病对卫生总费用的影响及作用机理，明确慢性病患病人数增加是否是推动卫生总费用增长的主要因素对于控制卫生总费用的合理增长至关重要。

1. 我国慢性病与卫生总费用的变化关系

我国疾病谱与过去相比，发生了显著变化，随着传染病逐渐得到有效控制，慢性病已成为居民健康的主要威胁。疾病谱主要构成部分由急性病到慢性病的转变无疑会对卫生总费用变动造成影响。考虑到物价对卫生总费用的影响，选择卫生总费用变化率、慢性病患病率变化率两个指标明确慢性病与卫生总费用的变化关系更加科学、合理。从慢性病患病率上看，1993 年、1998 年、2003 年、2008 年、2013 年慢性病患病率的变化率为-3%、–6%、28%、37%，相比之下，卫生总费用则处于逐年上升状态。由此可知，慢性病患病率并非直接影响卫生总费用变化的唯一因素，而是多因素共同作用的结果。

2. 慢性病对卫生总费用的作用机理

慢性病近年来对卫生总费用的影响日益明显。不同于急性病的治疗方法，慢性病产生的卫生总费用与急性病有很大的不同。首先，治疗周期不同，相较于急性病，慢性病治疗周期长，第五次国家卫生服务调查的两周患病者中，77.2% 的慢性病在两周前发生持续到两周内，19.5% 的患病是两周内新发生，仅 3.3% 的急性病在两周前发生并持续到两周内，长期治疗会产生大量的药品支出，增加医治成本，从而促进卫生总费用快速增长。其次，治疗效果不同，当前并没有慢性病根治方法，一旦患上慢性病，患者往往需要接受终身治疗，需要用药物来控制病情，这种长期通过药物来稳定病情的医治方法也会进一步导致卫生总费用增长。

7.8.4 基于慢性病视角的研究结果的讨论与建议

慢性病逐渐取代急性病成为我国居民健康的主要威胁这一趋势已不可逆转，

由此所带来的卫生总费用的快速增加亦不可避免。通过分析慢性病对卫生总费用的影响与作用机理发现，慢性病所耗费的卫生总费用高于其他种类疾病的根源在于慢性病治疗周期长且尚无根治措施，长期的治疗以及药物控制促使其占用更多的医疗资源，产生大量卫生总费用。但慢性病并非影响卫生总费用的决定性因素，卫生总费用产生于居民对医疗资源的使用，卫生需求量越大，医疗资源占用越多。受经济水平、人口特征、是否购买医疗保险等因素的制约，居民的卫生需求并非由疾病的性质完全决定，可从以下方面阐述。

（1）经济情况对卫生总费用的影响。基于凯恩斯消费理论中收入水平对消费结构和消费行为的作用，居民用于慢性病的卫生总费用很大程度上受制于经济条件。一般情况下，最基本的生活需求得到满足后，收入的提高会促进医疗卫生服务需求的释放，收入的差距会造成居民卫生总费用的差异。

（2）人口基本特征对卫生总费用的影响。人口基本特征包括性别、年龄、婚姻状况、受教育水平、就业情况等方面。有研究发现，女性慢性病患病率高于男性，《国家卫生服务调查分析报告》显示男性慢性病患病率是 31%，女性慢性病患病率是 35%，这与女性在生活中的压力较大及女性平均预期寿命高于男性有关；年龄与慢性病正相关，第五次国家卫生服务调查表明，东、中、西部地区慢性病患病率均会随年龄增长而递增，产生这一现象的原因是不良生活、工作习惯且老年人群免疫力低，但近年来慢性病患病率有年轻化趋势，这与生活方式的转变有直接关系；婚姻状况对慢性病患病率没有直接关系，但婚姻美满、家庭和谐有助于身体健康。从受教育水平与就业情况的层面看，高学历、高收入人群慢性病患者健康意识和理念较强，更加重视慢性病的预防和康复，低学历、低收入人群慢性病患者健康意识和理念相对薄弱，往往忽视对慢性病的提早预防，为此产生不必要的卫生费用。

（3）医疗健康保险对卫生总费用的影响。是否购买医疗健康保险对慢性病人群卫生总费用的影响重大，付费方式由全额承担到部分承担的转变很大程度上刺激了卫生需求的释放，对卫生服务质量与数量的要求均有所提高，此外，低成本的卫生服务滋生道德风险问题，慢性病人群购买医保后把获取医疗服务作为保证健康的重要手段，而忽视对慢性病的预防。

由此可知，随着社会转型及生活方式的改变，慢性病患病人数在未来会进一步上升，基于对卫生总费用的影响机理及居民生活条件改善、医疗保险制度健全背景下居民卫生需求的释放，未来用于慢性病领域的卫生总费用会进一步增加，面对即将到来的卫生总费用新一轮增长，政府应以控制慢性病为抓手，采取相关措施控制卫生总费用的不合理增长，具体建议如下。

（1）倡导居民健康生活。为降低慢性病产生的卫生总费用，减少慢性病患病人数最为有效，慢性病一般产生于不健康的生活习惯或工作习惯（刘克军和王梅，

2005）。要改变这一现状，需彻底改变滋生慢性病的社会环境。可从加强社区公共卫生服务，以健康讲座、义诊等形式倡导大家合理膳食、适量运动、改正不良习惯入手，在全社会形成健康生活的氛围，最大限度降低慢性病患病可能，从源头降低卫生需求，控制卫生总费用。

（2）转变慢性病治疗模式。对任何疾病而言，预防所产生的效果强于任何医疗措施，所花费经济成本、社会成本也低于任何医疗手段。针对慢性病治疗周期长、效果不明显的特性，更应秉持这一治疗理念。当前我国"重治疗、轻预防"现象严重，用于后期治疗的支出远高于先期预防，政府应及时调整战略，重新配置医疗资源，强化基层卫生服务体系的作用，尽快形成"预防为主、治疗为辅、防治结合"的慢性病综合管理办法。

（3）构建分级医疗体系。建立分级医疗体系是新一轮医改的一项重要目标，也是优化与重构医疗卫生服务体系的有效途径。构建这一体系的一项重要原因在于分级医疗体系能够有效降低卫生总费用。以慢性病为例，当前我国大医院、小医院职责混乱，居民在就医时首要选择大医院，大医院主要负责疑难杂症的诊治，其医疗成本较高，在慢性病护理方面小医院更具优势。因此，强化社区首诊制，完善分级诊疗体系，加强社区慢性病管理，通过患者分流机制实现大、小医院技术优势与成本优势的互补，不仅可以降低卫生总费用，还可以降低大医院的压力，很大程度上缓解"看病难、看病贵"问题。

（4）发展社区卫生服务。社区卫生服务在医疗卫生服务体系中扮演着"健康守门人"的角色，在慢性病的防治、康复等方面具有成本低、效果好等优势。发展社区卫生服务、建立健康社区、为居民提供健康保障，能够提升人群健康水平、延长人群寿命及改善人群生活质量。通过提供公平、经济、可及、公益、全面、主动、综合与连续的服务，慢性病患者能得到经济、舒适、便捷的照护，所耗费的成本显著低于大医院，能有效抑制卫生总费用的快速增加。

7.9　社区卫生服务发展对合理控制卫生总费用的作用机理分析

卫生总费用的不合理增长几乎是世界各国共同面临的问题，在我国尤为突出。其中原因很多，国家层面的有 GDP 的提高、政府卫生支出的增加、老龄化程度的加速等；个人层面的有家庭人均收入的增加、文化程度的提高、个人现金卫生支出的增长等；卫生机构层面的有医疗机构的扩展、基层卫生人员的增多、医生专业能力的提升及医德的提高等。国内外学者关于卫生总费用的研究逐步深入，从宏观、中观到微观层面剖析卫生政策、人口结构、社会转型、经济发展等对卫生总费用的影响力，但有关社区卫生服务发展对合理控制卫生总费用的研究甚少。本节探讨社区卫生服务的发展对合理控制卫生总费用的作用及机理，为当前和未来卫生总费用的合理控制提供理论与实证支持。本节运用描述性统计分析与对比分析方法，从定性与定量的角度综合分析社区卫生服务的发展与卫生总费用变化关系及内在影响机理。

卫生总费用增长是当今世界各国面临的严峻问题，如何有效控制卫生总费用、提高资金在该领域的使用效率，对各国都是一个很大的挑战。医疗卫生服务的社会需求日益增长，人口老龄化规模的扩大和速度的加快、慢性病患病人数的增加、疾病谱的变化导致卫生总费用增长较大，同时过度医疗行为、药价提高、居民健康意识薄弱等加剧了卫生总费用的快速增长。

7.9.1　中国社区卫生服务发展的现状

从 1997 年至今，我国社区卫生服务机构有了很大的发展，在数量上、医疗能力上都有了很大的提高，获得了不错的成果，即便如此，我国社区卫生服务仍然还有很多不足的地方，当前社区卫生服务机构发展情况如下。

1. 机构数量变化

目前，世界各国的社区卫生服务机构建设正在进入快速发展阶段。据卫生部统计分析显示，截至 2016 年末，我国已经发展了 8918 个社区卫生服务中心，25 409 个社区卫生服务站，见表 7-22。

表 7-22　2010～2016 年全国社区卫生服务中心（站）的发展现状（单位：个）

年份	社区卫生服务中心	社区卫生服务站	机构数合计
2010	6 903	25 836	32 739
2011	7 861	24 999	32 860
2012	8 182	25 380	33 562
2013	8 488	25 477	33 965
2014	8 669	25 569	34 238
2015	8 806	25 515	34 321
2016	8 918	25 409	34 327

2. 人力资源构成

根据社区卫生服务"六位一体"的功能显示，不仅需要一定数量的临床专业医师，而且应配备一定数量的预防保健、信息管理和质量监督人员，增加预防、保健、护理的力量。

2010～2016 年，社区卫生服务机构在人员数量上有较大的增长，其中卫生技术人员、注册护士、其他技术人员占卫生机构人员总数的比重也呈逐年增长的趋势，尤以 2016 年最为明显，见表 7-23。从学历和职称构成来看，2010～2015 年，社区卫生服务机构的人员学历构成有一定的改变，大学本科及以上学历人员的比重增长了 7.0 个百分点；在人员的职称构成方面，高级职称人员的比重变化不大，中级职称人员的比重有一定程度的减少，见表 7-24。

3. 财政情况

2010～2015 年，政府对社区卫生服务工作的重视程度逐渐增加，财政拨款不断增加，特别是 2011 年，拨款增幅达 45.7%；社区卫生服务机构的业务收入也有明显的增长，到 2015 年已达到 794.0 万元，见表 7-25。

4. 服务工作量

2010～2015 年，我国社区卫生服务机构的门急诊人次及住院人次均有较大的增长，总计门急诊人次年均增长速度分别为 17.87%、11.05%、11.68%、5.57%、4.26%；住院人次年均增长速度分别为 13.39%、8.65%、8.71%、2.05%、2.48%，见表 7-26。

7.9.2　社区卫生服务发展对合理控制卫生总费用的机制

卫生总费用迅速增长，导致国家、社会和个人经济压力越来越大，面对这个难题，发展社区卫生服务显得尤为重要，与人们的生活息息相关，因此，普及和发展社区卫生服务，是控制卫生总费用过快增长，缓解"看病难、看病贵"问题的有效手段。

1. 社区卫生服务与卫生总费用的变化关系

纵观 2005～2016 年的统计数据，我国卫生总费用增长较快，其中社区卫生服

表 7-23　社区卫生服务机构人员数量及其占总人员的比重

年份	注册护士		执业医师		卫生技术人员		其他技术人员		管理人员		工勤技能人员	
	数量/人	比重/%	数量/人	比重/%	数量/人	比重/%	数量/人	比重/%	数量/人	比重/%	数量/人	比重/%
2010	106 528	27.35	144 225	37.03	331 322	85.06	14 879	3.82	18 652	4.79	24 663	6.33
2011	119 834	27.68	158 554	36.62	367 972	85.00	16 840	3.89	19 558	4.52	28 553	6.59
2012	128 652	28.33	167 414	36.86	386 952	85.20	17 589	3.87	19 802	4.36	29 817	6.57
2013	139 104	29.22	173 838	36.51	406 218	85.33	18 929	3.98	20 020	4.21	30 906	6.48
2014	145 672	29.80	176998	36.21	417 503	85.42	18 963	3.88	20 380	4.17	31 925	6.53
2015	153 393	30.39	181 670	35.99	431 158	85.41	20 305	4.02	20 790	4.12	32 564	6.45
2016	162 132	31.06	187 699	35.96	446 176	85.48	21 569	4.13	21 350	4.09	32 879	6.30

表 7-24　社区卫生服务人员学历构成和社区卫生服务人员职称构成情况

年份	研究生		大学本科		大专		中专		高中及以下		高级		中级		初级		其他	
	数量/人	比重/%	数量/人	比重/%	数量/人	比重/%	数量/人	比重/%	数量/人	比重/%	数量/人	比重/%	数量/人	比重/%	数量/人	比重/%	数量/人	比重/%
2010	2 337	0.6	71 671	18.4	155 417	39.9	139 836	35.9	20 255	5.2	16 749	4.3	97 769	25.1	232 151	59.6	43 236	11.1
2011	3 031	0.7	79 658	18.4	174 468	40.3	153 688	35.5	22 512	5.1	18 183	4.2	103 469	23.9	257 589	59.5	53 683	12.4
2012	3 179	0.7	87 653	19.3	185 751	40.9	154 869	34.1	22 708	5.0	18 621	4.1	104 911	23.1	272 042	59.9	58 587	12.9
2013	4 285	0.9	106 640	22.4	198 046	41.6	148 059	31.1	19 519	4.0	19 519	4.1	111 401	23.4	285 168	59.9	59 985	12.6
2014	4 399	0.9	111 929	22.9	203 328	41.6	149 564	30.6	19 551	4.0	20 528	4.2	114 861	23.5	291 796	59.7	62 074	12.6
2015	5 048	1.0	126 204	25.0	209 499	41.5	146 397	29.0	17 669	3.5	21 707	4.3	120 651	23.9	298 852	59.2	63 607	12.6

表 7-25 社区卫生服务财政拨款及业务收入情况

年份	财政拨款		业务收入	
	数量/万元	比重/%	数量/万元	比重/%
2010	185.2	23.0	574.8	71.4
2011	269.9	30.2	572.5	64.1
2012	340.2	34.0	615.1	61.5
2013	374.7	34.0	677.9	61.6
2014	409.2	34.2	739.6	61.9
2015	487.8	36.5	794.0	59.4

表 7-26 社区卫生服务机构工作量情况及占医疗机构比重

年份	门急诊人次		住院人次		总计/万人次
	数量/万人次	比重/%	数量/万人次	比重/%	
2010	34 740.4	9.6	218.1	5.5	34 958.5
2011	40 950.0	10.8	247.3	6.6	41 197.3
2012	45 475.1	11.1	268.7	6.3	45 743.8
2013	50 788.6	11.7	292.1	6.8	51 080.7
2014	53 618.8	12.3	298.1	7.3	53 916.9
2015	55 902.6	12.9	305.5	7.6	56 208.1

务中心的卫生总费用增长速度高于卫生总费用及门诊机构和城市医院，2007 年高达 110%。虽然社区卫生服务在稳步发展，但是政府投入依然薄弱，统计显示，2016 年城市医院的卫生总费用占卫生总费用的比重为 39.9%，而社区卫生服务中心的卫生总费用占卫生总费用的比重仅为 2.6%（表 7-27）。

表 7-27 中国卫生总费用及其构成（单位：亿元）

年份	卫生总费用	社区卫生服务中心	门诊机构	城市医院	县医院
2005	9 204.14	72.53	1 107.93	4 695.61	690.11
2006	10 310.69	117.10	1 250.92	5 176.46	766.59
2007	12 035.16	245.94	1 266.92	5 026.89	1 533.85
2008	14 981.16	292.33	1 575.75	6 159.45	1 913.49
2009	18 569.04	389.06	1 836.79	7 585.17	2 407.85
2010	21 263.95	488.65	1 813.73	8 459.54	2 615.01

年份	卫生总费用	社区卫生服务中心	门诊机构	城市医院	县医院
2011	25 571.71	808.62	2 462.08	10 022.31	3 325.37
2012	29 379.70	808.44	2 349.57	11 485.09	4 138.26
2013	33 439.18	892.67	2 484.89	13 137.27	4 767.76
2014	37 428.56	877.52	2 561.71	14 712.60	5 261.60
2015	43 505.14	1 108.79	2 934.29	17 194.13	6 052.36
2016	48 468.92	1 245.59	3 127.65	19 327.39	6 690.13

2. 社区卫生服务的发展对控制卫生总费用的机理分析

我国医疗卫生体制的主要矛盾表现为卫生资源配置不合理、结构失衡、卫生总费用增长过快（王隽，2008）。大医院之间的不良竞争造成卫生资源严重浪费，导致卫生总费用不合理的增长。卫生总费用的影响因素有很多，涉及人口结构、经济水平、社会转型、医疗政策、外部环境、卫生技术等各个层面。社区卫生服务的发展能合理地调整患者流向，有效缓解"看病难、看病贵"问题，同时促使大医院功能回归，达到有效控制卫生总费用增长的目的。通过分析总结，社区卫生服务发展对控制卫生总费用的作用机理表现在以下方面。

（1）实施社区首诊制度，完善分级诊疗制度，合理地控制卫生总费用增长。据统计显示，2012 年社区卫生服务中心门诊人数达 45 475 万人，乡镇卫生院门诊人数达 96 757 万人，村卫生室门诊人数达 192 707 万人，医务室门诊人数达 53 037 万人，社区卫生服务中心门诊人数占比仅为 11.7%，村卫生室门诊人数占比高达 49.7%。截至 2015 年底，社区卫生服务中心门诊人数为 55 902 万人，乡镇卫生院门诊人数为 105 464 万人，村卫生室门诊人数为 189 406 万人，医务室门诊人数为 58 490 万人，社区卫生服务中心门诊人数占比为 13.7%，村卫生室门诊人数占比为 46.3%。根据调查研究显示，80%的医疗问题可在社区卫生服务中心就诊解决，仅 20%的疑难杂症需要去大医院，而事实是仅有 12.9%的居民去社区卫生服务中心就诊，80%以上的居民大病、小病均去市区医院就诊，造成了卫生总费用的浪费。因此，须借鉴西方发达国家的经验，健全社区首诊制、完善分级诊疗制度是合理调整患者流向的有效手段。社区首诊制引导居民生病后先去社区就诊，有序分流患者，减少医疗资源的浪费。大医院接收急诊患者或由社区卫生服务机构转诊来的患者，减少居民小病直接去大医院导致的卫生资源的浪费。让居民在社区首诊，充分利用有限的资源，降低患者的就医支出，减少卫生总费用的增长。

（2）健全双向转诊制度，理顺医疗机构的功能与职责，杜绝医疗资源的浪费。随着生活水平逐渐提高，居民更加关心身体健康和生命安全，患者倾向于去设备先进、医生资质高的大医院，导致"大医院人满为患、小医院门可罗雀"，进而造成大医院挂号困难、医生接诊时间短暂、医患沟通严重缺失、患者就诊经历痛苦，直接导致医患冲突不断，造成了医疗资源的极大浪费。而国际上相对较为成功的医疗资源配置结构是基层医院完成占比较大的基本医疗卫生服务，占比较小的疑难杂症才需要到大医院就诊。美国、英国等一些发达国家的医疗资源配置结构呈金字塔形，它们是相对合理的配置方式。我国可以采取美国、英国等发达国家的双向转诊制度来调整医疗资源的倒金字塔形结构。双向转诊指的是社区医院将超出自己治疗范围的危急重症及疑难杂症患者转至大医院，类似地，大型综合性医院将病情稳定的康复患者转到社区医院，即"小病在社区、大病进医院、康复回社区"理想模式。一般来说，常见的感冒等基本医疗服务和疾病预防、妇幼保健、计划生育指导、残疾人康复等适宜的公共卫生服务先在社区卫生服务机构治疗，相比直接去大医院，节省了大笔卫生总费用。

（3）加强慢性病的防控策略，进一步遏制卫生总费用的快速增长。慢性病患病人数的上升必然会增加对医疗卫生服务的需求，将直接影响卫生总费用的变动。1998~2013 年，中国卫生总费用稳步上升，变化趋势与慢性病患病率总体上保持一致。根据四次国家卫生服务调查（1998 年、2003 年、2008 年、2013 年）数据发现，卫生总费用增长速度分别为 1.67%、0.79%、0.15%、3.17%，而慢性病患病率变化率为–0.03%、–0.06%、0.28%、0.37%，1998~2003 年慢性病患病率下降，与卫生总费用变化趋势相同，这种变化的一致性说明该时期慢性病患病人数是卫生总费用的重要影响因素。慢性病逐渐成为我国城乡居民生命健康的主要威胁，不仅给居民家庭带来了沉重的经济负担，而且加重了社会负担。统计发现，2003~2008 年慢性病患病率上升，与卫生总费用变化趋势相反，说明社区卫生服务的发展对卫生总费用的不合理增长进行了有效的控制。

（4）提高居民健康意识，发挥社区卫生服务的预防、保健功能。加强居民的预防、保健及健康意识是合理控制卫生总费用的有效手段之一。据调查显示，我国每年人工流产手术达 1300 万例，人工流产低龄化的趋势越来越明显，其中有一部分女性是重复性流产，且每年流产女性反复人流率高达 50%，给女性带来较大的身心伤害。受我国国情的影响，很多年轻人不好意思直言避孕的话题。而社会上、网上众说纷纭的信息良莠不齐，导致他们对避孕的误会重重。缺乏避孕知识造成高频率的流产，导致我国卫生总费用的不合理增长。社区卫生服务中心给居民提供免费的性健康教育等方面的咨询服务，并发放避孕工具，提高群众的健康意识，提升居民的自我保健水平，有效减少意外怀孕的概率，防止人工流产导致身体虚弱带来的额外支出。

7.9.3　社区卫生服务发展对合理控制卫生总费用的结论与建议

经过 10 余年的建设，我国的社区卫生服务已取得较快的发展，逐步建立起较为完备的服务体系，社区卫生服务场所得到明显改善，服务能力持续提升，在一定程度上有效缓解"看病难、看病贵"问题，但其"六位一体"的功能并未真正有效实现，对控制卫生总费用合理增长的作用还没完全发挥出来。为了更好地促进社区卫生服务的发展，有效地遏制卫生总费用的不合理增长，可从政府、机构、居民个人三个方面提出建议。

（1）政府层面，应该加大投资力度，同时改变投资拨款方式。在保证公共产品等方面投入的基础上，通过变直接拨款为购买服务的方式，根据完成的服务数量和质量支付，保证服务的潜在效益。在有条件的地区，探索建立社区首诊制试点，制定完善的双向转诊制度，卫生行政部门因地制宜地明确各级医疗机构的诊疗范围，制定不同病例转诊的标准与方法，明确双向转诊关系，协调双方的经济利益，从而减轻群众就医的费用负担。

（2）机构层面，社区可以通过改变以前传统的服务模式，深入居民家庭，与其建立友好的人际关系和信任，开展集预防、保健、康复、医疗、健康教育及计划生育技术服务为一体的综合服务（戴星，2008）。加强社区卫生服务人才培养，加大以全科医师为重点的社区卫生人才培养力度、深化面向基层卫生人才培养的高等教育改革、加强全科医学学科建设，积极鼓励和引导医疗卫生人才到社区卫生机构服务，壮大社区医疗队伍，完善用人机制，用制度和机制留住并用好社区卫生人才。使社区全科医生发挥医疗"守门人"的作用，这样不仅能够促进卫生服务质量的提高，也能有效控制卫生总费用的不合理增长。

（3）个人层面，应该改变传统的就医习惯，一般性门诊服务、康复和护理等诊疗服务优先去社区医院就诊，疑难杂症、多发病等才去大医院，形成"小病在社区、大病去医院、康复回社区"的理性就医观念。同时，改变"重治疗、轻预防"的传统治疗观念，众多居民缺乏预防和保健意识，尤其是在慢性病的管理方面，预防和保健是至关重要的。

7.10　医疗技术对卫生总费用的影响及作用机理分析

技术进步对卫生总费用增长的贡献亦有较多的研究，有研究得出医疗技术进步的贡献率均在 25%以上。随着信息技术的不断进步，网络通信、人工智能等各项技术广泛应用于医疗领域，医疗机构服务效率和经营效益大幅提升。医疗技术的高速发展被普遍认为是驱动医疗费用增长的最主要因素，如何在提升人们生命健康水平的同时保持卫生总费用公平合理的增长值得深入探讨。不少学者对完善我国医疗技术进行了较多研究。丛鹏萱等（2019）通过对美国医疗技术疾病诊断相关分组（diagnosis related groups，DRG）支付方式经验进行研究，提出我国应开展新技术成本核算，根据阈值设置额外收付费标准，加强新技术收付费审核的透明性。周杰等（2019）将国内外远程医疗发展状况进行对比，发现我国远程医疗及医疗信息化等相关领域的标准化体系建设不完善，不同系统之间缺乏统一的技术规范。梁亦珉（2019）从当前数字化技术在医疗领域的重点应用进行探究，结果表明数字化医疗的发展能有效避免医院资源浪费，降低医院运营成本，提高医院服务水平和管理效率。亦有学者对卫生总费用的影响因素进行了相关探讨。Zhai 等（2017）通过实证分析得出，个人实际卫生支出的增加是中国卫生总费用增长的主要原因，而人口老龄化的影响相对较小。李丽清等（2016b）从人口结构分布的角度探讨人口城镇化对卫生总费用的影响，综合分析得出城镇人口并非促进卫生总费用增长的单一且决定因素，健康问题、收入水平、医疗卫生资源、医疗保险等多方面因素影响卫生总费用。丁李路和孙强（2015）对 1990~2012 年卫生总费用及有关影响因素数据进行分析，结果显示 GDP、城镇人口占总人口比重、个人现金卫生支出比重直接影响卫生总费用，而年末总人口数、65 岁以上人口数和人均 GDP 均间接影响卫生总费用。

综上所述，学者主要集中于完善医疗技术、卫生总费用影响因素方面的研究，而有关医疗技术变化与卫生总费用关系的研究较少。各国学者普遍关注医疗技术与卫生总费用的关系，但尚未达成共识。有学者认为医疗技术对卫生总费用具有显著影响。顾明明（2019）提出医疗技术创新必然产生研发费用，且新医疗设备具有复杂、精密且专业的特点，造成高昂的购买和维护费用，医疗设备投入的增加进一步导致卫生总费用增长。亦有学者持不同的观点，医疗技术对卫生总费用的影响并不明显。庞慧敏和王小万（2009）基于美国医疗设备费用方面的数据，系统分析美国自 1989~2004 年以来医疗设备费用的变化趋势，以及对卫生总费用的影响，显示医疗设备费用的增长对卫生总费用的影响并不明显。为进一步明确我国医疗技术变化对卫生总费用的影响，本节从医疗设备数量、医疗器械行业发明专利数量、医疗信息化市场规模三个维度探讨我国医疗技术变化与卫生总费用之间的关系，以期合理控制医疗卫生支出，提高医疗技术利用效率。

7.10.1　中国医疗技术发展现状

医疗技术是指医疗卫生机构及其医务人员以治疗疾病为目的，对疾病作出诊断和缓解病情、延长生命、帮助患者恢复健康而采取的医疗工具与措施（钱斐和张柯庆，2016）。通过医疗设备数量、医疗器械行业发明专利数量以及医疗信息化市场规模，了解我国医疗技术发展情况，明确我国医疗卫生服务需求基础，为合理控制卫生总费用提供重要依据。

1. 万元以上医疗设备数量逐年增加

医疗设备作为评价医疗质量、技术和管理水平的综合指标，其变化量反映了医疗机构综合实力的变化趋势。近年来，政府大力引进进口医疗设备，医疗设备显著增加。2005～2017 年，医疗卫生机构 100 万元以上的医疗设备数量由 26 647 台增加到 169 120 台（图 7-5），年均增长速度为 16.65%；50 万～99 万元的医疗设备数量由 46 308 台增加到 193 133 台，年均增长速度为 12.64%；50 万元以下的医疗设备数量由 1 186 788 台增加到 6 215 772 台，年均增长速度达 14.80%。由此可见高端医疗设备增长较快，医疗水平与质量稳步上升。与此同时，高端医疗技术的提升加重了我国居民负担，医疗费用的迅速增长超出了人们的承受能力，对我国医疗资源配置公平性与可及性提出新的挑战，减少医疗技术进步过程中不合理的医疗费用增长是保证医疗资源配置公平性与可及性的根本所在。

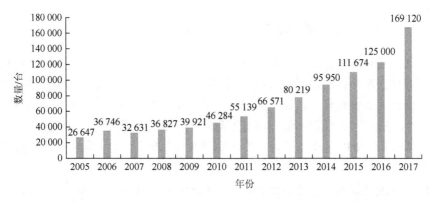

图 7-5　2005～2017 年医疗卫生机构 100 万元以上医疗设备数量

2. 医疗器械行业发明专利数量呈波动增长趋势

从高端医疗器械市场来看，国内医疗器械大部分来自国外，尤其是一二线城市的三甲医院，进口医疗设备比重达到 90% 以上（葛毅等，2006）。由于计算机、微电子、医学生物材料等高新技术的应用，彩色 B 超、数字化 X 线机、医疗影像技术等高新技术产品应运而生，在医器械行业取得诸多突破。2005～2017 年，国内医疗器械行业发明专利数量总体呈波动增长态势（图 7-6），2005～2014 年由

653 项上升为 9341 项，2015 年达到最大值 13 713 项，2016～2017 年呈小幅下滑趋势，2017 年仍达到 13 051 项，总体呈波动上升趋势。医疗器械行业发明专利数量的增长在一定程度上促进了医疗技术的快速发展，威胁人类健康的疾病及时得到预防、诊断与治疗，在使人类生命质量得到提高、人类生命周期得以延长的同时，医疗费用也在快速增长。

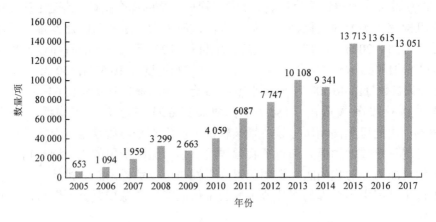

图 7-6　2005～2017 年医疗器械行业发明专利数量

3. 医疗信息化市场规模逐年扩大

医疗信息化即医疗服务的数字化、网络化、信息化。随着信息技术的快速发展，国内越来越多的医院正加速实施远程医疗、临床管理信息化系统、电子病历等医疗信息化整体建设，以期提高医院服务水平与核心竞争力。2017 年国务院印发了《"十三五"深化医药卫生体制改革规划》，指出要促进人口健康信息互通共享，实现电子健康档案和电子病历的连续记录及信息共享。在国家政策的推动下，国内医疗信息化行业发展迅速。据前瞻产业研究院发布的《中国医疗信息化行业市场前瞻与投资战略规划分析报告》统计数据显示（图 7-7），2010 年我国医疗信息化市场规模达 124.41 亿元，2013 年我国医疗信息化市场规模突破 200 亿元，同比增长 20.76%；截至 2017 年，我国医疗信息化市场规模增长至 375.59 亿元，同比增长 12.50%。然而我国医疗信息化投入占整个医疗卫生支出的比重处于较低状态，尚未超过 1%，2017 年为 0.73%，2020 年我国医疗信息化市场规模达到 430.55 亿元。医疗信息化市场规模持续扩大，医疗水平不断提高，远程医疗、在线医疗等技术以网络会诊、网络视频等方式为患者作出诊断，并给出个性化的治疗方案建议，促进医生与患者便捷沟通，使得当地患者足不出县便能治愈疾病，极大地提高医疗资源利用率。随着患者对医疗需求的增加，医疗费用骤增，医疗信息化带来的高额成本超出了患者的承受能力，政府通过医保支付方式改革、加大财政投入力度等多种举措减轻群众看病负担，政府卫生支出进一步增加，卫生总费用大幅增长。

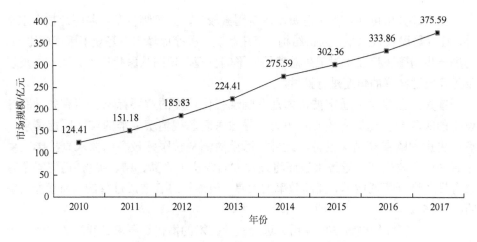

图 7-7　2010～2017 年医疗信息化市场规模

7.10.2　中国医疗技术对卫生总费用的影响及作用机理分析

1. 我国医疗技术水平对卫生总费用的影响

自 2010 年以来，医疗技术水平呈快速增长趋势。医疗器械行业发明专利数量增长速度波动性最大，其次分别是 100 万元以上医疗设备数量增长速度、医疗信息化市场规模增长速度。2010～2014 年医疗技术水平的增长速度均大于卫生总费用的增长速度，而 2015～2017 年卫生总费用的增长速度大于医疗技术水平增长速度，可见医疗技术对卫生总费用的影响规律不明显，不同阶段作用强度不一样，2010～2014 年医疗技术对卫生总费用的影响并不显著，2015～2017 年医疗技术对卫生总费用的影响逐渐增大。这可能与前期医疗技术水平进展缓慢有关，2009 年国务院颁布《中共中央国务院关于深化医药卫生体制改革的意见》，医疗改革刚刚起步，信息化硬件方面开始投入，医疗机构普及范围不大，短期内刺激居民的医疗消费需求较小，从而对卫生总费用的影响不显著。随着全国医疗行业信息化程度的加深，2015～2017 年医疗技术水平的提高刺激人们医疗需求增长，远程医疗设备的采用、诊疗手段的简化等打破了时间和空间的限制，使得医疗消费数量急剧增加，不仅加重居民疾病负担，而且进一步推动卫生总费用上涨。因此，医疗技术是卫生总费用增长的重要影响因素。但医疗技术不是卫生总费用上涨的单一且决定因素，而是多种因素综合作用的结果，对推动卫生总费用的发展起到了一定的作用。

2. 影响卫生总费用的机理分析

由上述分析可知，卫生总费用影响因素较多，且机制复杂，除医疗技术水平外，还受居民收入水平、人口结构、健康状况、医疗保障水平等众多因素的影响。为进一步明确医疗技术对卫生总费用的影响机理，试图从医疗设备、医疗人员以及医疗资源共享的角度进行探讨。

首先，医疗设备通常被认为是医院现代化程度的重要标志。拥有先进医疗设备的医院能快速提升核心竞争力，导致医院忽视消费人群的实际医疗需求，盲目引进和购置高精尖设备。此外，医院对高科技医疗设备的需求直接影响供应商的研发与生产，导致供应商将开发方向定位于"高、精、尖"，而忽略了对原有设备进行降低成本、提高效率的改良，最终给患者造成过重的经济负担（宗莉，2006）。

其次，医疗器械设备的使用、远程医疗技术的操作等要求必须配备专业人士管理。医疗卫生机构软、硬件设施服务水平的提高导致医院需要支付更高的人员工资，而且新设备的投入需要进行新技术的学习，一系列相关培训费用增加了医院成本支出，使得医院内部的额外成本被转移到患者身上，进一步增加患者卫生总费用。

最后，医疗机构间医疗资源共享观念淡薄。近年来，各医疗机构竞相采购大型医疗设备，引起医疗设备数量增长较快，较大可能出现过度检查和治疗的情况。各医疗机构间缺乏共享意识，对其他医疗机构的检查结果存在一定疑虑，医疗机构间检查结果互不承认，导致检查费用增加。另外，受到经济利益的驱使，患者过度检查可额外增加医院收入，间接加重了患者负担。

7.10.3 基于医疗技术视角的研究结果的讨论与建议

医疗技术的迅猛发展和广泛应用使得患者的生活质量得到改善，患者生命健康水平得到提升，随之而来的医疗费用快速增长引起全社会关注，但医疗技术并非卫生总费用快速增长的单一且决定因素。面对即将到来的卫生总费用新一轮增长，综合考虑上述影响因素，政府应以医疗技术为切入点，采取相关措施控制卫生总费用的不合理增长。

1. 加强政府宏观调控，改善基础医疗服务供给

目前，我国医疗技术自主开发能力不足，高端仪器设备主要依靠进口。政府

应充分发挥宏观调控的作用，对少数有条件、有资格的医疗单位和研究机构给予资金支持，有计划、有组织地适当引进高端仪器设备，控制医疗设备数量，防止盲目增长。除了引进技术，更为关键的是鼓励技术创新和自主研发，在原有的技术水平上进行改进与创新，以提高其适用效能，使之成为能够推广的、真正消费得起的医疗技术（贺晶等，2010）。

2. 健全医疗技术准入制度，促进医疗技术合理使用

患者在择医时都倾向于设备先进、技术力量雄厚的医疗机构，在某种程度上引起高端医疗设备过度使用，医疗机构应根据患者病情选择适宜的医疗技术，合理使用并使之发挥最大效益。同时，政府要完善医疗技术准入和管理制度，根据不同地区经济发展水平不平衡的局面，以强带弱，加强资源整合，通过合理政策引导三级医疗机构向二级、一级医疗机构的技术辐射，鼓励各医疗机构广泛采用适宜医疗技术以保证基本医疗服务的公平性与可及性，促进医疗技术的合理使用。

3. 加强医疗资源共享，实现检查结果互认

近年来，各医疗机构医疗资源共享性较差，检验结果互不承认。基于此，需将医疗资源进行整合，建议专门成立医疗设备调配中心，实现医疗设备统一管理和使用，在相应级别范围内实行检查检验结果互认，完善检验结果互认程序和机制，逐步扩大互认范围，增加互认项目，从源头上简化就医环节，避免重复检查，切实减轻患者负担，最大限度降低新技术应用引起的卫生总费用增长的负面影响。

7.11 本 章 小 结

卫生总费用增长是众多影响因素共同作用的结果，卫生总费用快速增长并不可怕，它反映了经济增长、老龄化趋势、技术进步、卫生政策、医疗保障水平、生活方式变化等因素带来的消费水平和消费结构变化，即随着经济增长，人们用于基本生活品的消费比重会越来越低，用于维护健康和个人发展的消费比重会逐渐增高。从这一意义上讲，卫生总费用增长具有积极意义。本章全面梳理了卫生总费用增长的影响因素，系统分析各单因素与卫生总费用的变化关系及其作用机理，并得出以下具体的研究结论，为控制我国卫生总费用的不合理增长指明方向。

（1）卫生消费是消费结构的重要组成部分，基于2000～2017年统计数据分析城乡居民收入变化与卫生总费用及卫生保健支出的变化关系，结果发现城乡居民卫生总费用变化与收入变化轨迹并非一致，且城乡居民卫生总费用变化波动规律并非相同。基于中国二元经济结构特征，城镇和农村居民在卫生消费方面有显著差异，收入水平的提高并非卫生总费用增长的单一且决定因素。

（2）老龄化对任何国家的医疗体系都是巨大的挑战，明确老龄化对卫生总费用的影响对于中国这样一个正处于快速老龄化进程的国家而言意义重大。基于2000～2016年的统计数据分析发现，中国卫生总费用增长速度和卫生总费用占GDP的比重增长速度的变化趋势基本保持一致且增长速度时高时低、波动性较大，而65岁以上人口数的增长速度则呈平稳上升的趋势，由此不能简单地认为老龄化率是促进卫生总费用增长的单一且决定因素。老年人口的增加是推动卫生总费用增长的重要因素之一，但并非年龄本身的问题，受老年人的经济收入水平、人口学特征、医疗保障及健康状况等多因素共同作用，导致老年人口卫生服务需求与利用程度的提高，从而促进卫生总费用增长。

（3）通过从人口结构分布的角度探讨人口城镇化对卫生总费用的影响及作用机理。基于2000～2014年的统计数据进一步分析了城镇化与卫生总费用及城镇人口增长速度与城镇人口个人现金卫生支出的变化关系，分析结果揭示不能简单地认为城镇化或城镇人口是促进卫生总费用增长的单一且决定因素，城镇化对卫生总费用的影响是多因素综合作用的结果。

（4）通过比较新农合卫生政策实施前后农村卫生总费用的变化，探讨新农合卫生政策对农村卫生总费用的影响。新农合卫生政策的实施造成农村卫生总费用增长，与2001年相比，2016年农村的人均卫生费用、参合率、人均医疗保健支出大幅增加，需住院而未住院的比重、个人现金卫生支出占比明显下降。新农合卫生政策的落实需要卫生总费用的大力支持，国家需提供更多的医疗补助，加大宏观层面的卫生总费用，减轻微观个体的医疗负担。应继续着力推进新农合卫生政策，提高卫生服务的公平性。

（5）通过对我国居民膳食结构、吸烟饮酒、慢性病患病率以及治疗费用等相关资料和数据进行分析，结合我国卫生总费用的变化趋势，系统分析其内在联系，揭示居民的卫生行为变化对卫生总费用的影响及作用机制。我国卫生总费用构成结构日趋合理，但卫生总费用仍呈逐年上升的趋势。根据世界卫生组织调查报告得知，我国居民膳食结构不合理，吸烟饮酒人数增加，慢性病患病率上升趋势较明显。慢性病患病率的上升与卫生总费用息息相关，居民可转变自身不良的生活方式，从单纯的治疗疾病为主转向预防与治疗并重，将"末端治理"变为"源头治理"，从而控制卫生总费用的不合理增长。

（6）居民的健康变化是促进卫生总费用增长的因素之一，虽然居民的健康水平有所提高，但慢性病攀升，尤其是心血管病、恶性肿瘤等慢性病仍威胁着居民的健康，慢性病患病率及死亡人数不断增多，拉动卫生服务需求增长，从而导致卫生总费用增加。从居民的健康变化特点来看，加大对慢性病的管理防控力度，通过树立健康生活意识、提高居民的健康素养、对慢性病早诊早治、降低高危患病率、深化医药卫生体制改革、落实分级诊疗制度等措施达到控制卫生总费用的不合理增长、促进医疗资源利用最大化、提高医疗卫生服务和居民整体健康水平的目的。

（7）医疗保险能够降低医疗服务价格，减轻医疗服务需求者的就医经济负担，但同时会对卫生总费用产生重大影响。基于 2007～2016 年的统计数据深入分析医疗保障水平与卫生总费用的变化关系，分析结果表明，近年来参保人数呈现较小增长的特点，但是卫生总费用增长速度较大，医疗保险基金资金使用率、医疗保险覆盖率以及医疗保障制度也会影响卫生总费用的增长。

（8）基于 1993～2013 年统计数据分析慢性病患病率变化与卫生总费用的变动关系，结果表明两者的变化趋势不同步且无规律可循。慢性病治疗周期长且病情迁延不愈，所产生的大量卫生需求是推动卫生总费用增长的内在机理，然而受到经济水平、人口特征、是否购买医疗保险因素的制约，慢性病患者医疗需求并未完全释放，且慢性病防控措施的不当也将导致医疗资源浪费。但从长远看，慢性病患病人数增加将会进一步推高卫生总费用。对此，政府应未雨绸缪，加大新一轮医改力度，可通过倡导居民健康生活，扭转"重治疗、轻预防"管理现状，构建高效的分级医疗体系并大力发展社区卫生服务形式，多管齐下，控制卫生总费用的不合理增长。

（9）运用描述性统计与对比分析的方法，分析和比较社区卫生服务发展对合理控制卫生总费用的作用及机理。社区卫生服务机构的卫生总费用占卫生总费用的比重逐年增加，与 2010 年相比，2015 年社区卫生服务机构的收入、机构数量、床位数、卫生技术人员大幅增加。为有效控制卫生总费用不合理增长，政府需加大投资力度，实行社区首诊、双向转诊、急慢分治等医疗服务制度来发展社区卫生服务。社区卫生服务中心应提高医疗水平及居民满意度。社区居民应改变就医习惯，实现"小病在社区、大病去医院、康复回社区"的目标。

（10）通过分析医疗技术与卫生总费用之间的关系，明确医疗技术对卫生总费用的影响及其作用机理，为合理控制卫生总费用、提高医疗技术利用效率提供参考。2005～2017 年我国卫生总费用、医疗卫生机构 100 万元以上医疗设备数量、医疗器械行业发明专利数量、医疗信息化市场规模均呈上升趋势。医疗技术对卫生总费用的影响规律不明显，不同阶段作用强度不一样，2005～2014 年医疗技术对卫生总费用的影响并不显著，2015～2017 年医疗技术对卫生总费用的影响逐渐增大。卫生总费用的增长受多种因素的影响，医疗技术对推动卫生总费用的快速增长有重要影响，但不是唯一的决定性因素。

第8章 卫生费用影响因素的系统动力学反馈动态性复杂分析

8.1 系统动力学方法在卫生领域的应用探讨

美国麻省理工学院福瑞斯特教授于 1956 年创立了系统动力学。该方法以系统理论和计算机仿真学理论为基础，以把握系统内部结构、参数、总体功能为前提，研究和分析系统特性、反馈结构及行为（许光清和邹骥，2006）。

8.1.1 系统动力学的特点

系统动力学作为研究复杂系统的有力工具之一，具有以下重要特点。

（1）应用系统动力学研究社会复杂问题，不仅能够容纳大量变量，包括内生变量、外生变量和常量、调控变量，而且各变量可以是连续的或离散的、确定的或非确定的。

（2）系统动力学模型既含描述系统各要素因果关系的结构模型，又含能定量模拟的数学模型，是定性与定量相结合的分析技术。

（3）系统动力学方法适用于非线性、高阶次、多回路的复杂反馈系统的研究，且能识别系统内外各变量的逻辑关系并将其量化。

（4）系统动力学将人与计算机有效结合，既可对社会系统进行分析、判断，又可进行计算机仿真模拟，其仿真试验能起到实际实验室的作用。

（5）尤其在政策优化方面，系统动力学定量模型可模拟真实情况下的不同政策实施效果，为政策选择提供定量的参考，减少政策风险，提高抗风险能力。

系统动力学方法遵循系统结构决定系统行为的原则，既可进行因果结构反馈动态定性分析，又可进行定量模拟预测分析。反馈动态性复杂分析是系统动力学定性分析的主要内容，具体包括系统基模分析、流率入树基模生成集分析、顶点赋权图分析、新增因素反馈动态效应分析、反馈结构及反馈环的计算等。定量模拟预测分析主要包括仿真模拟分析、定量预测比较、方案优化仿真、风险预警提示、未来预测评价等。

8.1.2　预测在卫生服务研究领域的重要性

任何成功的决策都依赖科学的预测。古人云："凡事预则立，不预则废。"自古以来预测就一直备受重视。卫生服务系统是社会系统的重要组成部分之一，以一定的卫生资源为依托向居民提供医疗、预防、康复及保健等各种活动，其运行涉及社会、人口、经济、文化、科技、环境等诸多方面，具有高阶次、多回路、多投入、多产出、非线性等复杂反馈动态系统的特点（唐万梅，2006），运行中的不确定性、任意性、随机性、不可控性决定了系统复杂多变且作用因素众多，因果关系复杂，彼此构成反馈机制。因此，科学地预测、分析卫生系统的变化趋势对于制定卫生规划、卫生计划与卫生政策至关重要。预测目前已广泛应用于社会各领域，将其应用于卫生服务研究是卫生事业发展的客观需要和必然要求。

8.1.3　卫生服务研究常用的预测方法及特点

定量预测是卫生服务研究的重要内容之一。在卫生服务研究中，目前常用的定量预测方法有回归模型、因子分析、时间序列、组合模型、趋势外推、灰色模型、人工神经网络模型等，且每种方法都有着各自的特点（表 8-1）。这些预测方法大多用数学模型进行未来变化趋势预测，对系统整体环境的变化及其各种因素的影响考虑不够充分，研究目标单一，且对数据的时间序列长度要求严格。卫生服务是社会问题的重要方面，随着卫生服务领域复杂性、动态性、多变性等问题的逐步加剧，更加需要像系统动力学这样的方法定量预测一定时期内各种变量的变化情况，更加需要综合系统论、控制论、信息论等多种理论，并与经济学、管理学、社会学、医学等多学科交叉，进一步明确和深入研究现代卫生服务领域的非线性和动态时变问题，将定性与定量结合，对卫生服务问题做长期性、动态性及战略性的预测分析与仿真研究（胡玉奎，1988）。与常规的预测方法相比，运用系统动力学仿真技术对卫生服务问题进行预测与控制，能深刻揭示系统间的非线性结构与动态特征，充分体现建模规范且不失灵活，并能通过设定调控参数对不同的对策实施效果进行定量比较。

表 8-1　卫生服务领域常用的定量预测方法及特点

预测方法	方法原理	优点	缺点
灰色模型	将无规律的原始数列经过累加及求均值等生成过程，成为较有规律的生成数列，建立灰色模型，检验拟合度，然后用它做出相应的分析、预测、决策和规划（伊波等，2012）	计算量小，适用于短期预测	对原始数据依赖较大，进行长期预测时可能会出现误差；不能反映各种非规律性社会因素对预测指标的影响

预测方法	方法原理	优点	缺点
回归模型	根据历史数据的变化规律，寻找自变量与因变量之间的回归方程，确定模型参数，据此作出预测（唐万梅，2006）	技术比较成熟，预测过程简单，且能将预测对象的影响因素分解，考察各因素的变化情况，从而估计预测对象未来的数量状态	误差较大，外推特性差，尤其当影响因素错综复杂或相关因素数据资料无法得到时，即使增加计算量和复杂程度，也无法修正回归模型的误差；仅适用于短期预测，中长期预测可能会出现误差
时间序列	把预测对象的历史数据按一定的时间间隔进行排列，构成一个随时间变化的统计序列，建立相应的数据随时间变化的模型，并将该模型外推到未来进行预测	拟合度较高，可用于短期预测	此方法有效的前提是过去的发展模式会延续到未来，因而对短期预测效果比较好而不适合作中长期预测；只考虑时间因素，不考虑外界其他因素，当外界其他因素发生重大变化时预测结果可能会出现误差
组合模型	单一的方法在预测时难免会有偏差和局限性，为了使预测尽可能地系统、全面、准确，有研究者把两种或两种以上方法结合起来，对独立、有价值信息模型进行合理的综合，从而有效地提高预测的精度和可靠性	避免了单一方法的误差和局限性，提高了预测精确度	权重的确定会影响预测的结果，计算过程较其他方法复杂
趋势外推	根据过去和现在的发展趋势推断未来	计算方法简单，常作为辅助预测工具	未考虑其他因素的影响，计算比较粗糙
人工神经网络模型	利用人工神经网络的学习功能，用大量样本对神经元网络进行训练，调整其连接权值和阈值，然后利用已确定的模型进行预测	无须预先知道被控对象的数学模型，能够实现非线性关系的隐性表达，而不需要建立复杂系统的显式关系式，具有更强的灵活性	网络结构确定困难，同时要求有足够多的历史数据，样本选择困难，算法复杂，容易陷入局部极小点
因子分析	通过变量的相关系数矩阵内部结构的研究，找出能控制所有变量的少数随机变量去描述多个变量之间的相关关系，但这些随机变量是不可观测的，通常称为因子	可将多变量综合成几个有代表性的因子进行预测	不是所有的变量都适合作因子分析，变量之间要有相关性

8.1.4　系统动力学在卫生服务研究领域的应用探索

　　用系统动力学方法研究复杂问题，充分反映系统的非线性结构和动态变化趋势，从发展的思维综合分析系统内外各要素之间的动态反馈复杂关系，不以单纯追求子系统的最佳目标为着眼点，而是以系统的总体最佳目标为前提，更加注重和严格把握各子系统之间的协调与耦合，通过构建系统结构模型对复杂系统进行长期趋势预测（许光清和邹骥，2006）。

1. 系统动力学方法应用于卫生服务研究的适用性分析

将系统动力学的预测功能应用于卫生服务研究进行定量模拟、动态评价及政策优化，不仅可以描述各影响因素错综复杂的反馈动态关系，而且能对各种假定条件的未来情景进行真实模拟和定量预测。

2. 系统动力学方法在卫生服务研究中的应用范围与功能

系统动力学方法目前在社会、经济、管理等领域应用比较成熟，国内也有不少学者将系统动力学应用于卫生服务领域，其中包括医疗卫生服务体系研究、公共卫生服务研究、社区卫生服务研究、医院管理研究、医疗费用预测研究、传染病传播模拟研究、卫生资源配置研究、医疗保险改革研究等，在卫生服务研究中的主要功能可归纳为模拟预测功能、对策生成功能、优化控制功能。

8.1.5　系统动力学方法在卫生服务研究领域的建模原则与步骤

根据系统的状态、控制以及信息反馈等环节反映实际系统的动态反馈机制，通过建立系统的反馈动态仿真模型和仿真方程，进行计算机仿真试验。根据其相关原理，系统动力学建模时必须遵循以下原则。

（1）系统结构决定系统行为的原则。须在科学合理确定系统边界及系统反馈结构的基础上建立仿真模型。

（2）综合与分解相结合的原则。仿真模型建立在系统分解反馈机制的基础上，首先整个系统分解成各子系统，分别建立各子模型，然后根据研究问题将各子模型进行系统综合。

（3）概念模型与现实模型一致的原则。设计系统结构时，保持模型结构与现实系统一致，在参数选择方面，应考虑突出现实系统中具有代表性的特征变量，用以表述系统的整体结构及系统功能（程叶青等，2004）。

（4）连续性与相对稳定性的原则。采用连续的系统模型表达系统内部主要结构的耦合关系和动态特征，保证建模时各状态变量变化过程中的稳定性及模型应用的连续性与积累性。

系统动力学建模是一个反复调整的循环过程，具体步骤如下。

（1）系统辨识。确定系统边界，明确系统内部结构与外部环境。

（2）系统结构分析。明确系统结构的核心内生变量，即系统内的流位变量、流率变量、常量及外生变量、调控变量及各变量的耦合关系，以及子系统间的关联与主要反馈回路。

（3）模型建立。在概念模型的基础上确立仿真模型及仿真方程，利用趋势外推法、线性回归法、平均值法、专家咨询法等途径确定调控参数。

（4）模拟分析。借助系统动力学仿真软件对各项参数进行调整、完善与修正直至得到与现实相一致的系统仿真模型。

（5）结果检验。通过对流位变量历史年客观数据与历史年预测数据吻合度的计算，系统分析和验证预测结果的准确性。

（6）模型修改。根据预测结果分析与结果检验，对仿真模型结构或参数进行调整。

（7）模型应用。模型建立后可对模型中的各变量进行模拟调试，探索不同政策环境下各变量的未来变化趋势，并根据研究问题，设定不同的调控参数，对不同的策略实施情况进行定量预测和比较。

目前预测方法多且涉及不同领域的理论知识和技术，在选择预测方法前，应对系统的性质、数据的特点做必要的分析。基于系统动力学处理复杂问题的实质和卫生服务系统的特点分析，探讨系统动力学方法在卫生服务研究中的应用，不仅能丰富系统工程方法在卫生服务研究中的应用，而且有着广阔的发展空间（李丽清等，2016）。

定量预测是卫生服务研究的重要内容，基于卫生服务复杂、动态、时变等特性，确立科学的预测方法对于预测结果至关重要。通过比较分析灰色模型、回归模型、时间序列、组合模型、趋势外推、人工神经网络模型、因子分析等常规预测方法，将系统动力学应用于卫生服务研究中的优势表现在：①系统动力学模型强调系统动态变化中的内部行为结构，注重系统内外因素的相互关系及作用，并且对数据分布特征适应性强，不依赖精确的数据和严格的时间序列；②系统动力学仿真软件功能强大且易于操作，建模过程直观、易于检验调整，与一般建模软件相比增加了复合模拟、真实性检验、模型优化等功能；③系统动力学模型在系统思考的前提下，强调其模型结构的逻辑性与科学性。

8.2　系统基模分析方法及其在合理控制卫生费用中的应用

自 20 世纪 50 年代中期美国麻省理工学院的福瑞斯特教授创立系统动力学反馈分析方法，现代管理大师彼得·圣吉博士在此基础上运用系统动力学理论，在其专著《第五项修炼——学习型组织的艺术与实务》中运用了系统基模的分析工具，并构建了"反应迟缓的调节环路""成长上限基模""舍本逐末基模""目标侵蚀基模""恶性竞争基模""富者愈富基模""共同悲剧基模""饮鸩止渴基模""成长与投资不足基模"。彼得·圣吉博士通过运用这九个基模研究美国企业的发展状况，找出症状的表现形式，通过系统基模分析方法发现杠杆解并提出管理方针，其系统思考的方法对美国管理界影响巨大。基模分析法也成为分析复杂问题的工具（贾仁安和丁荣华，2002）。

8.2.1　系统基模分析方法的相关定义

将系统或者子系统的输出 $y_i(i=1,2,\cdots,m)$ 的全部或一部分返至系统的或者子系统的输入 $x_i(i=1,2,\cdots,n)$ 的过程称为反馈，见图 8-1。

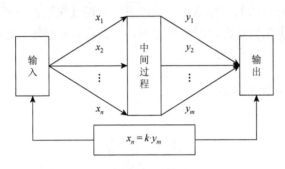

图 8-1　反馈

在一个系统中，有 n 个不同要素变量的闭合因果链序列 $u_1(t) \rightarrow u_2(t) \rightarrow \cdots \rightarrow u_{n-1}(t) \rightarrow u_n(t) \rightarrow u_1(t)$ 称为此系统中的反馈环，见图 8-2。反馈环的极性为反馈环内因果链极性的乘积。设反馈环中任一变量 $v_i(t)$，若在给定时间区间内任意时刻，$v_i(t)$ 相对增加，由它开始经过一个反馈后导致 $v_i(t)$ 相对再增加（或减少），则称这个反馈环在给定时间区间内为正反馈环（或负反馈环）。在正反馈环中某个要素的属性发生变化，由于其中一系列要素属性的递推作用，该要素的属性将沿着原先变化的方向继续发展下去，因此，正反馈环具有自我强化（或自我弱化）的作用，是系统中促进发展（或衰亡）、进步（或退步）的因素。当反馈环内因果关系极性的乘积结果为正时称为正反馈环，用🐍表示，当反馈环内因果关系极性的乘积结果为负时称为负反馈环，用🐢表示。在负反馈环中某个要素的属性发生变化，由于其中一系列要素属性的递推作用，该要素的属性将沿着与原先变化方向相反的方向变化，因此，负反馈环具有内部调节器（或稳定器）的效果。

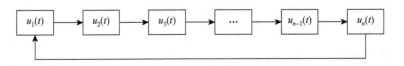

图 8-2　反馈环

　　系统基模是由正负反馈环、延迟构成的系统基本模型,其核心是运用一定的图形符号简单明了地刻画问题的各影响因素之间的关系。这些因素之间构成一个个环路。正反馈环、负反馈环、时间延迟是构成系统基模的三个基本元件。由于反馈环的类型、数量和关联方式不同,就形成了不同的系统基模(贾仁安和丁荣华,2002)。

8.2.2　系统基模分析方法介绍

　　本节将基模分析法的思想运用到我国卫生费用过快增长的具体问题分析中,有利于明确我国卫生费用过快增长的原因,从而有针对性地提出控制卫生费用不合理增长的对策(李丽清,2011)。

　　1. 反应迟缓的调节环路

　　1)状况描述
　　反应迟缓的调节环路如图 8-3 所示。

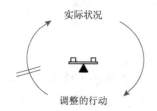

图 8-3　反应迟缓的调节环路

　　个人、群体或组织在具有时间延迟的调节环路中,不断朝一个目标调整其行动,如果没有感到时间延迟,他们所采取的改正行动会比需要的多,或者有时间干脆放弃,因为他们在短期内一直无法看到任何进展。
　　2)早期警讯
　　我们以为自己处于平衡状态,但后来才发现我们的行动已超过目标(然后可能回过头来,结果又矫枉过正)。
　　3)管理方针
　　在一个运作速度原本就较为迟缓的系统中,积极而急切的行动反而产生不稳定的后果。如果不幸又牵连上一些增强环路,使情况愈演愈烈,反应会更强烈而过度,有可能震垮整个系统。一旦察觉面对的是这种系统,短期而言,一定要耐心、缓和、渐进地调整,待经验累积到一定程度,找到系统的稳定点,沉稳地坚守该点,决不过度反应。长期来说,其根本解则在于改造系统,使其能反应迅速。

　　2. 成长上限基模

　　1)状况描述
　　成长上限基模如图 8-4 所示。

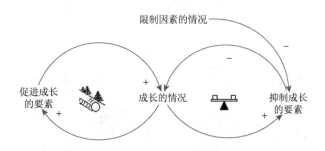

图 8-4　成长上限基模

一个会自我繁殖的环路产生一段时期的加速成长或扩展，然后成长开始慢下来，终至停止其成长，而且甚至可能开始加速衰败。

此种变化形态中的快速成长期是由一个（或多个）增强环路产生的；随后的成长减缓期是在成长达到某种限制时由调节环路引起的，这种限制可能是资源的限制，或内外部对成长的一种反应；其加速衰败期则由增强环路反转过来运作，使其衰败加速，原来的成效越来越萎缩。

2）早期警讯

起初我们会觉得：“为什么我们需要忧虑尚未发生的问题，我们正在大幅成长。”过了一阵子会觉得：“确实是有一些问题，但是我们所须做的一切，是回头采用以前有效的办法。”又过了一阵子才发觉：“我们越是努力地跑，似乎越像在原地踏步。”

3）管理方针

不要推动增强（成长）环路，应该除去（减弱）限制的来源。

3. 舍本逐末基模

1）状况描述

舍本逐末基模如图 8-5 所示。

使用一种“头痛医头”的治标方式来处理问题，在短期内产生看起来正面而立即的效果。但这种暂时消除症状的方式使用越多，治本方式的使用就越少。一段时间之后，使用根本解的能力可能萎缩，而导致对症状解更大的依赖。

2）早期警讯

“这个解到目前为止效果一直不错！我不明白你为什么说继续下去会有问题。”

3）管理方针

将注意力集中于根本解。但如果问题急迫，由于根本解的效果受时间延迟影响，可暂时使用症状解来换取时间。

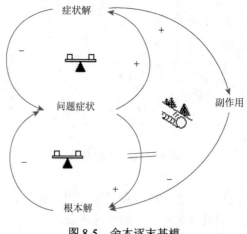

图 8-5 舍本逐末基模

4. 目标侵蚀基模

1）状况描述

类似舍本逐末结构，其中短期的解决方案会使一个长期、根本的目标逐渐降低。目标侵蚀基模如图 8-6 所示。

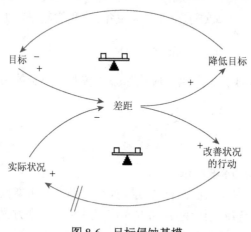

图 8-6 目标侵蚀基模

2）早期警讯

"这个问题，只要我们把绩效标准降低一点，就可以暂时应付过去，以后再严格要求，不会有什么问题的。"

3）管理方针

坚持目标、标准或愿景。

5. 恶性竞争基模

1）状况描述

恶性竞争基模如图 8-7 所示。

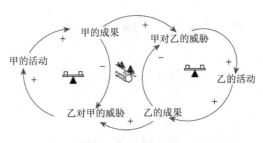

图 8-7　恶性竞争基模

　　组织或个人往往都认为要保有自己的福祉，必须建立在胜过对手的基础上。然而这样会产生对立情势升高的恶性竞争；只要有一方领先，另一方就会感受到更大的威胁，导致它更加积极行动，重建自己的优势，一段时间之后，这又对另一方产生威胁，升高它行动的积极程度……通常每一方都视自己积极的行动为防卫他方侵略的措施。

　　2）早期警讯

　　"要是我们的对手慢下来，那么我们就能停止打这场仗，去做其他事情。"

　　3）管理方针

　　寻求一个双赢政策，将另一方的目标也纳入自己的决策考量中。在许多例证中，一方积极采取和平行动，会使另一方感觉威胁降低，能够逆转对立局势升高的情势。

6. 富者愈富基模

1）状况描述

富者愈富基模如图 8-8 所示。

　　两个活动同时进行，表现成绩相近，但为有限的资源而竞争。开始时，其中一方因得到稍多的资源而表现好些，便占有较多的优势去争取更多的资源，无意中产生一个增强环路，于是表现越来越好；而使另一方陷入资源越来越少、表现越来越差的反方向的增强环路。

　　2）早期警讯

　　两个使用同一资源的活动同时展开，其中一个活动开始做得很好，甚至蒸蒸日上，而另一个活动则陷于挣扎求生的状态。

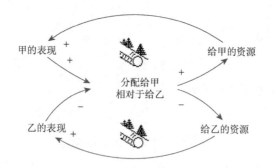

图 8-8　富者愈富基模

3）管理方针

在决定两者的资源分配时，除了成绩表现这项标准，应重视整体均衡发展的更上一层目标。在某些状况下，可以消除或减弱两者使用同一有限资源的竞争关系，尤其是一些无意中造成的不良竞争关系。有些状况可以将同一资源予以区分规划，以减少不必要的竞争。

7. 共同悲剧基模

1）状况描述

共同悲剧基模如图 8-9 所示。

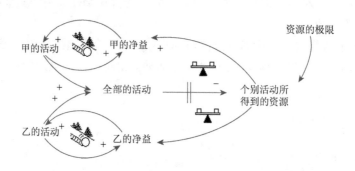

图 8-9　共同悲剧基模

许多个体基于个别需求，共同使用一项很充裕但有极限的资源。起初他们使用这项资源逐渐扩展，并产生增强环路而使成长越来越快，但是后来他们的收益开始递减，并且越努力，成长越慢，最后资源显著减少或告罄。

2）早期警讯

"过去充裕的情况如今已转趋困难。我必须更加努力以获取利益。"

3）管理方针

通过教育、自我管制以及同行的压力，或通过一个最好由参与者共同设计的正式调节机制，以管理共同的资源。

8. 成长与投资不足基模

1）状况描述

成长与投资不足基模如图 8-10 所示。

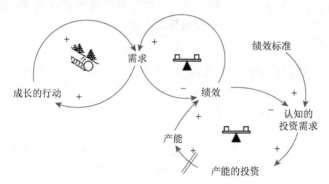

图 8-10　成长与投资不足基模

如果公司或个人的成长接近上限，可以投资在产能的扩充上，以突破成长的上限，再创未来。但是这种投资必须积极且必须在成长降低之前开展，不然将无法做到。然而大部分的做法是将目标或绩效标准降低，使投资不足合理化。如此一来，"慢郎中"的产能扩充进度将难以应付"急惊风"的需求快速成长，使得绩效越来越差，最后可能使成长逆转而使需求大幅下滑。

2）早期警讯

"我们过去一直都是最好的，我们将来还会更加好，但是我们现在必须储备资源，不要过度投资。"

3）管理方针

如果确实有成长的潜能，应尽速扩充其产能，作为创造未来需要的一个策略。坚持远景，特别是关键绩效标准的衡量，仔细评估产能是否足够支持未来潜在的需求。如果成长已经开始减缓，此时切忌再努力推动成长环路，应致力于扩充产能并减缓其成长的速度。

9. 饮鸩止渴基模

1）状况描述

饮鸩止渴基模如图 8-11 所示。

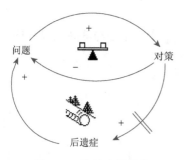

图 8-11　饮鸩止渴基模

一个对策在短期内有效，长期而言会产生越来越严重的后遗症，使问题恶化，可能会越发依赖此短期对策，难以自拔。

2）早期警讯

"这在以前似乎总是有效，为什么它现在不灵了？"

3）管理方针

眼光凝聚在长期焦点。若可能，应完全摒除短期对策。短期对策只用来换取时间，以寻求更妥善的长期解决方案。

8.2.3　控制卫生费用的系统基模实例分析

1. 成长上限基模的实例分析

成长上限基模由正负两个反馈环组成，即左边是推动发展的正反馈环，右边是抑制发展的负反馈环。图 8-12 中包含两个成长上限基模，正反馈环的线段性复杂因果关系结构是：健康水平 —$^+$→ 生活质量 —$^+$→ 医疗需求 —$^+$→ 卫生事业发展 —$^+$→ 健康水平。

第一个成长上限的负反馈环的线段性复杂因果关系结构是：健康水平 —$^+$→ 预期寿命/死亡率/独生子女率 —$^+$→ 老龄化 —$^+$→ 慢性病 —$^+$→ "错位择医"的盲从心理 —$^+$→ 卫生费用 —$^+$→ 医疗负担 —$^-$→ 医疗需求 —$^+$→ 卫生事业发展 —$^+$→ 健康水平。

第二个成长上限的负反馈环的线段性复杂因果关系结构是：生活质量 —$^+$→ 疾病谱变化 —$^+$→ 慢性病 —$^+$→ "错位择医"的盲从心理 —$^+$→ 卫生费用 —$^+$→ 医疗负担 —$^-$→ 医疗需求 —$^+$→ 卫生事业发展 —$^+$→ 健康水平 —$^+$→ 生活质量。

改革开放 40 多年来，我国人民生活水平显著提高，医疗卫生服务快速发展，人均期望寿命不断延长。但是，人民群众不断增长的医疗需求与医疗卫生服务总量不足和分配不均之间的矛盾越来越突出，卫生费用不合理增长的现象越来越严重。此基模揭示了随着健康水平的不断提高，预期寿命不断延长、死亡率不断下降、老龄化水平提高，或者随着生活质量的提高，生活方式的改变，疾病谱亦发生了变化，导致慢性病患病率不断增加，且呈年轻化趋势。受就医习惯及就医文化的影响，"错位择医"的盲从心理导致卫生费用不断增加，医疗负担过重，从而影响医疗需求及卫生服务利用，影响卫生事业发展，影响健康水平及生活质量的提高。解决问题的源头是从"错位择医"的盲从心理着手，逐步培养基层首诊意识，根据疾病的轻、重、缓、急进行分级分层诊疗，自觉维护合理的就医秩序，这亦是控制卫生费用不合理增长的关键。

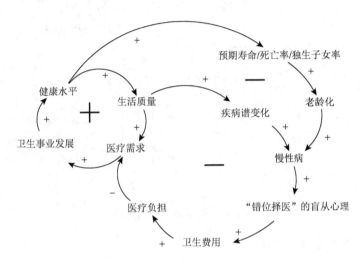

图 8-12　成长上限基模实例

2. 舍本逐末基模的实例分析

舍本逐末基模由两个负反馈环和一个正反馈环组成。图 8-13 中三个反馈环的线段性复杂因果关系结构是：卫生费用过快增长 ——+→ 医疗负担 ——+→ 政府补贴力度 ——-→ 卫生费用过快增长；卫生费用过快增长 ——+→ 分级诊疗 ——+→ 合理的就医秩序 ——-→ 卫生费用过快增长；政府补贴力度 ——-→ 基层医疗发展意识 ——+→ 基层医疗发展 ——+→ 分级诊疗 ——+→ 合理的就医秩序 ——-→ 卫生费用过快增长 ——+→ 医疗负担 ——+→ 政府补贴力度。

卫生费用的快速增长是全世界面临的重大难题，如何合理有效地控制卫生费用的不合理增长是卫生经济领域的重要选题。我国亦不例外，尽管我国医疗体制改革进入深水区，我国不断地出台各种卫生政策，控制卫生费用的不合理增长，但成效不显著，"看病难、看病贵"问题依然存在。从这个舍本逐末基模可看出，卫生费用过快增长导致社会、政府、个人现金卫生支出负担加重，靠政府补贴力度减缓过重的卫生支出负担不是问题的根本解，不仅不能根本上应对卫生费用过快增长问题，反而难以形成基层首诊意识，阻碍基层医疗的发展。针对卫生费用过快增长问题，应该从长远考虑，建立合理的分级医疗体系，维护合理的就医秩序。

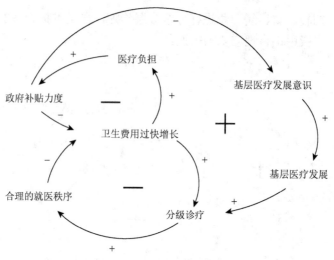

图 8-13　舍本逐末基模实例

3. 目标侵蚀基模的实例分析

目标侵蚀基模由两个负反馈环组成，图 8-14 中两个反馈环的线段性复杂因果关系结构是：不同医疗机构资源配置差异 —+→ 基层功能弱化 ——→ 基层医疗服务量 ——→ 基层发展 —+→ 基层医疗服务水平 ——→ 不同医疗机构资源配置差异；不

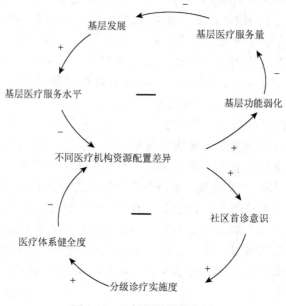

图 8-14　目标侵蚀基模实例

同医疗机构资源配置差异 ——+→ 社区首诊意识 ——+→ 分级诊疗实施度 ——+→ 医疗体系健全度 ——→ 不同医疗机构资源配置差异。

医疗资源配置不合理、医疗服务公平性差及效率低不利于健康中国战略的实施。不同医疗机构资源配置结构不均衡，"大医院人满为患、基层医院门可罗雀"现象依然十分严重，这种不合理的医疗资源配置结构将进一步加剧基层功能弱化，不利于基层医疗的可持续发展。为改善我国医疗机构资源配置差异问题，以西方发达国家为鉴，培养社区首诊意识，养成先从社区看病，有必要再往上级医院转诊，在上级医院治疗后，康复回社区的就医模式，全科医生肩负健康"守门人"的职责。自觉地根据疾病的轻、重、缓、急进行分层分级诊疗，健全与完善我国分级医疗体系建设，不仅可提高医疗服务效率、促进健康公平，而且是控制卫生费用不合理增长、减轻疾病负担的重要途径。

4. 恶性竞争基模的实例分析

恶性竞争基模由两个负反馈环和一个正反馈环组成，图 8-15 中反馈环的线段性复杂因果关系结构为：医院规模 ——→ 基层医疗机构对医院的威胁 ——+→ 医院发展 ——+→ 医院资源配置 ——+→ 医院规模；基层医疗机构发展 ——+→ 基层医疗机构资源配置 ——−→ 医院对基层医疗机构的威胁 ——+→ 基层医疗机构功能完善度 ——+→ 基层医疗机构发展；医院资源配置 ——+→ 医院对基层医疗机构的威胁 ——+→ 基层医疗机构功能完善度 ——+→ 基层医疗机构发展 ——+→ 基层医疗机构资源配置 ——→ 基层医疗机构对医院的威胁 ——+→ 医院发展 ——→ 医院资源配置。

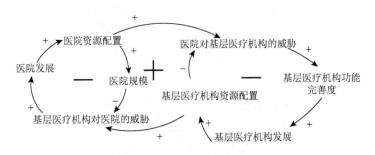

图 8-15　恶性竞争基模实例

这个恶性竞争基模揭示了目前我国医疗体系中的医疗资源在不同医疗机构、不同服务项目等方面分布不合理、配置不均衡，医院与基层医疗机构定位不清、功能紊乱，影响其功能的正常发挥。大医院人满为患，基层医疗机构门可罗雀，加剧了医疗资源的浪费，"看病难、看病贵"问题尚未得到有效解决。

80%的常见病、慢性病可由基层医疗机构承担，20%的疑难杂症则由大医院诊治，但受经济利益驱动，大医院承担了大量本该由基层医疗机构承担的医疗服务，导致大医院人满为患、基层医疗机构门庭冷清，人们不管大病小病，盲目涌向大医院，而基层医疗机构功能弱化，"六位一体"的功能得不到有效发挥。不仅不利于分级医疗体系的建立，更不利于资源的合理、有效利用。为有效遏制我国卫生费用的快速增长，应合理、公平地配置医疗资源，建立完善的分级医疗体系，明确不同医疗机构的功能定位，合理分流患者，维护正常的医疗秩序。

5. 富者愈富基模的实例分析

富者愈富基模由两个正反馈环组成，图8-16中反馈环的线段性复杂因果关系结构为：倒三角的医疗格局 ——$^+$→ 医院医疗服务量 ——$^+$→ 医院投入 ——$^+$→ 医院资源 ——$^+$→ 医疗水平 ——$^+$→ 医院发展 ——$^+$→ 倒三角的医疗格局；倒三角的医疗格局 ——$^-$→ 基层医疗机构医疗服务量 ——$^+$→ 基层医疗机构功能完善度 ——$^+$→ 分级医疗实施度 ——$^+$→ 基层医疗机构发展 ——$^-$→ 倒三角的医疗格局。

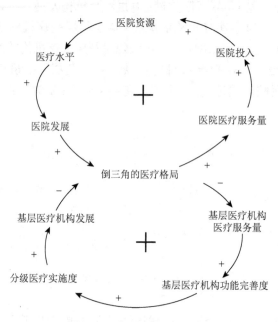

图 8-16　富者愈富基模实例

20 世纪 80 年代，学界提出我国医疗资源配置的倒三角的结构，即医疗资源的 80%集中在大医院，20%在基层医疗机构。改变倒三角的结构、提高医疗卫生服务的可及性，一直成为卫生改革和决策的重要目标。然而，30 多年后，大医院对卫生费用、医务人员、医疗设备等资源的"虹吸"现象依然严重。综合分析国内外医疗资源配置现状可知，国际上比较成功的医疗资源配置结构是基层医疗机构的医疗资源占比较高。我国医疗卫生事业的发展速度很快，设备与发达国家相媲美，但是医疗卫生服务的覆盖率和可及性较低，形成了不合理的医疗资源配置模式，呈现倒三角的结构，即大部分医疗资源集中在大医院，而基层医疗机构的医疗资源严重不足。国家统计局和卫健委的统计数据显示，在城市医疗资源的配置中，大医院和基层医疗机构的配置比例是 8 : 2。医疗资源的倒三角的配置既造成患者"看病难、看病贵"的局面，也导致就医秩序严重错位，医疗服务效率低。此基模揭示要改变这种倒三角的医疗格局，须建立完善的医疗体系，即基本医疗卫生服务由专门的基层医疗机构负责，而其他医疗服务由大医院负责。可借鉴发达国家的经验，例如，美国和英国虽然医疗资源配置模式不同（美国以市场机制为主导，而英国以政府福利为特点），但其医疗资源分布均呈三角的结构，即基层医疗机构的医疗资源占有量明显多于大医院。

6. 共同悲剧基模的实例分析

共同悲剧基模由两个正反馈环和两个负反馈环组成，在图 8-17 中反馈环的线段性复杂因果关系结构分别为：医院服务项目 ——+→ 医疗收入 ——+→ 医院服务项目；基层医疗机构服务项目 ——+→ 基层医疗机构收入 ——+→ 基层医疗机构服务项目；总的医疗资源 ——→ 不同医疗服务内容（疑难杂症）所占的资源（专业资源）——+→ 医疗收入 ——+→ 医院服务项目 ——+→ 总的医疗资源；总的医疗资源 ——→ 不同医疗服务内容（常见病）所占的资源（基础资源）——+→ 基层医疗机构收入 ——+→ 基层医疗机构服务项目 ——+→ 总的医疗资源。

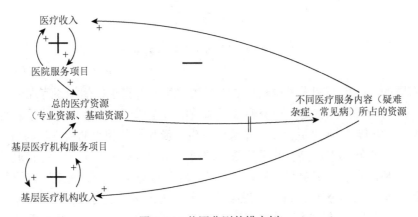

图 8-17　共同悲剧基模实例

　　资源有限，需求无限。医疗卫生领域存在的诸多问题无不与医疗资源配置不合理有着密切的关系。近年来，尽管从国家到地方，均在不断探索医改方案和措施，但大医院对医生、患者和医疗费用的"虹吸"现象仍未改变，合理就医格局的建立困难重重，医疗资源配置不合理现象仍然突出，大医院的医疗资源配置优于基层医疗机构。此基模揭示了不同医疗机构功能定位不明确，没有形成根据疾病特点进行分层分级诊疗的局面，且受经济利益驱动，不同医疗机构甚至存在抢占资源的现象，不仅未能有效发挥医疗资源中专业资源和基础资源的优势，造成医疗资源配置严重失衡，医疗资源难以得到合理的利用，反而会进一步加剧医疗资源的浪费，从而导致"看病难、看病贵"问题依然存在。

7. 成长与投资不足基模的实例分析

　　成长与投资不足基模由一个正反馈环和两个负反馈环组成，图 8-18 中反馈环的线段性复杂因果关系结构为：健康公平需求 ——+——> 分级诊疗实施度 ——+——> 医疗资源配置合理化 ——+——> 医疗资源利用效率 ——+——> 健康公平需求；健康公平需求 ——+——> "错位择医"盲从心理 ——+——> 无序就医 ——+——> 倒三角的医疗格局 ——+——> 医疗资源浪费 ——-——> 医疗资源利用效率 ——+——> 健康公平需求；倒三角的医疗格局 ——+——> 基层医疗意识 ——+——> 基层医疗机构发展 ——-——> 倒三角的医疗格局。

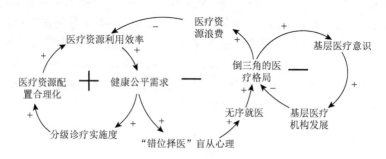

图 8-18　成长与投资不足基模实例

　　有限的医疗资源和人民群众日益增长的卫生服务需求之间始终存在矛盾，缓解这一矛盾的关键点就是实现资源公平和效率。《全国医疗卫生服务体系规划纲要（2015—2020 年）》明确提出要注重医疗卫生资源配置与使用的科学性与协调性，提高效率，降低成本，实现公平与效率的统一。此基模揭示了人人都有追求健康公平的权利，生了病都想获得最好的服务，得到最好的诊治。受就医习惯与就医文化的影响，"错位择医"盲从心理导致患者无论大病、小病都往大医院跑，无序就医、错位择医，从而就医秩序紊乱，形成倒三角的医疗格局，导致医疗资源浪费严重、不合理的医疗费用快速增长、"看病难、看病贵"得不到缓解等诸多问题。为有效解决这一民生问题，社区首诊是关键，大力发展基层医疗，完善全科医生制度，构建分级诊疗体系。

8. 饮鸩止渴基模的实例分析

饮鸩止渴基模由正负反馈环组成，图 8-19 中反馈环的线段性复杂因果关系结构为：健康公平需求 $\xrightarrow{+}$ 错位择医 $\xrightarrow{-}$ 健康公平需求；健康公平需求 $\xrightarrow{+}$ 错位择医 $\xrightarrow{-}$ 分级诊疗 $\xrightarrow{-}$ 健康公平需求。

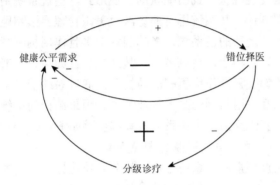

图 8-19　饮鸩止渴基模实例

人人都有追求健康的权利，但对于健康公平却有不一样的理解。一旦生病就往大医院跑，无论大病、小病都到最好的医院，找最好的专家，这不是健康公平。对健康公平的错误理解及受就医习惯、就医文化的影响，错位择医的现象十分普遍，过于依赖上级医疗机构，导致医疗体系中的专业资源和基础资源使用不合理，患者无序就医，患者流向不合理，医疗资源利用效率低，公平性差，导致"看病难、看病贵"问题，不仅严重影响健康需求的公平性，损害人们的健康权益，也极大地增加了个人、社会、政府的卫生支出，加重了疾病负担，从而导致"因病致贫、因病返贫"现象，这才是真正的健康不公平。

从以上八大系统基模分析可以看出，卫生费用的研究是一个系统工程，医药卫生系统是一个复杂系统，在此系统中既存在促进卫生费用正常增长的正反馈环，也存在促进卫生费用不合理增长的负反馈环。以上基模的构建由作者根据调研资料整理而成，运用系统基模方法对合理控制卫生费用的增长进行了系统基模刻画，构建八个系统基模并进行定性反馈分析，提出了相应的对策。对卫生管理部门制定相应的控制策略提供有针对性的依据。

8.3　卫生费用影响因素的流率入树基模分析

8.3.1　系统基模生成集构造法

现代管理大师彼得·圣吉博士运用系统基模作为管理问题动态性复杂分析的主要工具，通过构建"反应迟缓的调节环路""成长上限""舍本逐末""目标侵蚀""恶性竞争""富者愈富""共同悲剧""饮鸩止渴""成长与投资不足"九大系统基模研究美国企业的发展现状，找出症状的表现形式，通过系统基模分析方法发现杠杆解并提出管理方针，其系统思考的方法对美国管理界影响巨大。然而，医疗资源配置系统是一个复杂的巨系统，影响因素众多且作用机制复杂，在此系统中只有这九个基模吗？若不止，会有多少？其结构又会如何？本节在明确医疗资源配置影响因素、关键要素及作用机制的前提下，通过系统基模生成集法构造由各影响因素组成且相互作用与制约的各种反馈动态因果结构的系统基模，揭示系统中各因素复杂、多变的反馈作用关系，其具体步骤如下。

1）确立流位流率系、外生变量、调控变量

对医疗资源配置要素进行系统分析，划分系统边界，明确内外因素对系统的影响，确立流位流率系 $\{L_1(t),R_1(t);\ L_2(t),R_2(t);\ L_3(t),\ R_3(t);\cdots;L_n(t),R_n(t)\}$ 和外生变量集 $\{E_1(t),E_2(t),\cdots,E_m(t)\}$ ；将调控参数定义为参数调控集 $\{a_1(t),a_2(t),\cdots,a_s(t)\}$ 。

2）建立系统流率基本入树模型

流率基本入树模型的建立以各流位变量之间的依赖关系为基础，其依赖关系可用二部分图表示。为了建模的规范性，将这种依赖关系表示为流位指向流率。分别建立 $R_i(t)(i=1,2,\cdots,n)$ 依赖 $L_i(t)(i=1,2,\cdots,n)$ 、$R_k(t)(k\in(1,2,\cdots,n),k\neq i)$ 及 m 个环境变量的因果链二部分图；在此基础上建立流率基本入树模型（图8-20）。其中 $C_{ij}(t)$ 为辅助变量或影响因子，即在 t 时刻变量 j 对变量 i 的影响程度，$C_{ij}(t)\equiv0$ 时，对应枝不存在，图中省画了极性，正、负极性分别表示一变量对另一变量的增长和制约作用。

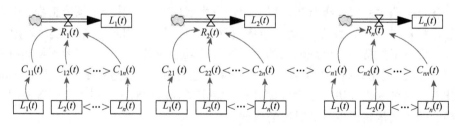

图 8-20　流率基本入树模型

3）构造基模生成集

对 $T_1(t), T_2(t), \cdots, T_n(t)$ 逐一地做 $n-1$ 次嵌运算，计算由各变量相互作用形成的全体反馈基模，其中包括 1 阶、2 阶、3 阶……n 阶，并明确外生变量 $E_i(t)(i=1,2,\cdots,m)$ 和调控参数 $a_j(t)(j=1,2,\cdots,s)$ 对 $T_1(t), T_2(t), \cdots, T_n(t)$ 的影响。

（1）在流率基本入树模型 $T_1(t), T_2(t), \cdots, T_n(t)$ 的基础上，对每棵 $R_i(t)$ 流率入树尾中含有其对应流位 $L_i(t)$ 的入树 $T_i(t)$ 作嵌运算 $G_{ii}(t) = T_i(t)UT_i(t)$，求一阶极小基模 $G_{ii}(t)$。

（2）求二阶极小基模。依据嵌运算及生成二阶极小基模的充要条件，从入树的树尾流位出发，确定可产生二阶基模的入树。作 $G_{ii}(t)UT_j(t)$ 及 $T_j(t)UT_r(t)$，求出全体二阶极小基模。

（3）求三阶极小基模。依据嵌运算及生成极小基模的充要条件，从未进入极小基模的入树 $T_r(t)(r=i+1,\cdots,n)$ 的树尾流位出发，确定可产生三阶基模的入树组合。

以此类推，经 $n-1$ 次嵌运算，得到全体极小基模集 $A_k(t) = \{G_{11}(t), G_{22}(t), \cdots, G_{ii}(t), G_{12}(t), G_{13}(t), \cdots, G_{jt}(t), \cdots, G_{ij\cdots n}(t)\}$，将全体基模进行合并，可生成仿真流图模型。

8.3.2　卫生费用影响因素的流率入树基模生成集分析

1. 流位流率系的确定

基于文献阅读、专家咨询，将经济水平、人口数量、医疗资源、健康水平、医疗保障水平、卫生总费用作为卫生费用系统关键构成要素，在此基础上确定六对流位流率系，分别为：经济水平 $L_1(t)$ 及经济水平变化量 $R_1(t)$；人口数量 $L_2(t)$ 及人口数量变化量 $R_2(t)$；医疗资源 $L_3(t)$ 及医疗资源变化量 $R_3(t)$；健康水平 $L_4(t)$ 及健康水平变化量 $R_4(t)$；医疗保障水平 $L_5(t)$ 及医疗保障水平变化量 $R_5(t)$；卫生总费用 $L_6(t)$ 及卫生总费用变化量 $R_6(t)$（表 8-2）。

表 8-2　六对流位流率系

变量	定义	类型
$L_1(t)$	经济水平	流位
$R_1(t)$	经济水平变化量	流率
$L_2(t)$	人口数量	流位
$R_2(t)$	人口数量变化量	流率
$L_3(t)$	医疗资源	流位

续表

变量	定义	类型
$R_3(t)$	医疗资源变化量	流率
$L_4(t)$	健康水平	流位
$R_4(t)$	健康水平变化量	流率
$L_5(t)$	医疗保障水平	流位
$R_5(t)$	医疗保障水平变化量	流率
$L_6(t)$	卫生总费用	流位
$R_6(t)$	卫生总费用变化量	流率

2. 流位流率系相互作用图

流率基本入树模型建立在各流位变量之间的依赖关系上，其依赖关系可用相互作用图表示。流位流率系相互作用图表示系统中的流率变量与流位变量的相互依赖或相互影响关系，这种依赖或影响关系用箭头来指向，流位变量指向被影响的流率变量，如图 8-21 所示。

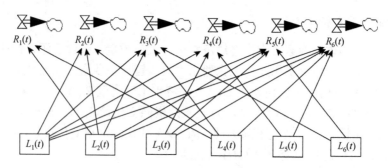

图 8-21　流位流率系相互作用图

3. 建立流位流率基本入树模型

系统动力学中，以流率 $R_i(t)$ 为根、流位 $L_i(t)$ 为尾的入树 $T_i(t)$ 称为流率入树。根据流位流率系相互作用图建立六棵以流率为根、流位为尾的入树，分别用 $T_1(t)$、$T_2(t)$、$T_3(t)$、$T_4(t)$、$T_5(t)$、$T_6(t)$ 表示（图 8-22），每棵树中 $C_{ij}(t)$ 是影响因子即在 t 时刻变量 j 对变量 i 的影响程度，这种影响程度有可能是指数关系，有可能是函数关系，还有可能就是一个系数。模型的仿真离不开 $C_{ij}(t)$ 的确定，$C_{ij}(t)$ 是建立仿真方程的一个重要参数。

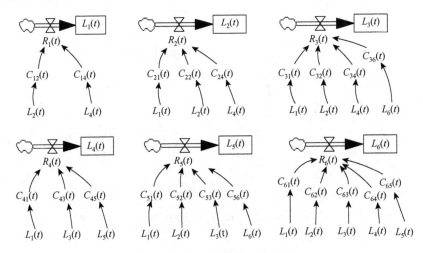

图 8-22　流位流率基本入树模型

4. 构造影响因素极小基模生成集

建立基模生成集寻找极小基模元素时，采用树尾流位出发分析法。

（1）求一阶极小基模。对每棵树 $T_i(t)$，寻找一阶极小基模，$T_1(t)$、$T_3(t)$、$T_4(t)$、$T_5(t)$、$T_6(t)$ 的树尾中不含有对应的 $L_1(t)$、$L_3(t)$、$L_4(t)$、$L_5(t)$、$L_6(t)$，只有 $T_2(t)$ 的树尾中含有对应的 $L_2(t)$，故只存在一阶极小基模 $L_2(t)R_2(t)L_2(t)$（图 8-23）。

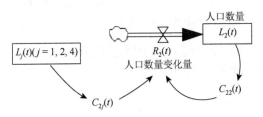

图 8-23　$G_{22}(t)$ 的流图结构

（2）求二阶极小基模。

基模 1：$G_{12}(t) = T_1(t)UT_2(t)$。

$G_{12}(t) = T_1(t)UT_2(t)$ 的反馈环为

$$
\begin{array}{c|cc}
 & L_1(t) & L_2(t) \\
T_1(t) & 1 & R_1(t)C_{12}(t)L_2(t) \\
T_2(t) & R_2(t)C_{21}(t)L_1(t) & 1
\end{array}
$$

$$= 1 + R_1(t)C_{12}(t)L_2(t)R_2(t)C_{21}(t)L_1(t)$$

$G_{12}(t)$ 的流图结构如图 8-24 所示。

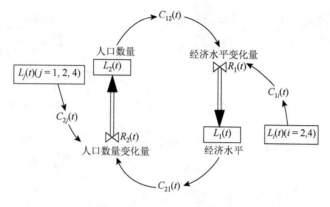

图 8-24　　$G_{12}(t)$ 的流图结构

反馈环 $R_1(t)C_{12}(t)L_2(t)R_2(t)C_{21}(t)L_1(t)$ 的因果结构为：经济水平→人口数量变化量→人口数量→经济水平变化量→经济水平。在此结构中，$L_i(t)(i=2,4)$ 分别通过辅助变量 $C_{1i}(t)$ 影响着经济水平变化量 $R_1(t)$，$L_j(t)(j=1,2,4)$ 分别通过辅助变量 $C_{2j}(t)$ 影响着人口数量变化量 $R_2(t)$。

基模 2：$G_{14}(t)=T_1(t)UT_4(t)$。

$G_{14}(t)=T_1(t)UT_4(t)$ 的反馈环为

$$\begin{array}{c|cc} & L_1(t) & L_4(t) \\ T_1(t) & 1 & R_1(t)C_{14}(t)L_4(t) \\ T_4(t) & R_4(t)C_{41}(t)L_1(t) & 1 \end{array}$$

$$=1+R_1(t)C_{14}(t)L_4(t)R_4(t)C_{41}(t)L_1(t)$$

$G_{14}(t)$ 的流图结构如图 8-25 所示。

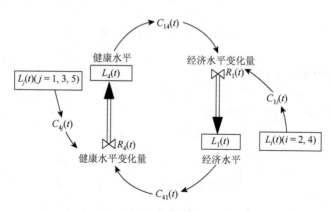

图 8-25　　$G_{14}(t)$ 的流图结构（一）

反馈环 $R_1(t)C_{14}(t)L_4(t)R_4(t)C_{41}(t)L_1(t)$ 的因果结构为：经济水平→健康水平变化量→健康水平→经济水平变化量→经济水平。在此结构中，$L_i(t)(i=2,4)$ 分别通过辅助变量 $C_{1i}(t)$ 影响着经济水平变化量 $R_1(t)$，$L_j(t)(j=1,3,5)$ 分别通过辅助变量 $C_{4j}(t)$ 影响着健康水平变化量 $R_4(t)$。

基模 3：$G_{34}(t)=T_3(t)UT_4(t)$。

$G_{34}(t)=T_3(t)UT_4(t)$ 的反馈环为

$$\begin{array}{c|cc} & L_3(t) & L_4(t) \\ T_3(t) & 1 & R_3(t)C_{34}(t)L_4(t) \\ T_4(t) & R_4(t)C_{43}(t)L_3(t) & 1 \end{array}$$

$$=1+R_3(t)C_{34}(t)L_4(t)R_4(t)C_{43}(t)L_3(t)$$

$G_{34}(t)$ 的流图结构如图 8-26 所示。

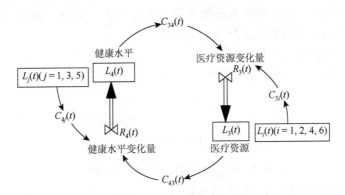

图 8-26　$G_{34}(t)$ 的流图结构（一）

反馈环 $R_3(t)C_{34}(t)L_4(t)R_4(t)C_{43}(t)L_3(t)$ 的因果结构为：医疗资源→健康水平变化量→健康水平→医疗资源变化量→医疗资源。在此结构中，$L_i(t)(i=1,2,4,6)$ 分别通过辅助变量 $C_{3i}(t)$ 影响着医疗资源变化量 $R_3(t)$，$L_j(t)(j=1,3,5)$ 分别通过辅助变量 $C_{4j}(t)$ 影响着健康水平变化量 $R_4(t)$。

基模 4：$G_{36}(t)=T_3(t)UT_6(t)$。

$G_{36}(t)=T_3(t)UT_6(t)$ 的反馈环为

$$\begin{array}{c|cc} & L_3(t) & L_6(t) \\ T_3(t) & 1 & R_3(t)C_{36}(t)L_6(t) \\ T_6(t) & R_6(t)C_{63}(t)L_3(t) & 1 \end{array}$$

$$=1+R_3(t)C_{36}(t)L_6(t)R_6(t)C_{63}(t)L_3(t)$$

$G_{36}(t)$ 的流图结构如图 8-27 所示。

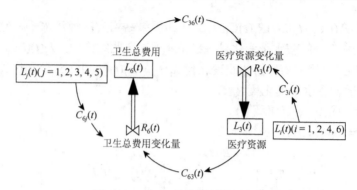

图 8-27　$G_{36}(t)$ 的流图结构（一）

反馈环 $R_3(t)C_{36}(t)L_6(t)R_6(t)C_{63}(t)L_3(t)$ 的因果结构为：医疗资源→卫生总费用变化量→卫生总费用→医疗资源变化量→医疗资源。在此结构中，$L_i(t)(i=1,2,4,6)$ 分别通过辅助变量 $C_{3i}(t)$ 影响着医疗资源变化量 $R_3(t)$，$L_j(t)(j=1,2,3,4,5)$ 分别通过辅助变量 $C_{6j}(t)$ 影响着卫生总费用变化量 $R_6(t)$。

基模 5：　$G_{56}(t)=T_5(t)UT_6(t)$。

$G_{56}(t)=T_5(t)UT_6(t)$ 的反馈环为

$$
\begin{array}{c|cc}
 & L_5(t) & L_6(t) \\
T_5(t) & 1 & R_5(t)C_{56}(t)L_6(t) \\
T_6(t) & R_6(t)C_{65}(t)L_5(t) & 1
\end{array}
$$

$$=1+R_5(t)C_{56}(t)L_6(t)R_6(t)C_{65}(t)L_5(t)$$

$G_{56}(t)$ 的流图结构如图 8-28 所示。

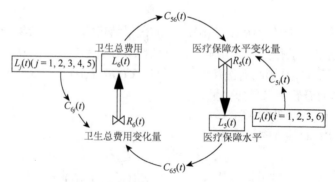

图 8-28　$G_{56}(t)$ 的流图结构（一）

反馈环 $R_5(t)C_{56}(t)L_6(t)R_6(t)C_{65}(t)L_5(t)$ 的因果结构为：医疗保障水平→卫生总费用变化量→卫生总费用→医疗保障水平变化量→医疗保障水平。在此结构中，

$L_i(t)(i=1,2,3,6)$ 分别通过辅助变量 $C_{5i}(t)$ 影响着医疗保障水平变化量 $R_5(t)$，$L_j(t)(j=1,2,3,4,5)$ 分别通过辅助变量 $C_{6j}(t)$ 影响着卫生总费用变化量 $R_6(t)$。

（3）求三阶极小基模。

综合分析二阶极小基模集，寻找未进入反馈环式基模的入树。二阶基模集为 $\{G_{12}(t),G_{14}(t),G_{34}(t),G_{36}(t),G_{56}(t)\}$，其中 $G_{ij}(t)$ 下标 i,j 含有 1，2，3，4，5，6，因此极小基模集为二阶基模集，没有三阶以上的极小基模。

5. 流图生成

根据以上的分析，得出了极小基模由 $G_{22}(t)$、$G_{12}(t)$、$G_{14}(t)$、$G_{34}(t)$、$G_{36}(t)$、$G_{56}(t)$ 这 6 个基模组成，将其相同顶点进行合并，得到卫生费用系统的系统动力学流图结构（图 8-29）。系统动力学流图结构系统、动态地揭示了各变量之间的相互作用、相互影响，刻画了卫生费用系统的复杂性、反馈性、动态性。

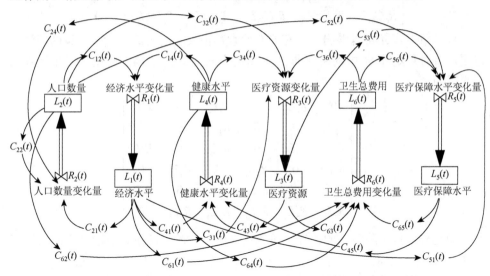

图 8-29　卫生费用系统的系统动力学流图结构

8.4　基于系统动力学的卫生费用系统的主导反馈环计算

反馈环数量的确定是系统动力学模型的重要内容，人类社会中的任何复杂问题都由很多条反馈环构成。如图 8-29 所示，卫生费用系统的系统动力学流图包含很多条反馈环，而仅通过看图寻找反馈环数量工作量庞大且结果不精确。本节拟利用枝向量矩阵算法和枝向量行列式算法计算系统反馈环数量，为进一步的反馈环分析奠定基础。

8.4.1　枝向量矩阵算法

（1）由$T_1(t)$、$T_2(t)$、$T_3(t)$、$T_4(t)$、$T_5(t)$、$T_6(t)$的根尾关联枝直接求出总体流图的全部一阶反馈环，只有$T_2(t)$根尾关联枝产生一条一阶反馈环。

（2）根据图8-22所示的流位流率基本入树模型，构建其对应的枝向量对角矩阵A：

$$A = \begin{bmatrix} 0 & R_1C_{12}L_2 & 0 & R_1C_{14}L_4 & 0 & 0 \\ R_2C_{21}L_1 & 0 & 0 & R_2C_{24}L_4 & 0 & 0 \\ R_3C_{31}L_1 & R_3C_{32}L_2 & 0 & R_3C_{34}L_4 & 0 & R_3C_{36}L_6 \\ R_4C_{41}L_1 & 0 & R_4C_{43}L_3 & 0 & R_4C_{45}L_5 & 0 \\ R_5C_{51}L_1 & R_5C_{52}L_2 & R_5C_{53}L_3 & 0 & 0 & R_5C_{56}L_6 \\ R_6C_{61}L_1 & R_6C_{62}L_2 & R_6C_{63}L_3 & R_6C_{64}L_4 & R_6C_{65}L_5 & 0 \end{bmatrix}$$

从对角矩阵A可以看出，所有非0元素都由$R_iC_{ij}L_j$组成，为了计算的简洁、方便，将对角矩阵A中的所有非0元素的中间变量C_{ij}省略，因此，对角矩阵A可简写为

$$A = \begin{bmatrix} 0 & R_1L_2 & 0 & R_1L_4 & 0 & 0 \\ R_2L_1 & 0 & 0 & R_2L_4 & 0 & 0 \\ R_3L_1 & R_3L_2 & 0 & R_3L_4 & 0 & R_3L_6 \\ R_4L_1 & 0 & R_4L_3 & 0 & R_4L_5 & 0 \\ R_5L_1 & R_5L_2 & R_5L_3 & 0 & 0 & R_5L_6 \\ R_6L_1 & R_6L_2 & R_6L_3 & R_6L_4 & R_6L_5 & 0 \end{bmatrix}$$

通过枝向量矩阵算法的计算，可算出二阶、三阶、四阶、五阶、六阶反馈环共44条，结果如下。

二阶反馈环5条，分别为：$R_1L_2R_2L_1$；$R_1L_4R_4L_1$；$R_3L_4R_4L_3$；$R_3L_6R_6L_3$；$R_5L_6R_6L_5$。

三阶反馈环9条，分别为：$R_1L_2R_2L_4R_4L_1$；$R_1L_4R_4L_3R_3L_1$；$R_1L_4R_4L_5R_5L_1$；$R_2L_4R_4L_3R_3L_2$；$R_2L_4R_4L_5R_5L_2$；$R_3L_4R_4L_5R_5L_3$；$R_3L_6R_6L_4R_4L_3$；$R_3L_6R_6L_5R_5L_3$；$R_4L_5R_5L_6R_6L_4$。

四阶反馈环12条，分别为：$R_1L_2R_2L_4R_4L_3R_3L_1$；$R_1L_2R_2L_4R_4L_5R_5L_1$；$R_1L_4R_4L_3R_3L_2R_2L_1$；$R_1L_4R_4L_3R_3L_6R_6L_1$；$R_1L_4R_4L_5R_5L_2R_2L_1$；$R_1L_4R_4L_5R_5L_3R_3L_1$；$R_1L_4R_4L_5R_5L_6R_6L_1$；$R_2L_4R_4L_3R_3L_6R_6L_2$；$R_2L_4R_4L_5R_5L_3R_3L_2$；$R_2L_4R_4L_5R_5L_6R_6L_2$；$R_3L_4R_4L_5R_5L_6R_6L_3$；$R_3L_6R_6L_4R_4L_5R_5L_3$。

五阶反馈环12条，分别为：$R_1L_2R_2L_4R_4L_3R_3L_6R_6L_1$；$R_1L_2R_2L_4R_4L_5R_5L_3R_3L_1$；$R_1L_2R_2L_4R_4L_5R_5L_6R_6L_1$；$R_1L_4R_4L_3R_3L_6R_6L_2R_2L_1$；$R_1L_4R_4L_3R_3L_6R_6L_5R_5L_1$；$R_1L_4R_4L_5R_5L_3R_3L_2R_2L_1$；$R_1L_4R_4L_5R_5L_3R_3L_6R_6L_1$；$R_1L_4R_4L_5R_5L_6R_6L_2R_2L_1$；$R_1L_4R_4L_5R_5L_6R_6L_3R_3L_1$；$R_2L_4R_4L_3R_3L_6R_6L_5R_5L_2$；$R_2L_4R_4L_5R_5L_3R_3L_6R_6L_2$；$R_2L_4R_4L_5R_5L_6R_6L_3R_3L_2$。

六阶反馈环 6 条，分别为：$R_1L_2R_2L_4R_4L_3R_3L_6R_6L_5R_5L_1$；$R_1L_2R_2L_4R_4L_5R_5L_3R_3L_6R_6L_1$；$R_1L_2R_2L_4R_4L_5R_5L_6R_6L_3R_3L_1$；$R_1L_4R_4L_3R_3L_6R_6L_5R_5L_2R_2L_1$；$R_1L_4R_4L_5R_5L_3R_3L_6R_6L_2R_2L_1$；$R_1L_4R_4L_5R_5L_6R_6L_3R_3L_2R_2L_1$。

8.4.2　枝向量行列式算法

为了检验反馈环总数计算的准确性，运用枝向量行列式算法运算新增因素后系统反馈环数量，运算过程如下：

$$
A = \begin{vmatrix}
1 & a_{12} & 0 & a_{14} & 0 & 0 \\
a_{21} & 1 & 0 & a_{24} & 0 & 0 \\
a_{31} & a_{32} & 1 & a_{34} & 0 & a_{36} \\
a_{41} & 0 & a_{43} & 1 & a_{45} & 0 \\
a_{51} & a_{52} & a_{53} & 0 & 1 & a_{56} \\
a_{61} & a_{62} & a_{63} & a_{64} & a_{65} & 1
\end{vmatrix}
$$

$$
\begin{aligned}
= &\, a_{12}a_{21} + a_{14}a_{41} + a_{34}a_{43} + a_{36}a_{63} + a_{56}a_{65} + a_{12}a_{24}a_{41} + a_{14}a_{43}a_{31} + a_{14}a_{45}a_{51} \\
&+ a_{24}a_{43}a_{32} + a_{24}a_{45}a_{52} + a_{34}a_{45}a_{53} + a_{36}a_{64}a_{43} + a_{36}a_{65}a_{53} + a_{45}a_{56}a_{64} + a_{12}a_{24}a_{43}a_{31} \\
&+ a_{12}a_{24}a_{45}a_{51} + a_{14}a_{43}a_{32}a_{21} + a_{14}a_{43}a_{36}a_{61} + a_{14}a_{45}a_{52}a_{21} + a_{14}a_{45}a_{53}a_{31} + a_{14}a_{45}a_{56}a_{61} \\
&+ a_{24}a_{43}a_{36}a_{62} + a_{24}a_{45}a_{53}a_{32} + a_{24}a_{45}a_{56}a_{62} + a_{34}a_{45}a_{56}a_{63} + a_{36}a_{64}a_{45}a_{53} + a_{12}a_{24}a_{43}a_{36}a_{61} \\
&+ a_{12}a_{24}a_{45}a_{53}a_{31} + a_{12}a_{24}a_{45}a_{56}a_{61} + a_{14}a_{43}a_{36}a_{62}a_{21} + a_{14}a_{43}a_{36}a_{65}a_{51} + a_{14}a_{45}a_{53}a_{32}a_{21} \\
&+ a_{14}a_{45}a_{53}a_{36}a_{61} + a_{14}a_{45}a_{56}a_{62}a_{21} + a_{14}a_{45}a_{56}a_{63}a_{31} + a_{14}a_{45}a_{53}a_{36}a_{62} + a_{24}a_{45}a_{53}a_{36}a_{62} \\
&+ a_{24}a_{45}a_{56}a_{63}a_{32} + a_{12}a_{24}a_{43}a_{36}a_{65}a_{51} + a_{12}a_{24}a_{45}a_{53}a_{36}a_{61} + a_{12}a_{24}a_{45}a_{56}a_{63}a_{31} \\
&+ a_{14}a_{43}a_{36}a_{65}a_{52}a_{21} + a_{14}a_{45}a_{53}a_{36}a_{62}a_{21} + a_{14}a_{45}a_{56}a_{63}a_{32}a_{21}
\end{aligned}
$$

枝向量行列式计算结果显示卫生费用系统共包括 44 条二阶及以上反馈环，其中二阶反馈环 5 条，三阶反馈环 9 条，四阶反馈环 12 条，五阶反馈环 12 条，六阶反馈环 6 条，同枝向量矩阵算法结果一致。

8.5　卫生费用新增因素对系统反馈结构的效应分析

通过借助流率入树基模生成集法构造卫生费用各因素相互作用且各具特征的系统基模，结合图论知识，系统分析卫生费用影响因素在系统反馈结构、反馈环数量、反馈极性等方面隐含的规律，明确各影响因素对卫生费用的作用机理。通过枝向量行列式和枝向量矩阵算法，计算系统所含的反馈环数量，根据反馈结构的阶数、极性转移分析寻找系统结构中的主导反馈结构，明确主导反馈结构在系统稳定运行中的作用。卫生费用影响因素众多，敏感性强，易受外界因素的影响。

新增因素的纳入将对原系统结构产生影响，通过新增因素的系统反馈结构效应分析，可明确其对卫生费用的作用机理。

8.5.1 新增因素1：卫生政策对原系统反馈结构的效应分析

基于对卫生费用系统的反馈动态性复杂分析，我们清晰地了解到系统内各因素之间的制约关系、作用方式，同时认识到当前卫生费用存在的一系列问题，为应对这一现状，新的卫生政策的提出不仅重要而且必要。本节将卫生政策作为系统新增变量，通过建立流位流率系、生成流图、计算系统新增反馈环，深入分析卫生政策实施的系统效应。

1. 构建新增变量后流位流率系

在原有六对流位流率系的基础上新增流位流率对卫生政策 $L_7(t)$ 及卫生政策变化量 $R_7(t)$，根据新增变量与原系统变量间的作用关系，建立引入卫生政策后的流位流率基本入树模型，如图 8-30 所示。

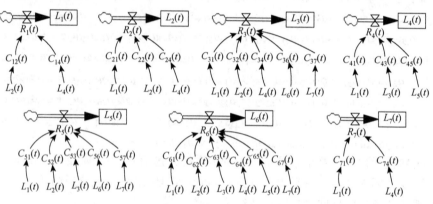

图 8-30　新增因素卫生政策后流位流率基本入树模型

2. 构造影响因素极小基模生成集

建立基模生成集寻找极小基模元素时，采用树尾流位出发分析法。

（1）求一阶极小基模。对每棵树 $T_i(t)$，寻找一阶极小基模，$T_1(t)$、$T_3(t)$、$T_4(t)$、$T_5(t)$、$T_6(t)$、$T_7(t)$ 的树尾中不含有对应的 $L_1(t)$、$L_3(t)$、$L_4(t)$、$L_5(t)$、$L_6(t)$、$L_7(t)$，只有 $T_2(t)$ 的树尾中含有对应的 $L_2(t)$，故只存在一阶极小基模 $L_2(t)R_2(t)L_2(t)$（图 8-23）。

（2）求二阶极小基模。

基模1：$G_{12}(t) = T_1(t)UT_2(t)$。

$G_{12}(t) = T_1(t)UT_2(t)$ 的反馈环为

$$
\begin{array}{c|cc}
 & L_1(t) & L_2(t) \\
\hline
T_1(t) & 1 & R_1(t)C_{12}(t)L_2(t) \\
T_2(t) & R_2(t)C_{21}(t)L_1(t) & 1
\end{array}
$$

$$= 1 + R_1(t)C_{12}(t)L_2(t)R_2(t)C_{21}(t)L_1(t)$$

$G_{12}(t)$ 的流图结构如图 8-24 所示。

反馈环 $R_1(t)C_{12}(t)L_2(t)R_2(t)C_{21}(t)L_1(t)$ 的因果结构为：经济水平→人口数量变化量→人口数量→经济水平变化量→经济水平。在此结构中，$L_i(t)(i=2,4)$ 分别通过辅助变量 $C_{1i}(t)$ 影响着经济水平变化量 $R_1(t)$，$L_j(t)(j=1,2,4)$ 分别通过辅助变量 $C_{2j}(t)$ 影响着人口数量变化量 $R_2(t)$。

基模 2：$G_{14}(t) = T_1(t)UT_4(t)$。

$G_{14}(t) = T_1(t)UT_4(t)$ 的反馈环为

$$
\begin{array}{c|cc}
 & L_1(t) & L_4(t) \\
\hline
T_1(t) & 1 & R_1(t)C_{14}(t)L_4(t) \\
T_4(t) & R_4(t)C_{41}(t)L_1(t) & 1
\end{array}
$$

$$= 1 + R_1(t)C_{14}(t)L_4(t)R_4(t)C_{41}(t)L_1(t)$$

$G_{14}(t)$ 的流图结构如图 8-25 所示。

反馈环 $R_1(t)C_{14}(t)L_4(t)R_4(t)C_{41}(t)L_1(t)$ 的因果结构为：经济水平→健康水平变化量→健康水平→经济水平变化量→经济水平。在此结构中，$L_i(t)(i=2,4)$ 分别通过辅助变量 $C_{1i}(t)$ 影响着经济水平变化量 $R_1(t)$，$L_j(t)(j=1,3,5)$ 分别通过辅助变量 $C_{4j}(t)$ 影响着健康水平变化量 $R_4(t)$。

基模 3：$G_{34}(t) = T_3(t)UT_4(t)$。

$G_{34}(t) = T_3(t)UT_4(t)$ 的反馈环为

$$
\begin{array}{c|cc}
 & L_3(t) & L_4(t) \\
\hline
T_3(t) & 1 & R_3(t)C_{34}(t)L_4(t) \\
T_4(t) & R_4(t)C_{43}(t)L_3(t) & 1
\end{array}
$$

$$= 1 + R_3(t)C_{34}(t)L_4(t)R_4(t)C_{43}(t)L_3(t)$$

$G_{34}(t)$ 的流图结构（二）如图 8-31 所示。

反馈环 $R_3(t)C_{34}(t)L_4(t)R_4(t)C_{43}(t)L_3(t)$ 的因果结构为：医疗资源→健康水平变化量→健康水平→医疗资源变化量→医疗资源。在此结构中，$L_i(t)(i=1,2,4,6,7)$ 分别通过辅助变量 $C_{3i}(t)$ 影响着医疗资源变化量 $R_3(t)$，$L_j(t)(j=1,3,5)$ 分别通过辅助变量 $C_{4j}(t)$ 影响着健康水平变化量 $R_4(t)$。

基模 4：$G_{36}(t) = T_3(t)UT_6(t)$。

$G_{36}(t) = T_3(t)UT_6(t)$ 的反馈环为

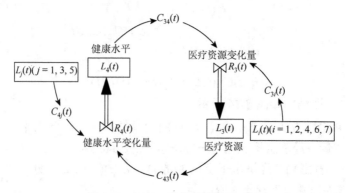

图 8-31　$G_{34}(t)$ 的流图结构（二）

$$\begin{array}{c|cc} & L_3(t) & L_6(t) \\ T_3(t) & 1 & R_3(t)C_{36}(t)L_6(t) \\ T_6(t) & R_6(t)C_{63}(t)L_3(t) & 1 \end{array}$$

$$= 1 + R_3(t)C_{36}(t)L_6(t)R_6(t)C_{63}(t)L_3(t)$$

$G_{36}(t)$ 的流图结构（二）如图 8-32 所示。

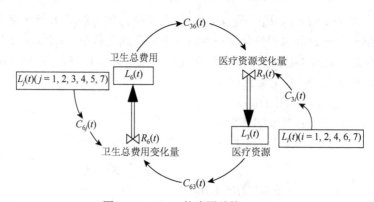

图 8-32　$G_{36}(t)$ 的流图结构（二）

反馈环 $R_3(t)C_{36}(t)L_6(t)R_6(t)C_{63}(t)L_3(t)$ 的因果结构为：医疗资源→卫生总费用变化量→卫生总费用→医疗资源变化量→医疗资源。在此结构中，$L_i(t)(i=1,2,4,6,7)$ 分别通过辅助变量 $C_{3i}(t)$ 影响着医疗资源变化量 $R_3(t)$，$L_j(t)(j=1,2,3,4,5,7)$ 分别通过辅助变量 $C_{6j}(t)$ 影响着卫生总费用变化量 $R_6(t)$。

基模 5：　$G_{56}(t) = T_5(t)UT_6(t)$。

$G_{56}(t) = T_5(t)UT_6(t)$ 的反馈环为

$$\begin{array}{c|cc}
 & L_5(t) & L_6(t) \\
T_5(t) & 1 & R_5(t)C_{56}(t)L_6(t) \\
T_6(t) & R_6(t)C_{65}(t)L_5(t) & 1
\end{array}$$

$$=1+R_5(t)C_{56}(t)L_6(t)R_6(t)C_{65}(t)L_5(t)$$

$G_{56}(t)$ 的流图结构（二）如图 8-33 所示。

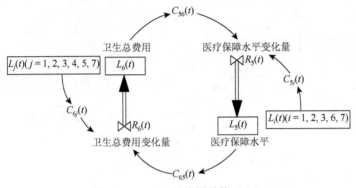

图 8-33　$G_{56}(t)$ 的流图结构（二）

反馈环 $R_5(t)C_{56}(t)L_6(t)R_6(t)C_{65}(t)L_5(t)$ 的因果结构为：医疗保障水平→卫生总费用变化量→卫生总费用→医疗保障水平变化量→医疗保障水平。在此结构中，$L_i(t)(i=1,2,3,6,7)$ 分别通过辅助变量 $C_{5i}(t)$ 影响着医疗保障水平变化量 $R_5(t)$，$L_j(t)(j=1,2,3,4,5,7)$ 分别通过辅助变量 $C_{6j}(t)$ 影响着卫生总费用变化量 $R_6(t)$。

（3）求三阶极小基模。

分析二阶极小基模集，此 5 个二阶极小基模 $G_{ij}(t)$ 的下标 i,j 均未含 7，说明 $T_7(t)$ 未进入二阶极小基模中，所以，此二阶极小基模集不是卫生费用系统极小基模集，需要寻找 $T_7(t)$ 的三阶极小基模。

基模 1：$G_{743}(t)=T_7(t)UT_4(t)UT_3(t)$。

$G_{743}(t)=T_7(t)UT_4(t)UT_3(t)$ 的反馈环为

$$\begin{array}{c|ccc}
 & L_3(t) & L_4(t) & L_7(t) \\
T_3(t) & 1 & R_3(t)C_{34}(t)L_4(t) & R_3(t)C_{37}(t)L_7(t) \\
T_4(t) & R_4(t)C_{43}(t)L_3(t) & 1 & 0 \\
T_7(t) & 1 & R_7(t)C_{74}(t)L_4(t) & 1
\end{array}$$

$$=1+R_3(t)C_{37}(t)L_7(t)R_7(t)C_{74}(t)L_4(t)R_4(t)C_{43}(t)L_3(t)+R_3(t)C_{34}(t)L_4(t)R_4(t)C_{43}(t)L_3(t)$$

$G_{743}(t)$ 的流图结构（一）如图 8-34 所示。

反馈环 $R_3(t)C_{37}(t)L_7(t)R_7(t)C_{74}(t)L_4(t)R_4(t)C_{43}(t)L_3(t)$ 的因果结构为：医疗资

源→健康水平变化量→健康水平→卫生政策变化量→卫生政策→医疗资源变化量→医疗资源。在此结构中，$L_j(t)(j=1,2,4,6,7)$ 分别通过辅助变量 $C_{3j}(t)$ 影响着医疗资源变化量 $R_3(t)$，$L_i(t)(i=1,3,5)$ 分别通过辅助变量 $C_{4i}(t)$ 影响着健康水平变化量 $R_4(t)$，$L_m(t)(m=1,4)$ 分别通过辅助变量 $C_{7m}(t)$ 影响着卫生政策变化量 $R_7(t)$。

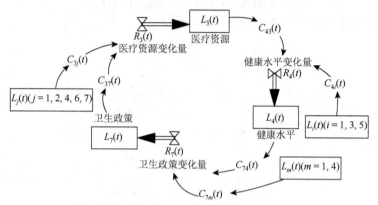

图 8-34 $G_{743}(t)$ 的流图结构（一）

基模 2：$G_{745}(t) = T_7(t)UT_4(t)UT_5(t)$。

$G_{745}(t) = T_7(t)UT_4(t)UT_5(t)$ 的反馈环为

$$\begin{array}{c|ccc} & L_4(t) & L_5(t) & L_7(t) \\ \hline T_4(t) & 1 & R_4(t)C_{45}(t)L_5(t) & 0 \\ T_5(t) & 0 & 1 & R_5(t)C_{57}(t)L_7(t) \\ T_7(t) & R_7(t)C_{74}(t)L_4(t) & 0 & 1 \end{array}$$

$$= 1 + R_4(t)C_{45}(t)L_5(t)R_5(t)C_{57}(t)L_7(t)R_7(t)C_{74}(t)L_4(t)$$

$G_{745}(t)$ 的流图结构（一）如图 8-35 所示。

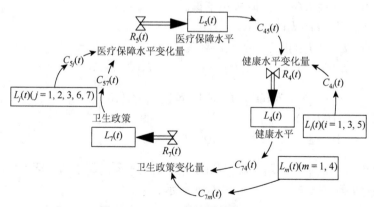

图 8-35 $G_{745}(t)$ 的流图结构（一）

反馈环 $R_4(t)C_{45}(t)L_5(t)R_5(t)C_{57}(t)L_7(t)R_7(t)C_{74}(t)L_4(t)$ 的因果结构为：健康水平→卫生政策变化量→卫生政策→医疗保障水平变化量→医疗保障水平→健康水平变化量→健康水平。在此结构中，$L_i(t)(i=1,3,5)$ 分别通过辅助变量 $C_{4i}(t)$ 影响着健康水平变化量 $R_4(t)$，$L_m(t)(m=1,4)$ 分别通过辅助变量 $C_{7m}(t)$ 影响着卫生政策变化量 $R_7(t)$，$L_j(t)(j=1,2,3,6,7)$ 分别通过辅助变量 $C_{5j}(t)$ 影响着医疗保障水平变化量 $R_5(t)$。

（4）求四阶极小基模。

综上已获得 8 个极小基模，其中，1 个一阶极小基模、5 个二阶极小基模、2 个三阶极小基模，分别为 $G_{22}(t)$、$G_{12}(t)$、$G_{14}(t)$、$G_{34}(t)$、$G_{36}(t)$、$G_{56}(t)$、$G_{743}(t)$、$G_{745}(t)$，其中 $G_{ijm}(t)$ 下标 i,j,m 含有 1，2，3，4，5，6，7，因此极小基模集为三阶基模集，没有四阶以上的极小基模。

3. 生成新增卫生政策后卫生费用系统的系统动力学流图

根据以上的分析，得出了极小基模由 $G_{22}(t)$、$G_{12}(t)$、$G_{14}(t)$、$G_{34}(t)$、$G_{36}(t)$、$G_{56}(t)$、$G_{743}(t)$、$G_{745}(t)$ 8 个基模组成，将其相同顶点进行合并，得到引入卫生政策后卫生费用系统的系统动力学流图（图8-36）。系统动力学流图结构系统、动态地揭示了各变量之间的相互作用。

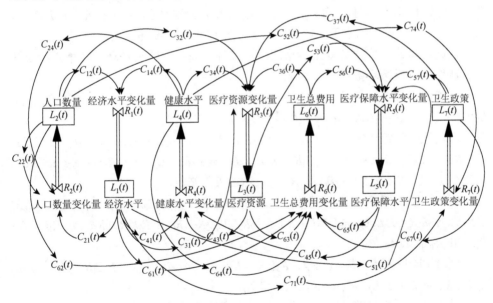

图8-36 引入卫生政策后卫生费用系统的系统动力学流图

4. 系统新增反馈环计算

基于图 8-30 引入卫生政策后流位流率基本入树模型，拟运用新增反馈环枝向量矩阵算法求出引入变量卫生政策后系统新增反馈环，根据流位流率基本入树模型结构，生成对角置零且第七行元素全部置零的枝向量矩阵 A，并将第七行元素设为矩阵 X：

$$X = [a_{71} \quad 0 \quad 0 \quad a_{74} \quad 0 \quad 0 \quad 0]$$

$$A = \begin{bmatrix} 0 & a_{12} & 0 & a_{14} & 0 & 0 & 0 \\ a_{21} & 0 & 0 & a_{24} & 0 & 0 & 0 \\ a_{31} & a_{32} & 0 & a_{34} & 0 & a_{36} & a_{37} \\ a_{41} & 0 & a_{43} & 0 & a_{45} & 0 & 0 \\ a_{51} & a_{52} & a_{53} & 0 & 0 & a_{56} & a_{57} \\ a_{61} & a_{62} & a_{63} & a_{64} & a_{65} & 0 & a_{67} \\ 0 & 0 & 0 & 0 & 0 & 0 & 0 \end{bmatrix}$$

计算新增二阶反馈环。用 X 对 A 作一次枝向量矩阵乘法，得一次行矩阵结果：

$$X \times A = [a_{74}a_{41} \quad a_{71}a_{12} \quad a_{74}a_{43} \quad a_{71}a_{14} \quad a_{74}a_{45} \quad 0 \quad 0]$$

运算结果揭示，结果行矩阵第七列并未产生前后下标相等的因素，因此不存在新增二阶反馈环。

计算新增三阶反馈环。将 $X \times A$ 的结果再次与 A 相乘，得出结果行矩阵第七列元素产生前后下标相等有且只有 $a_{74}a_{43}a_{37}$，$a_{74}a_{45}a_{57}$，分别对应反馈结构 $R_7L_4R_4L_3R_3L_7$，$R_7L_4R_4L_5R_5L_7$，引入因素卫生政策使得系统新增三阶反馈环 2 条。

以此类推，可依次计算出新增四阶反馈环、新增五阶反馈环、新增六阶反馈环、新增七阶反馈环数量，汇总如下。

新增四阶反馈环 5 条，分别为：$R_7L_1R_1L_4R_4L_3R_3L_7$；$R_7L_4R_4L_5R_5L_3R_3L_7$；$R_7L_1R_1L_4R_4L_5R_5L_7$；$R_7L_4R_4L_3R_3L_6R_6L_7$；$R_7L_4R_4L_5R_5L_6R_6L_7$。

新增五阶反馈环 8 条，分别为：$R_7L_1R_1L_2R_2L_4R_4L_3R_3L_7$；$R_7L_1R_1L_4R_4L_5R_5L_3R_3L_7$；$R_7L_4R_4L_5R_5L_6R_6L_3R_3L_7$；$R_7L_1R_1L_2R_2L_4R_4L_5R_5L_7$；$R_7L_4R_4L_3R_3L_6R_6L_5R_5L_7$；$R_7L_1R_1L_4R_4L_3R_3L_6R_6L_7$；$R_7L_4R_4L_5R_5L_3R_3L_6R_6L_7$；$R_7L_1R_1L_4R_4L_5R_5L_6R_6L_7$。

新增六阶反馈环 6 条，分别为：$R_7L_1R_1L_2R_2L_4R_4L_5R_5L_3R_3L_7$；$R_7L_1R_1L_4R_4L_5R_5L_6R_6L_3R_3L_7$；$R_7L_1R_1L_4R_4L_3R_3L_6R_6L_5R_5L_7$；$R_7L_1R_1L_2R_2L_4R_4L_3R_3L_6R_6L_7$；$R_7L_1R_1L_4R_4L_5R_5L_3R_3L_6R_6L_7$；$R_7L_1R_1L_2R_2L_4R_4L_5R_5L_6R_6L_7$。

新增七阶反馈环 3 条，分别为：$R_7L_1R_1L_2R_2L_4R_4L_5R_5L_6R_6L_3R_3L_7$；$R_7L_1R_1L_2R_2L_4R_4L_3R_3L_6R_6L_5R_5L_7$；$R_7L_1R_1L_2R_2L_4R_4L_5R_5L_3R_3L_6R_6L_7$。

基于枝向量矩阵算法可知，引入变量卫生政策系统共增加 24 条反馈环，其中三阶反馈环 2 条，四阶反馈环 5 条，五阶反馈环 8 条，六阶反馈环 6 条，七阶反馈环 3 条。为了检验反馈环总数计算的准确性，运用枝向量行列式算法运算新增因素后系统反馈环数量，运算过程如下：

$$A = \begin{vmatrix} 1 & a_{12} & 0 & a_{14} & 0 & 0 & 0 \\ a_{21} & 1 & 0 & a_{24} & 0 & 0 & 0 \\ a_{31} & a_{32} & 1 & a_{34} & 0 & a_{36} & a_{37} \\ a_{41} & 0 & a_{43} & 1 & a_{45} & 0 & 0 \\ a_{51} & a_{52} & a_{53} & 0 & 1 & a_{56} & a_{57} \\ a_{61} & a_{62} & a_{63} & a_{64} & a_{65} & 1 & a_{67} \\ a_{71} & 0 & 0 & a_{74} & 0 & 0 & 0 \end{vmatrix}$$

$$
\begin{aligned}
= & a_{12}a_{21} + a_{14}a_{41} + a_{34}a_{43} + a_{36}a_{63} + a_{56}a_{65} + a_{12}a_{24}a_{41} + a_{14}a_{43}a_{31} + a_{14}a_{45}a_{51} \\
& + a_{24}a_{43}a_{32} + a_{24}a_{45}a_{52} + a_{34}a_{45}a_{53} + a_{36}a_{64}a_{43} + a_{36}a_{65}a_{53} + a_{45}a_{56}a_{64} + a_{74}a_{43}a_{37} + a_{74}a_{45}a_{57} \\
& + a_{12}a_{24}a_{43}a_{31} + a_{12}a_{24}a_{45}a_{51} + a_{14}a_{43}a_{32}a_{21} + a_{14}a_{43}a_{36}a_{61} + a_{14}a_{45}a_{52}a_{21} + a_{14}a_{45}a_{53}a_{31} \\
& + a_{14}a_{45}a_{56}a_{61} + a_{24}a_{43}a_{36}a_{62} + a_{24}a_{45}a_{53}a_{32} + a_{24}a_{45}a_{56}a_{62} + a_{34}a_{45}a_{56}a_{63} + a_{36}a_{64}a_{45}a_{53} \\
& + a_{71}a_{14}a_{43}a_{37} + a_{74}a_{45}a_{53}a_{37} + a_{71}a_{14}a_{45}a_{57} + a_{74}a_{43}a_{36}a_{67} + a_{74}a_{45}a_{56}a_{67} + a_{12}a_{24}a_{43}a_{36}a_{61} \\
& + a_{12}a_{24}a_{45}a_{53}a_{31} + a_{12}a_{24}a_{45}a_{56}a_{61} + a_{14}a_{43}a_{36}a_{62}a_{21} + a_{14}a_{43}a_{36}a_{65}a_{51} + a_{14}a_{45}a_{53}a_{32}a_{21} \\
& + a_{14}a_{45}a_{53}a_{36}a_{61} + a_{14}a_{45}a_{56}a_{62}a_{21} + a_{14}a_{45}a_{56}a_{63}a_{31} + a_{24}a_{43}a_{36}a_{65}a_{52} + a_{24}a_{45}a_{53}a_{36}a_{62} \\
& + a_{24}a_{45}a_{56}a_{63}a_{32} + a_{71}a_{12}a_{24}a_{43}a_{37} + a_{71}a_{14}a_{45}a_{53}a_{37} + a_{74}a_{45}a_{56}a_{63}a_{37} + a_{71}a_{12}a_{24}a_{45}a_{57} \\
& + a_{74}a_{43}a_{36}a_{65}a_{57} + a_{71}a_{14}a_{43}a_{36}a_{67} + a_{74}a_{45}a_{53}a_{36}a_{67} + a_{71}a_{14}a_{45}a_{56}a_{67} + a_{12}a_{24}a_{43}a_{36}a_{65}a_{51} \\
& + a_{12}a_{24}a_{45}a_{53}a_{36}a_{61} + a_{12}a_{24}a_{45}a_{56}a_{63}a_{31} + a_{14}a_{43}a_{36}a_{65}a_{52}a_{21} + a_{14}a_{45}a_{53}a_{36}a_{62}a_{21} \\
& + a_{14}a_{45}a_{56}a_{63}a_{32}a_{21} + a_{71}a_{12}a_{24}a_{45}a_{53}a_{37} + a_{71}a_{14}a_{45}a_{56}a_{63}a_{37} + a_{71}a_{14}a_{43}a_{36}a_{65}a_{57} \\
& + a_{71}a_{12}a_{24}a_{43}a_{36}a_{67} + a_{71}a_{14}a_{45}a_{53}a_{36}a_{67} + a_{71}a_{12}a_{24}a_{45}a_{56}a_{67} + a_{71}a_{12}a_{24}a_{45}a_{56}a_{63}a_{37} \\
& + a_{71}a_{12}a_{24}a_{43}a_{36}a_{65}a_{57} + a_{71}a_{12}a_{24}a_{45}a_{53}a_{36}a_{67}
\end{aligned}
$$

枝向量行列式计算结果显示，引入卫生政策后卫生费用系统共包括 68 条二阶及以上反馈环，其中二阶反馈环 5 条，三阶反馈环 11 条，四阶反馈环 17 条，五阶反馈环 20 条，六阶反馈环 12 条，七阶反馈环 3 条，同枝向量矩阵算法结果一致。

8.5.2　新增因素 2：健康教育对原系统反馈结构的效应分析

基于对卫生费用系统的反馈动态性复杂分析，我们清晰地了解到系统内各因素之间的制约关系、作用方式，同时认识到当前卫生费用存在的一系列问题。居民作为卫生服务对象的主体，长期以来一直被认为是解决卫生费用系统问题的重要切入点。健康教育成为提升居民健康意识、解决卫生费用不合理增长问题的必要路径，在引入卫生政策的基础上新增变量健康教育，通过建立流位流率系、生成流图、计算系统新增反馈环进一步了解健康教育如何作用于系统变量，分析推行健康教育定性效果。

1. 构建新增变量后流位流率系

在原有七对流位流率系的基础上新增流位流率对健康教育 $L_8(t)$ 及健康教育变化量 $R_8(t)$，根据新增变量与原系统变量间的作用关系，建立引入健康教育后的流位流率基本入树模型，如图 8-37 所示。

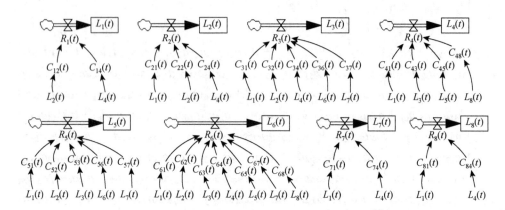

图 8-37　新增因素健康教育后流位流率基本入树模型

2. 构造影响因素极小基模生成集

建立基模生成集寻找极小基模元素时，采用树尾流位出发分析法。

（1）求一阶极小基模。对每棵树 $T_i(t)$，寻找一阶极小基模，$T_1(t)$、$T_3(t)$、$T_4(t)$、$T_5(t)$、$T_6(t)$、$T_7(t)$、$T_8(t)$ 的树尾中不含有对应的 $L_1(t)$、$L_3(t)$、$L_4(t)$、$L_5(t)$、$L_6(t)$、$L_7(t)$、$L_8(t)$，只有 $T_2(t)$ 的树尾中含有对应的 $L_2(t)$，故只存在一阶极小基模 $L_2(t)R_2(t)L_2(t)$（图 8-23）。

（2）求二阶极小基模。

基模 1：$G_{12}(t) = T_1(t)UT_2(t)$。

$G_{12}(t) = T_1(t)UT_2(t)$ 的反馈环为

$$\begin{array}{c|cc} & L_1(t) & L_2(t) \\ \hline T_1(t) & 1 & R_1(t)C_{12}(t)L_2(t) \\ T_2(t) & R_2(t)C_{21}(t)L_1(t) & 1 \end{array}$$

$$= 1 + R_1(t)C_{12}(t)L_2(t)R_2(t)C_{21}(t)L_1(t)$$

$G_{12}(t)$ 的流图结构如图 8-24 所示。

反馈环 $R_1(t)C_{12}(t)L_2(t)R_2(t)C_{21}(t)L_1(t)$ 的因果结构为：经济水平→人口数量变化量→人口数量→经济水平变化量→经济水平。在此结构中，$L_i(t)(i=2,4)$ 分别通

过辅助变量 $C_{1i}(t)$ 影响着经济水平变化量 $R_1(t)$，$L_j(t)(j=1,2,4)$ 分别通过辅助变量 $C_{2j}(t)$ 影响着人口数量变化量 $R_2(t)$。

基模 2：$G_{14}(t) = T_1(t)UT_4(t)$。

$G_{14}(t) = T_1(t)UT_4(t)$ 的反馈环为

$$\begin{array}{c|cc} & L_1(t) & L_4(t) \\ T_1(t) & 1 & R_1(t)C_{14}(t)L_4(t) \\ T_4(t) & R_4(t)C_{41}(t)L_1(t) & 1 \end{array}$$

$$= 1 + R_1(t)C_{14}(t)L_4(t)R_4(t)C_{41}(t)L_1(t)$$

$G_{14}(t)$ 的流图结构如图 8-38 所示。

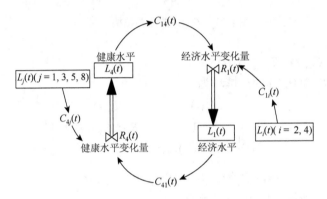

图 8-38 $G_{14}(t)$ 的流图结构（二）

反馈环 $R_1(t)C_{14}(t)L_4(t)R_4(t)C_{41}(t)L_1(t)$ 的因果结构为：经济水平→健康水平变化量→健康水平→经济水平变化量→经济水平。在此结构中，$L_i(t)(i=2,4)$ 分别通过辅助变量 $C_{1i}(t)$ 影响着经济水平变化量 $R_1(t)$，$L_j(t)(j=1,3,5,8)$ 分别通过辅助变量 $C_{4j}(t)$ 影响着健康水平变化量 $R_4(t)$。

基模 3：$G_{34}(t) = T_3(t)UT_4(t)$。

$G_{34}(t) = T_3(t)UT_4(t)$ 的反馈环为

$$\begin{array}{c|cc} & L_3(t) & L_4(t) \\ T_3(t) & 1 & R_3(t)C_{34}(t)L_4(t) \\ T_4(t) & R_4(t)C_{43}(t)L_3(t) & 1 \end{array}$$

$$= 1 + R_3(t)C_{34}(t)L_4(t)R_4(t)C_{43}(t)L_3(t)$$

$G_{34}(t)$ 的流图结构如图 8-39 所示。

反馈环 $R_3(t)C_{34}(t)L_4(t)R_4(t)C_{43}(t)L_3(t)$ 的因果结构为：医疗资源→健康水平变化量→健康水平→医疗资源变化量→医疗资源。在此结构中，$L_i(t)(i=1,2,4,6,7)$ 分

别通过辅助变量 $C_{3i}(t)$ 影响着医疗资源变化量 $R_3(t)$，$L_j(t)(j=1,3,5,8)$ 分别通过辅助变量 $C_{4j}(t)$ 影响着健康水平变化量 $R_4(t)$。

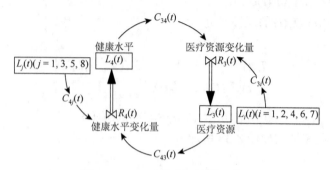

图 8-39　$G_{34}(t)$ 的流图结构（三）

基模 4：$G_{36}(t) = T_3(t)UT_6(t)$。

$G_{36}(t) = T_3(t)UT_6(t)$ 的反馈环为

$$\begin{array}{c|cc} & L_3(t) & L_6(t) \\ T_3(t) & 1 & R_3(t)C_{36}(t)L_6(t) \\ T_6(t) & R_6(t)C_{63}(t)L_3(t) & 1 \end{array}$$

$$= 1 + R_3(t)C_{36}(t)L_6(t)R_6(t)C_{63}(t)L_3(t)$$

$G_{36}(t)$ 的流图结构如图 8-40 所示。

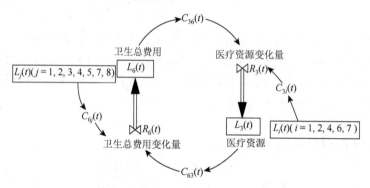

图 8-40　$G_{36}(t)$ 的流图结构（三）

反馈环 $R_3(t)C_{36}(t)L_6(t)R_6(t)C_{63}(t)L_3(t)$ 的因果结构为：医疗资源→卫生总费用变化量→卫生总费用→医疗资源变化量→医疗资源。在此结构中，$L_i(t)(i=1,2,4,6,7)$ 分别通过辅助变量 $C_{3i}(t)$ 影响着医疗资源变化量 $R_3(t)$，$L_j(t)(j=1,2,3,4,5,7,8)$ 分别通过辅助变量 $C_{6j}(t)$ 影响着卫生总费用变化量 $R_6(t)$。

基模 5：　$G_{56}(t) = T_5(t)UT_6(t)$。

$G_{56}(t) = T_5(t)UT_6(t)$ 的反馈环为

$$
\begin{array}{c|cc}
 & L_5(t) & L_6(t) \\
T_5(t) & 1 & R_5(t)C_{56}(t)L_6(t) \\
T_6(t) & R_6(t)C_{65}(t)L_5(t) & 1
\end{array}
$$

$$= 1 + R_5(t)C_{56}(t)L_6(t)R_6(t)C_{65}(t)L_5(t)$$

$G_{56}(t)$ 的流图结构如图 8-41 所示。

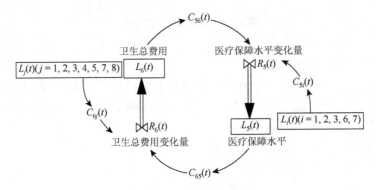

图 8-41　$G_{56}(t)$ 的流图结构（三）

反馈环 $R_5(t)C_{56}(t)L_6(t)R_6(t)C_{65}(t)L_5(t)$ 的因果结构为：医疗保障水平→卫生总费用变化量→卫生总费用→医疗保障水平变化量→医疗保障水平。在此结构中，$L_i(t)(i=1,2,3,6,7)$ 分别通过辅助变量 $C_{5i}(t)$ 影响着医疗保障水平变化量 $R_5(t)$，$L_j(t)(j=1,2,3,4,5,7,8)$ 分别通过辅助变量 $C_{6j}(t)$ 影响着卫生总费用变化量 $R_6(t)$。

基模 6：　$G_{48}(t) = T_4(t)UT_8(t)$。

$G_{48}(t) = T_4(t)UT_8(t)$ 的反馈环为

$$
\begin{array}{c|cc}
 & L_4(t) & L_8(t) \\
T_4(t) & 1 & R_4(t)C_{48}(t)L_8(t) \\
T_8(t) & R_8(t)C_{84}(t)L_4(t) & 1
\end{array}
$$

$$= 1 + R_4(t)C_{48}(t)L_8(t)R_8(t)C_{84}(t)L_4(t)$$

$G_{48}(t)$ 的流图结构如图 8-42 所示。

反馈环 $R_4(t)C_{48}(t)L_8(t)R_8(t)C_{84}(t)L_4(t)$ 的因果结构为：健康水平→健康教育变化量→健康教育→健康水平变化量→健康水平。在此结构中，$L_i(t)(i=1,4)$ 分别通过辅助变量 $C_{8i}(t)$ 影响着健康教育变化量 $R_8(t)$，$L_j(t)(j=1,3,5,8)$ 分别通过辅助变量 $C_{4j}(t)$ 影响着健康水平变化量 $R_4(t)$。

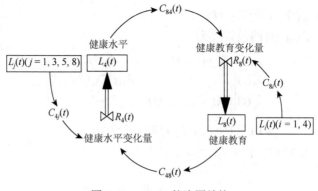

图 8-42 $G_{48}(t)$ 的流图结构

（3）求三阶极小基模。

分析二阶极小基模集，此 6 个二阶极小基模 $G_{ij}(t)$ 的下标 i, j 均未含 7，说明 $T_7(t)$ 未进入二阶极小基模中，所以，此二阶极小基模集不是卫生费用系统极小基模集，需要寻找 $T_7(t)$ 的三阶极小基模。

基模 1：$G_{743}(t) = T_7(t) U T_4(t) U T_3(t)$。

$G_{743}(t) = T_7(t) U T_4(t) U T_3(t)$ 的反馈环为

$$
\begin{array}{c|ccc}
 & L_3(t) & L_4(t) & L_7(t) \\
\hline
T_3(t) & 1 & R_3(t)C_{34}(t)L_4(t) & R_3(t)C_{37}(t)L_7(t) \\
T_4(t) & R_4(t)C_{43}(t)L_3(t) & 1 & 0 \\
T_7(t) & 1 & R_7(t)C_{74}(t)L_4(t) & 1
\end{array}
$$

$= 1 + R_3(t)C_{37}(t)L_7(t)R_7(t)C_{74}(t)L_4(t)R_4(t)C_{43}(t)L_3(t) + R_3(t)C_{34}(t)L_4(t)R_4(t)C_{43}(t)L_3(t)$

$G_{743}(t)$ 的流图结构如图 8-43 所示。

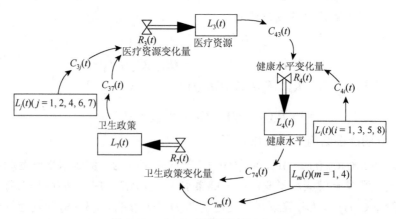

图 8-43 $G_{743}(t)$ 的流图结构（二）

反馈环 $R_3(t)C_{37}(t)L_7(t)R_7(t)C_{74}(t)L_4(t)R_4(t)C_{43}(t)L_3(t)$ 的因果结构为：医疗资源→健康水平变化量→健康水平→卫生政策变化量→卫生政策→医疗资源变化量→医疗资源。在此结构中，$L_j(t)(j=1,2,4,6,7)$ 分别通过辅助变量 $C_{3j}(t)$ 影响着医疗资源变化量 $R_3(t)$，$L_i(t)(i=1,3,5,8)$ 分别通过辅助变量 $C_{4i}(t)$ 影响着健康水平变化量 $R_4(t)$，$L_m(t)(m=1,4)$ 分别通过辅助变量 $C_{7m}(t)$ 影响着卫生政策变化量 $R_7(t)$。

基模 2：$G_{745}(t)=T_7(t)UT_4(t)UT_5(t)$。

$G_{745}(t)=T_7(t)UT_4(t)UT_5(t)$ 的反馈环为

$$\begin{array}{c|ccc} & L_4(t) & L_5(t) & L_7(t) \\ T_4(t) & 1 & R_4(t)C_{45}(t)L_5(t) & 0 \\ T_5(t) & 0 & 1 & R_5(t)C_{57}(t)L_7(t) \\ T_7(t) & R_7(t)C_{74}(t)L_4(t) & 0 & 1 \end{array}$$

$$=1+R_4(t)C_{45}(t)L_5(t)R_5(t)C_{57}(t)L_7(t)R_7(t)C_{74}(t)L_4(t)$$

$G_{745}(t)$ 的流图结构如图 8-44 所示。

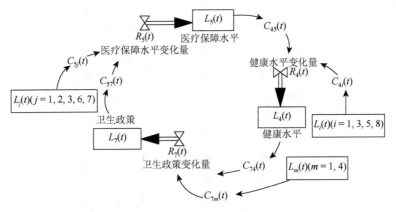

图 8-44　$G_{745}(t)$ 的流图结构（二）

反馈环 $R_4(t)C_{45}(t)L_5(t)R_5(t)C_{57}(t)L_7(t)R_7(t)C_{74}(t)L_4(t)$ 的因果结构为：健康水平→卫生政策变化量→卫生政策→医疗保障水平变化量→医疗保障水平→健康水平变化量→健康水平。在此结构中，$L_i(t)(i=1,3,5,8)$ 分别通过辅助变量 $C_{4i}(t)$ 影响着健康水平变化量 $R_4(t)$，$L_m(t)(m=1,4)$ 分别通过辅助变量 $C_{7m}(t)$ 影响着卫生政策变化量 $R_7(t)$，$L_j(t)(j=1,2,3,6,7)$ 分别通过辅助变量 $C_{5j}(t)$ 影响着医疗保障水平变化量 $R_5(t)$。

（4）求四阶极小基模。

综上已获得 9 个极小基模，其中，1 个一阶极小基模、6 个二阶极小基模、2 个三阶极小基模，分别为 $G_{22}(t)$、$G_{12}(t)$、$G_{14}(t)$、$G_{34}(t)$、$G_{36}(t)$、$G_{48}(t)$、$G_{56}(t)$、$G_{743}(t)$、$G_{745}(t)$，其中 $G_{ijm}(t)$ 下标 i, j, m 含有 1, 2, 3, 4, 5, 6, 7, 8，因此极小基模集为三阶基模集，没有四阶以上的极小基模。

3. 生成新增健康教育后卫生费用系统的系统动力学流图

根据以上的分析，得出了极小基模由 $G_{22}(t)$、$G_{12}(t)$、$G_{14}(t)$、$G_{34}(t)$、$G_{36}(t)$、$G_{48}(t)$、$G_{56}(t)$、$G_{743}(t)$、$G_{745}(t)$ 9 个基模组成，将其相同顶点进行合并，得到新增健康教育后卫生费用系统的系统动力学流图（图 8-45）。系统动力学流图结构系统、动态地揭示了各变量之间的相互作用。

4. 系统新增反馈环计算

基于图 8-37 引入健康教育后流位流率基本入树模型，拟运用新增反馈环枝向量矩阵算法求出引入变量健康教育后系统新增反馈环，根据流位流率基本入树模型结构，生成对角置零且第八行元素全部置零的枝向量矩阵 A，并将第八行元素设为矩阵 X：

$$X = [a_{81} \quad 0 \quad 0 \quad a_{84} \quad 0 \quad 0 \quad 0 \quad 0]$$

$$A = \begin{bmatrix} 0 & a_{12} & 0 & a_{14} & 0 & 0 & 0 & 0 \\ a_{21} & 0 & 0 & a_{24} & 0 & 0 & 0 & 0 \\ a_{31} & a_{32} & 0 & a_{34} & 0 & a_{36} & a_{37} & 0 \\ a_{41} & 0 & a_{43} & 0 & a_{45} & 0 & 0 & a_{48} \\ a_{51} & a_{52} & a_{53} & 0 & 0 & a_{56} & a_{57} & 0 \\ a_{61} & a_{62} & a_{63} & a_{64} & a_{65} & 0 & a_{67} & a_{68} \\ a_{71} & 0 & 0 & a_{74} & 0 & 0 & 0 & 0 \\ 0 & 0 & 0 & 0 & 0 & 0 & 0 & 0 \end{bmatrix}$$

计算新增二阶反馈环。用 X 对 A 作一次枝向量矩阵乘法，得一次行矩阵结果：

$$X \times A = [a_{84}a_{41} \quad a_{81}a_{12} \quad a_{84}a_{43} \quad a_{81}a_{14} \quad a_{84}a_{45} \quad 0 \quad 0 \quad a_{84}a_{48}]$$

运算结果揭示，行矩阵第八列元素产生前后下标相等有且只有 $a_{84}a_{48}$，其对应的反馈结构为 $R_8L_4R_4L_8$，引入因素健康教育使得系统新增二阶反馈环 1 条。

计算新增三阶反馈环。将 $X \times A$ 的结果再次与 A 相乘，得出结果行矩阵第八列元素产生前后下标相等有且只有 $a_{81}a_{14}a_{48}$，对应的反馈结构为 $R_8L_1R_1L_4R_4L_8$，引入因素健康教育使得系统新增三阶反馈环 1 条。

以此类推，可依次计算出新增四阶反馈环、新增五阶反馈环、新增六阶反馈环、新增七阶反馈环数量，汇总如下。

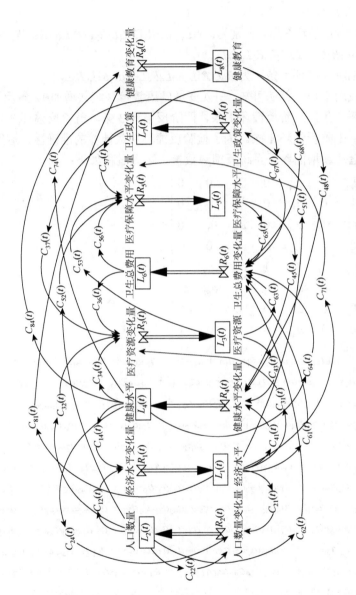

图 8-45　引入健康教育后卫生费用系统的系统动力学流图

　　新增四阶反馈环 3 条，分别为：$R_8L_1R_1L_2R_2L_4R_4L_8$；$R_8L_4R_4L_3R_3L_6R_6L_8$；$R_8L_4R_4L_5R_5$ $L_6R_6L_8$。

　　新增五阶反馈环 3 条，分别为：$R_8L_1R_1L_4R_4L_3R_3L_6R_6L_8$；$R_8L_4R_4L_5R_5L_3R_3L_6R_6L_8$；$R_8L_1R_1L_4R_4L_5R_5L_6R_6L_8$。

　　新增六阶反馈环 3 条，分别为：$R_8L_1R_1L_2R_2L_4R_4L_3R_3L_6R_6L_8$；$R_8L_1R_1L_4R_4L_5R_5L_3R_3$ $L_6R_6L_8$；$R_8L_1R_1L_2R_2L_4R_4L_5R_5L_6R_6L_8$。

　　新增七阶反馈环 1 条，为 $R_8L_1R_1L_2R_2L_4R_4L_5R_5L_3R_3L_6R_6L_8$。

　　基于枝向量矩阵算法可知，引入变量健康教育系统共增加 12 条反馈环，其中二阶反馈环 1 条，三阶反馈环 1 条，四阶反馈环 3 条，五阶反馈环 3 条，六阶反馈环 3 条，七阶反馈环 1 条。为了检验反馈环总数计算的准确性，运用枝向量行列式算法运算新增因素后系统反馈环数量，运算过程如下：

$$A = \begin{vmatrix} 1 & a_{12} & 0 & a_{14} & 0 & 0 & 0 & 0 \\ a_{21} & 1 & 0 & a_{24} & 0 & 0 & 0 & 0 \\ a_{31} & a_{32} & 1 & a_{34} & 0 & a_{36} & a_{37} & 0 \\ a_{41} & 0 & a_{43} & 1 & a_{45} & 0 & 0 & a_{48} \\ a_{51} & a_{52} & a_{53} & 0 & 1 & a_{56} & a_{57} & 0 \\ a_{61} & a_{62} & a_{63} & a_{64} & a_{65} & 1 & a_{67} & a_{68} \\ a_{71} & 0 & 0 & a_{74} & 0 & 0 & 1 & 0 \\ a_{81} & 0 & 0 & a_{84} & 0 & 0 & 0 & 1 \end{vmatrix}$$

$$\begin{aligned}
= & \; a_{12}a_{21} + a_{14}a_{41} + a_{34}a_{43} + a_{36}a_{63} + a_{56}a_{65} + a_{84}a_{48} + a_{12}a_{24}a_{41} + a_{14}a_{43}a_{31} + a_{14}a_{45}a_{51} \\
& + a_{24}a_{43}a_{32} + a_{24}a_{45}a_{52} + a_{34}a_{45}a_{53} + a_{36}a_{64}a_{43} + a_{36}a_{65}a_{53} + a_{45}a_{56}a_{64} + a_{74}a_{43}a_{37} + a_{74}a_{45}a_{57} \\
& + a_{81}a_{14}a_{48} + a_{12}a_{24}a_{43}a_{31} + a_{12}a_{24}a_{45}a_{51} + a_{14}a_{43}a_{32}a_{21} + a_{14}a_{43}a_{36}a_{61} + a_{14}a_{45}a_{52}a_{21} \\
& + a_{14}a_{45}a_{53}a_{31} + a_{14}a_{45}a_{56}a_{61} + a_{24}a_{43}a_{36}a_{62} + a_{24}a_{45}a_{53}a_{32} + a_{24}a_{45}a_{56}a_{62} + a_{34}a_{45}a_{56}a_{63} \\
& + a_{36}a_{64}a_{45}a_{53} + a_{71}a_{14}a_{43}a_{37} + a_{74}a_{45}a_{53}a_{37} + a_{71}a_{14}a_{45}a_{57} + a_{74}a_{43}a_{36}a_{67} + a_{74}a_{45}a_{56}a_{67} \\
& + a_{81}a_{12}a_{24}a_{48} + a_{84}a_{43}a_{36}a_{68} + a_{84}a_{45}a_{56}a_{68} + a_{12}a_{24}a_{43}a_{36}a_{61} + a_{12}a_{24}a_{45}a_{53}a_{31} \\
& + a_{12}a_{24}a_{45}a_{56}a_{61} + a_{14}a_{43}a_{36}a_{62}a_{21} + a_{14}a_{43}a_{36}a_{65}a_{51} + a_{14}a_{45}a_{53}a_{32}a_{21} + a_{14}a_{45}a_{53}a_{36}a_{61} \\
& + a_{14}a_{45}a_{56}a_{62}a_{21} + a_{14}a_{45}a_{56}a_{63}a_{31} + a_{24}a_{43}a_{36}a_{65}a_{52} + a_{24}a_{45}a_{53}a_{36}a_{62} + a_{24}a_{45}a_{56}a_{63}a_{32} \\
& + a_{71}a_{12}a_{24}a_{43}a_{37} + a_{71}a_{14}a_{45}a_{53}a_{37} + a_{74}a_{45}a_{56}a_{63}a_{37} + a_{71}a_{12}a_{24}a_{45}a_{57} + a_{74}a_{43}a_{36}a_{65}a_{57} \\
& + a_{71}a_{14}a_{43}a_{36}a_{67} + a_{74}a_{45}a_{53}a_{36}a_{67} + a_{71}a_{14}a_{45}a_{56}a_{67} + a_{81}a_{14}a_{43}a_{36}a_{68} + a_{84}a_{45}a_{53}a_{36}a_{68} \\
& + a_{81}a_{14}a_{45}a_{56}a_{68} + a_{12}a_{24}a_{43}a_{36}a_{65}a_{51} + a_{12}a_{24}a_{45}a_{53}a_{36}a_{61} + a_{12}a_{24}a_{45}a_{56}a_{63}a_{31} \\
& + a_{14}a_{43}a_{36}a_{65}a_{52}a_{21} + a_{14}a_{45}a_{53}a_{36}a_{62}a_{21} + a_{14}a_{45}a_{56}a_{63}a_{32}a_{21} + a_{71}a_{12}a_{24}a_{45}a_{53}a_{37} \\
& + a_{71}a_{14}a_{45}a_{56}a_{63}a_{37} + a_{71}a_{14}a_{43}a_{36}a_{65}a_{57} + a_{71}a_{12}a_{24}a_{43}a_{36}a_{67} + a_{71}a_{14}a_{45}a_{53}a_{36}a_{67} \\
& + a_{71}a_{12}a_{24}a_{45}a_{56}a_{67} + a_{81}a_{12}a_{24}a_{43}a_{36}a_{68} + a_{81}a_{14}a_{45}a_{53}a_{36}a_{68} + a_{81}a_{12}a_{24}a_{45}a_{56}a_{68} \\
& + a_{71}a_{12}a_{24}a_{45}a_{56}a_{63}a_{37} + a_{71}a_{12}a_{24}a_{43}a_{36}a_{65}a_{57} + a_{71}a_{12}a_{24}a_{45}a_{53}a_{36}a_{67} + a_{81}a_{12}a_{24}a_{45}a_{53}a_{36}a_{68}
\end{aligned}$$

枝向量行列式计算结果显示，引入健康教育后卫生费用系统共包括 80 条二阶及以上反馈环，其中二阶反馈环 6 条，三阶反馈环 12 条，四阶反馈环 20 条，五阶反馈环 23 条，六阶反馈环 15 条，七阶反馈环 4 条，较新增卫生政策卫生费用系统增加 12 条反馈环，同枝向量矩阵算法结果一致。

8.5.3　新增因素同时纳入反馈结构的效应分析

为进一步探究变量卫生政策与健康教育对卫生费用系统产生的影响，现将两个变量同时加入系统，分析两变量产生的综合作用。

1. 构建新增变量后流位流率系

在原有六对流位流率系的基础上新增流位流率对卫生政策 $L_7(t)$ 及卫生政策变化量 $R_7(t)$、健康教育 $L_8(t)$ 及健康教育变化量 $R_8(t)$，根据新增变量与原系统变量间的作用关系，建立引入变量卫生政策及健康教育后的流位流率基本入树模型，如图 8-37 所示。

2. 构造影响因素极小基模生成集

建立基模生成集寻找极小基模元素时，采用树尾流位出发分析法。

（1）求一阶极小基模。对每棵树 $T_i(t)$，寻找一阶极小基模，$T_1(t)$、$T_3(t)$、$T_4(t)$、$T_5(t)$、$T_6(t)$、$T_7(t)$、$T_8(t)$ 的树尾中不含有对应的 $L_1(t)$、$L_3(t)$、$L_4(t)$、$L_5(t)$、$L_6(t)$、$L_7(t)$、$L_8(t)$，只有 $T_2(t)$ 的树尾中含有对应的 $L_2(t)$，故只存在一阶极小基模 $L_2(t)R_2(t)L_2(t)$（图 8-23）。

（2）求二阶极小基模。

基模 1：$G_{12}(t) = T_1(t)UT_2(t)$。

$G_{12}(t) = T_1(t)UT_2(t)$ 的反馈环为

$$
\begin{array}{c|cc}
 & L_1(t) & L_2(t) \\
\hline
T_1(t) & 1 & R_1(t)C_{12}(t)L_2(t) \\
T_2(t) & R_2(t)C_{21}(t)L_1(t) & 1
\end{array}
$$

$$= 1 + R_1(t)C_{12}(t)L_2(t)R_2(t)C_{21}(t)L_1(t)$$

$G_{12}(t)$ 的流图结构如图 8-24 所示。

反馈环 $R_1(t)C_{12}(t)L_2(t)R_2(t)C_{21}(t)L_1(t)$ 的因果结构为：经济水平→人口数量变化量→人口数量→经济水平变化量→经济水平。在此结构中，$L_i(t)(i=2,4)$ 分别通过辅助变量 $C_{1i}(t)$ 影响着经济水平变化量 $R_1(t)$，$L_j(t)(j=1,2,4)$ 分别通过辅助变量 $C_{2j}(t)$ 影响着人口数量变化量 $R_2(t)$。

基模 2：$G_{14}(t) = T_1(t)UT_4(t)$。

$G_{14}(t) = T_1(t)UT_4(t)$ 的反馈环为

$$
\begin{array}{c|cc}
 & L_1(t) & L_4(t) \\
T_1(t) & 1 & R_1(t)C_{14}(t)L_4(t) \\
T_4(t) & R_4(t)C_{41}(t)L_1(t) & 1
\end{array}
$$

$$= 1 + R_1(t)C_{14}(t)L_4(t)R_4(t)C_{41}(t)L_1(t)$$

$G_{14}(t)$ 的流图结构如图 8-38 所示。

反馈环 $R_1(t)C_{14}(t)L_4(t)R_4(t)C_{41}(t)L_1(t)$ 的因果结构为：经济水平→健康水平变化量→健康水平→经济水平变化量→经济水平。在此结构中，$L_i(t)(i=2,4)$ 分别通过辅助变量 $C_{1i}(t)$ 影响着经济水平变化量 $R_1(t)$，$L_j(t)(j=1,3,5,8)$ 分别通过辅助变量 $C_{4j}(t)$ 影响着健康水平变化量 $R_4(t)$。

基模 3：$G_{34}(t) = T_3(t)UT_4(t)$。

$G_{34}(t) = T_3(t)UT_4(t)$ 的反馈环为

$$
\begin{array}{c|cc}
 & L_3(t) & L_4(t) \\
T_3(t) & 1 & R_3(t)C_{34}(t)L_4(t) \\
T_4(t) & R_4(t)C_{43}(t)L_3(t) & 1
\end{array}
$$

$$= 1 + R_3(t)C_{34}(t)L_4(t)R_4(t)C_{43}(t)L_3(t)$$

$G_{34}(t)$ 的流图结构如图 8-39 所示。

反馈环 $R_3(t)C_{34}(t)L_4(t)R_4(t)C_{43}(t)L_3(t)$ 的因果结构为：医疗资源→健康水平变化量→健康水平→医疗资源变化量→医疗资源。在此结构中，$L_i(t)(i=1,2,4,6,7)$ 分别通过辅助变量 $C_{3i}(t)$ 影响着医疗资源变化量 $R_3(t)$，$L_j(t)(j=1,3,5,8)$ 分别通过辅助变量 $C_{4j}(t)$ 影响着健康水平变化量 $R_4(t)$。

基模 4：$G_{36}(t) = T_3(t)UT_6(t)$。

$G_{36}(t) = T_3(t)UT_6(t)$ 的反馈环为

$$
\begin{array}{c|cc}
 & L_3(t) & L_6(t) \\
T_3(t) & 1 & R_3(t)C_{36}(t)L_6(t) \\
T_6(t) & R_6(t)C_{63}(t)L_3(t) & 1
\end{array}
$$

$$= 1 + R_3(t)C_{36}(t)L_6(t)R_6(t)C_{63}(t)L_3(t)$$

$G_{36}(t)$ 的流图结构如图 8-40 所示。

反馈环 $R_3(t)C_{36}(t)L_6(t)R_6(t)C_{63}(t)L_3(t)$ 的因果结构为：医疗资源→卫生总费用变化量→卫生总费用→医疗资源变化量→医疗资源。在此结构中，$L_i(t)(i=1,2,4,6,7)$ 分别通过辅助变量 $C_{3i}(t)$ 影响着医疗资源变化量 $R_3(t)$，$L_j(t)(j=1,2,3,4,5,7,8)$ 分别通过辅助变量 $C_{6j}(t)$ 影响着卫生总费用变化量 $R_6(t)$。

基模 5：$G_{56}(t) = T_5(t)UT_6(t)$。

$G_{56}(t) = T_5(t)UT_6(t)$ 的反馈环为

$$
\begin{array}{c|cc}
& L_5(t) & L_6(t) \\
T_5(t) & 1 & R_5(t)C_{56}(t)L_6(t) \\
T_6(t) & R_6(t)C_{65}(t)L_5(t) & 1
\end{array}
$$

$$= 1 + R_5(t)C_{56}(t)L_6(t)R_6(t)C_{65}(t)L_5(t)$$

$G_{56}(t)$ 的流图结构如图 8-41 所示。

反馈环 $R_5(t)C_{56}(t)L_6(t)R_6(t)C_{65}(t)L_5(t)$ 的因果结构为：医疗保障水平→卫生总费用变化量→卫生总费用→医疗保障水平变化量→医疗保障水平。在此结构中，$L_i(t)(i=1,2,3,6,7)$ 分别通过辅助变量 $C_{5i}(t)$ 影响着医疗保障水平变化量 $R_5(t)$，$L_j(t)(j=1,2,3,4,5,7,8)$ 分别通过辅助变量 $C_{6j}(t)$ 影响着卫生总费用变化量 $R_6(t)$。

基模 6：$G_{48}(t) = T_4(t)UT_8(t)$

$G_{48}(t) = T_4(t)UT_8(t)$ 的反馈环为

$$
\begin{array}{c|cc}
& L_4(t) & L_8(t) \\
T_4(t) & 1 & R_4(t)C_{48}(t)L_8(t) \\
T_8(t) & R_8(t)C_{84}(t)L_4(t) & 1
\end{array}
$$

$$= 1 + R_4(t)C_{48}(t)L_8(t)R_8(t)C_{84}(t)L_4(t)$$

$G_{48}(t)$ 的流图结构如图 8-42 所示。

反馈环 $R_4(t)C_{48}(t)L_8(t)R_8(t)C_{84}(t)L_4(t)$ 的因果结构为：健康水平→健康教育变化量→健康教育→健康水平变化量→健康水平。在此结构中，$L_i(t)(i=1,4)$ 分别通过辅助变量 $C_{8i}(t)$ 影响着健康教育变化量 $R_8(t)$，$L_j(t)(j=1,3,5,8)$ 分别通过辅助变量 $C_{4j}(t)$ 影响着健康水平变化量 $R_4(t)$。

（3）求三阶极小基模。

分析二阶极小基模集，此 6 个二阶极小基模 $G_{ij}(t)$ 的下标 i,j 均未含 7，说明 $T_7(t)$ 未进入二阶极小基模中，所以，此二阶极小基模集不是卫生费用系统极小基模集，需要寻找 $T_7(t)$ 的三阶极小基模。

基模 1：$G_{743}(t) = T_7(t)UT_4(t)UT_3(t)$。

$G_{743}(t) = T_7(t)UT_4(t)UT_3(t)$ 的反馈环为

$$
\begin{array}{c|ccc}
& L_3(t) & L_4(t) & L_7(t) \\
T_3(t) & 1 & R_3(t)C_{34}(t)L_4(t) & R_3(t)C_{37}(t)L_7(t) \\
T_4(t) & R_4(t)C_{43}(t)L_3(t) & 1 & 0 \\
T_7(t) & 1 & R_7(t)C_{74}(t)L_4(t) & 1
\end{array}
$$

$$= 1 + R_3(t)C_{37}(t)L_7(t)R_7(t)C_{74}(t)L_4(t)R_4(t)C_{43}(t)L_3(t) + R_3(t)C_{34}(t)L_4(t)R_4(t)C_{43}(t)L_3(t)$$

$G_{743}(t)$ 的流图结构如图 8-43 所示。

反馈环 $R_3(t)C_{37}(t)L_7(t)R_7(t)C_{74}(t)L_4(t)R_4(t)C_{43}(t)L_3(t)$ 的因果结构为：医疗资源→健康水平变化量→健康水平→卫生政策变化量→卫生政策→医疗资源变化量→医疗资源。在此结构中，$L_j(t)(j=1,2,4,6,7)$ 分别通过辅助变量 $C_{3j}(t)$ 影响着医疗资源变化量 $R_3(t)$，$L_i(t)(i=1,3,5,8)$ 分别通过辅助变量 C_{4i} 影响着健康水平变化量 $R_4(t)$，$L_m(t)(m=1,4)$ 分别通过辅助变量 $C_{7m}(t)$ 影响着卫生政策变化量 $R_7(t)$。

基模 2：$G_{745}(t)=T_7(t)UT_4(t)UT_5(t)$。

$G_{745}=T_7(t)UT_4(t)UT_5(t)$ 的反馈环为

$$
\begin{array}{c|ccc}
 & L_4(t) & L_5(t) & L_7(t) \\
\hline
T_4(t) & 1 & R_4(t)C_{45}(t)L_5(t) & 0 \\
T_5(t) & 0 & 1 & R_5(t)C_{57}(t)L_7(t) \\
T_7(t) & R_7(t)C_{74}(t)L_4(t) & 0 & 1
\end{array}
$$

$$=1+R_4(t)C_{45}(t)L_5(t)R_5(t)C_{57}(t)L_7(t)R_7(t)C_{74}(t)L_4(t)$$

$G_{745}(t)$ 的流图结构如图 8-44 所示。

反馈环 $R_4(t)C_{45}(t)L_5(t)R_5(t)C_{57}(t)L_7(t)R_7(t)C_{74}(t)L_4(t)$ 的因果结构为：健康水平→卫生政策变化量→卫生政策→医疗保障水平变化量→医疗保障水平→健康水平变化量→健康水平。在此结构中，$L_i(t)(i=1,3,5,8)$ 分别通过辅助变量 $C_{4i}(t)$ 影响着健康水平变化量 $R_4(t)$，$L_m(t)(m=1,4)$ 分别通过辅助变量 $C_{7m}(t)$ 影响着卫生政策变化量 $R_7(t)$，$L_j(t)(j=1,2,3,6,7)$ 分别通过辅助变量 $C_{5j}(t)$ 影响着医疗保障水平变化量 $R_5(t)$。

（4）求四阶极小基模。

综上已获得 9 个极小基模，其中，1 个一阶极小基模、6 个二阶极小基模、2 个三阶极小基模，分别为 $G_{22}(t)$、$G_{12}(t)$、$G_{14}(t)$、$G_{34}(t)$、$G_{36}(t)$、$G_{48}(t)$、$G_{56}(t)$、$G_{743}(t)$、$G_{745}(t)$，其中 $G_{ijm}(t)$ 下标 i,j,m 含有 1、2、3、4、5、6、7、8，因此极小基模集为三阶基模集，没有四阶以上的极小基模。

3. 生成新增卫生政策后卫生费用系统系统动力学流图

根据以上的分析，得出了极小基模由 $G_{22}(t)$、$G_{12}(t)$、$G_{14}(t)$、$G_{34}(t)$、$G_{36}(t)$、$G_{48}(t)$、$G_{56}(t)$、$G_{743}(t)$、$G_{745}(t)$ 9 个基模组成，将其相同顶点进行合并，得到同时新增变量卫生政策与健康教育后卫生费用系统的系统动力学流图（图 8-45）。系统动力学流图结构系统、动态地揭示了各变量之间的相互作用。

4. 系统新增反馈环计算

基于图 8-37 新增因素卫生政策及健康教育后流位流率基本入树模型，拟运用枝向量行列式算法求出同时新增变量卫生政策及健康教育后系统反馈环总量，运算结果如下：

$$A = \begin{vmatrix} 1 & a_{12} & 0 & a_{14} & 0 & 0 & 0 & 0 \\ a_{21} & 1 & 0 & a_{24} & 0 & 0 & 0 & 0 \\ a_{31} & a_{32} & 1 & a_{34} & 0 & a_{36} & a_{37} & 0 \\ a_{41} & 0 & a_{43} & 1 & a_{45} & 0 & 0 & a_{48} \\ a_{51} & a_{52} & a_{53} & 0 & 1 & a_{56} & a_{57} & 0 \\ a_{61} & a_{62} & a_{63} & a_{64} & a_{65} & 1 & a_{67} & a_{68} \\ a_{71} & 0 & 0 & a_{74} & 0 & 0 & 1 & 0 \\ a_{81} & 0 & 0 & a_{84} & 0 & 0 & 0 & 1 \end{vmatrix}$$

$$= a_{12}a_{21} + a_{14}a_{41} + a_{34}a_{43} + a_{36}a_{63} + a_{56}a_{65} + a_{84}a_{48} + a_{12}a_{24}a_{41} + a_{14}a_{43}a_{31} + a_{14}a_{45}a_{51}$$
$$+ a_{24}a_{43}a_{32} + a_{24}a_{45}a_{52} + a_{34}a_{45}a_{53} + a_{36}a_{64}a_{43} + a_{36}a_{65}a_{53} + a_{45}a_{56}a_{64} + a_{74}a_{43}a_{37} + a_{74}a_{45}a_{57}$$
$$+ a_{81}a_{14}a_{48} + a_{12}a_{24}a_{43}a_{31} + a_{12}a_{24}a_{45}a_{51} + a_{14}a_{43}a_{32}a_{21} + a_{14}a_{43}a_{36}a_{61} + a_{14}a_{45}a_{52}a_{21}$$
$$+ a_{14}a_{45}a_{53}a_{31} + a_{14}a_{45}a_{56}a_{61} + a_{24}a_{43}a_{36}a_{62} + a_{24}a_{45}a_{53}a_{32} + a_{24}a_{45}a_{56}a_{62} + a_{34}a_{45}a_{56}a_{63}$$
$$+ a_{36}a_{64}a_{45}a_{53} + a_{71}a_{14}a_{43}a_{37} + a_{74}a_{45}a_{53}a_{37} + a_{71}a_{14}a_{45}a_{57} + a_{74}a_{43}a_{36}a_{67} + a_{74}a_{45}a_{56}a_{67}$$
$$+ a_{81}a_{12}a_{24}a_{48} + a_{84}a_{43}a_{36}a_{68} + a_{84}a_{45}a_{56}a_{68} + a_{12}a_{24}a_{43}a_{36}a_{61} + a_{12}a_{24}a_{45}a_{53}a_{31} + a_{12}a_{24}a_{45}a_{56}a_{61}$$
$$+ a_{14}a_{43}a_{36}a_{62}a_{21} + a_{14}a_{43}a_{36}a_{65}a_{51} + a_{14}a_{45}a_{53}a_{32}a_{21} + a_{14}a_{45}a_{53}a_{36}a_{61} + a_{14}a_{45}a_{56}a_{62}a_{21}$$
$$+ a_{14}a_{45}a_{56}a_{63}a_{31} + a_{24}a_{43}a_{36}a_{65}a_{52} + a_{24}a_{45}a_{53}a_{36}a_{62} + a_{24}a_{45}a_{56}a_{63}a_{32} + a_{71}a_{12}a_{24}a_{43}a_{37}$$
$$+ a_{71}a_{14}a_{45}a_{53}a_{37} + a_{74}a_{45}a_{56}a_{63}a_{37} + a_{71}a_{12}a_{24}a_{45}a_{57} + a_{74}a_{43}a_{36}a_{65}a_{57} + a_{71}a_{14}a_{43}a_{36}a_{67}$$
$$+ a_{74}a_{45}a_{53}a_{36}a_{67} + a_{71}a_{14}a_{45}a_{56}a_{67} + a_{81}a_{14}a_{43}a_{36}a_{68} + a_{84}a_{45}a_{53}a_{36}a_{68} + a_{81}a_{14}a_{45}a_{56}a_{68}$$
$$+ a_{12}a_{24}a_{43}a_{36}a_{65}a_{51} + a_{12}a_{24}a_{45}a_{53}a_{36}a_{61} + a_{12}a_{24}a_{45}a_{56}a_{63}a_{31} + a_{14}a_{43}a_{36}a_{65}a_{52}a_{21}$$
$$+ a_{14}a_{45}a_{53}a_{36}a_{62}a_{21} + a_{14}a_{45}a_{56}a_{63}a_{32}a_{21} + a_{71}a_{12}a_{24}a_{45}a_{53}a_{37} + a_{71}a_{14}a_{45}a_{56}a_{63}a_{37}$$
$$+ a_{71}a_{14}a_{43}a_{36}a_{65}a_{57} + a_{71}a_{12}a_{24}a_{43}a_{36}a_{67} + a_{71}a_{14}a_{45}a_{53}a_{36}a_{67} + a_{71}a_{12}a_{24}a_{45}a_{56}a_{67}$$
$$+ a_{81}a_{12}a_{24}a_{43}a_{36}a_{68} + a_{81}a_{14}a_{45}a_{53}a_{36}a_{68} + a_{81}a_{12}a_{24}a_{45}a_{56}a_{68} + a_{71}a_{12}a_{24}a_{45}a_{56}a_{63}a_{37}$$
$$+ a_{71}a_{12}a_{24}a_{43}a_{36}a_{65}a_{57} + a_{71}a_{12}a_{24}a_{45}a_{53}a_{36}a_{67} + a_{81}a_{12}a_{24}a_{45}a_{53}a_{36}a_{68}$$

同时新增变量卫生政策与健康教育后系统共增加 36 条二阶及以上反馈环，其中含有变量卫生政策反馈环 24 条，变量健康教育反馈环 12 条，并未找到同时含有变量卫生政策与健康教育的反馈环，这表明变量卫生政策与健康教育均单独作用于原系统变量经反馈效应对整个系统产生影响，而两变量之间并不存在直接或间接关系。

第9章 卫生费用的系统动力学模型及其预测

为克服常规预测方法指标纳入不全面、调整不灵活，以及对系统影响因素缺乏综合、整体考虑等缺陷，本章紧扣系统运行机制中的不确定性、不稳定性和非线性等特征，充分利用系统动力学方法能有效模拟、预测系统要素调整导致系统在整体状态、结构和功能效应等方面的未来变化的独特优势，综合分析系统动力学方法应用于卫生费用预测研究的可行性，包括仿真模型构建和变量方程建立的可行性、数据获得和参数调控的可行性、模型和结果检验的可行性等，试图从"主计算枝 + 影响枝"和"因素逐一纳入流率基本入树模型"的建模思路建立我国卫生费用预测的系统动力学模型，通过模型变量的取值和参数调控，实现将系统动力学仿真预测、政策模拟、方案优化、预测评价等功能应用于我国卫生费用研究，最终建立实用性、拓展性强的我国卫生费用预测的系统动力学模型，该模型可成为分析和制定卫生筹资政策与措施的决策工具。

9.1 系统动力学建模方法介绍

系统动力学是依据系统的状态、控制和信息反馈等环节来反映实际系统的动态机制，并通过建立仿真模型，借助计算机进行仿真试验的一种科学方法。系统动力学刻画复杂问题的方法有因果关系图、复杂结构流图、流率基本入树模型分析等，这些方法开拓了定性分析复杂问题的思路，为社会复杂问题的研究提供了有力的工具和有益的借鉴。当然，系统动力学不局限于定性分析，其精彩之处在于为所要研究的问题建立仿真数学方程进行定量仿真研究，即系统仿真。系统仿真是指通过建立和运行系统的计算机仿真模型，来模仿实际系统的运行状态及其随时间变化的规律，以实现在计算机上进行试验的全过程。系统仿真作为一种系统建模和试验分析的方法，能够精确地建立由系统结构影响系统行为的系统模型，同时具备动态和随机的分析功能，为卫生管理部门制定相关的卫生政策和未来发展决策提供定量的科学依据。下面详细介绍仿真方法中的相关知识。

1. 流位、流率变量数学方程

系统动力学在流位流率系下的数学方程是为在 Vensim 软件上进行仿真而建立的定量模型，因此，数学方程必须满足以下仿真计算的必要条件。

首先，仿真时间为 TIME，即 t。方程的自变量为 t，且 $t \geqslant 0$，增量 Δt 是对应的仿真步长。

其次，仿真必须给初始值，初始值只由流位变量给出。

最后，在系统动力学仿真中，可能建立的方程有流位变量方程（L）、流率变量方程（R）、常量方程（C）、初始值方程（N）、辅助变量方程（A）、增补变量方程（S）、外生变量方程（E）。

流位变量方程如下：

$$\text{LEV}(t) = \text{LEV}(t - \Delta t) + \Delta t \cdot [R_1 \cdot (t - \Delta t) - R_2(t - \Delta t)](\Delta t > 0)$$

或

$$\text{LEV}(t) = \text{LEV}(t - \Delta t) + \Delta t \cdot R_1(\Delta t > 0)$$

前者的流率是合流率，有流入率与流出率；后者只有一个流入率。流位变量方程的意义为：左端表示某个时刻 t 的积累量，右端表示 t 的前一时刻（与 t 相差 Δt 的量）的积累量加时间间隔 Δt 内的流入量。

初始值方程如下：

$$\text{LEV}(t)\big|_{t=t_0} = \text{LEV}(t_0)$$

流率变量方程如下：

$$\text{RAT}(t) = f_1[\text{LEV}(t), A(t), \text{RAT}_1(t - \Delta t)]$$

流率变量方程表示单位时间内流入积累变量的量。其中，$\text{LEV}(t)$ 表示方程右边含流位变量应为 t 时刻值；$A(t)$ 表示方程右边含辅助变量应为 t 时刻值；$\text{RAT}_1(t - \Delta t)$ 表示方程右边含另一个流率变量应为 $t - \Delta t$ 时刻值。这个流率变量方程是流率数学方程的标准形式，即流率变量 $\text{RAT}(t)$ 是流位变量、辅助变量或另外的流率变量的函数，其表达式因研究的具体问题而异，常见的表达式有乘积式、差商式、积差式及表函数形式。

2. 辅助、增补及外生变量方程

辅助变量方程是为简化流率方程而设立的，辅助变量是建立流位变量与流率变量方程的中间变量，因此，其标准形式如下：

$$A_1(t) = f_2(\text{LEV}(t), A_2(t), \text{RAT}(t - \Delta t))$$

其中，$\text{LEV}(t)$ 表示方程右边含流位变量应为 t 时刻值；$A_2(t)$ 表示方程右边含另一个辅助变量应为 t 时刻值；$\text{RAT}(t - \Delta t)$ 表示方程右边含流率变量应为 $t - \Delta t$ 时刻值。

辅助变量方程的建立与流率变量方程的建立一样，必须依据所要研究的实际问题而定，常见的辅助变量方程为指数辅助变量方程、表函数辅助变量方程和均值辅助变量方程，均值辅助变量方程多用于总量分解，如人均 GDP、人均业务收入、人均占用量等。

增补变量是在因果关系图中不连接在反馈环中且不影响任何反馈环中其他变量的变量，它的方程形式同辅助变量方程，既可以是表函数形式，也可以是其他初等函数等形式。

外生变量是制约着内生变量且不受内生变量制约的变量，所以外生变量往往是时间t的函数。

3. 表函数

在一般的模型中，量与量的关系是由方程式表示的，这个方程或由定义确定或由统计回归确定。然而，真实生活中，许多变量之间的关系很难用统计回归处理，一个原因是可能根本找不到统计资料，另一个原因是统计资料不完整，不符合回归方程的t检验和w检验。此外，即便有统计回归方程也只能说明某个过去的历史，并不一定是函数关系的全部，尤其是复杂的非线性函数。而表函数可以解决此类问题。表函数是系统动力学经常出现的重要函数，在社会经济系统网络中很多变量的方程很难用连续的解析式刻画，表函数是解决这一问题的重要工具。系统动力学中的表函数有的以时间为自变量，有的以其他变量为自变量。建立表函数时其自变量的取值范围特别重要。

4. 延迟函数

延迟是指量变需要经过一段时间的滞后才能得到响应的现象，系统动力学中把刻画这种现象的函数称为延迟函数。延迟是系统动力学中很重要的一个概念，在经济、管理、教育等社会系统中都存在大量的延迟现象。例如，医生的科研成果由科研投入经过一段时间的延迟后才能得到转换；患者的病症也是在经过一段时间的潜伏期才表现出来的；医院整体水平的提高也不是在管理水平提高的基础上就能起到立竿见影的效果，需经过较长的时间才能起作用。

9.2　系统动力学建模与仿真新方法探讨

虽然卫生费用的仿真模拟与预测评价至关重要，但一直缺乏科学有效的手段和方法。系统动力学方法是分析复杂问题的有力工具之一，本书将系统动力学仿真技术应用于我国卫生费用预测与卫生筹资政策及方案实施效果的仿真模拟等方面的研究，其理由表现在系统动力学方法既有描述系统各要素之间因果关系的结构模型，可深入剖析系统运行要素的反馈动态作用关系；又有定量仿真模拟的数学模型，通过仿真试验和计算，掌握系统的未来运行趋势。科学建立系统动力学模型是实现仿真模拟、政策调控、方案优化等功能的前提。系统动力学流图建模法和流率基本入树建模法是目前广泛应用的传统建模法。从建模步骤和建模思路等方面深入分析与比较可知，流图建模法虽然层次分明，但卫生费用的复杂性、动态性与敏感性表明，应用流图建模法有两个不足：第一，模型变量的识别与划分缺乏科学依据，变量之间的作用关系与多调控参数难以在流图中清楚表达；第二，流图建模法难以确定模型所含反馈环数量及受各外界变量影响后流图的反馈结构变化。流率基本入树建模法可克服流图建模法的不足，在确立各变量相互作用关系的基础上，借助流率入树基模生成集法得到进行反馈因果结构分析的系统基模，通过枝向量行列式算法和枝向量矩阵算法快速、准确地计算系统所含的反馈环数量，这对于模型结构分析和仿真方程的建立至关重要。但这两种建模方法对于子系统的划分及流位变量的甄别还有待进一步完善和规范，且均没有解决系统动力学模型可靠性检验这一难题。本书以模型建立的规范性、模型检验的可行性、模型后期的可拓展性为前提，在系统动力学流率基本入树建模法的基础上，从"因素逐一纳入流率基本入树模型"和"主计算枝 + 影响枝"两种思路探索系统动力学建模与仿真新方法。

9.2.1　"因素逐一纳入流率基本入树模型"的逐树建模法与逐树仿真方法

1. 建模思路

逐树建模法是在明确主核心变量及其他关键变量的前提下，首先，建立不受其他任何因素作用的主核心变量的系统动力学模型，即主核心变量的独立模型，仿真模拟主核心变量的未来发展趋势；其次，逐一建立不受其他关键变量影响的各关键变量的独立模型，将各独立模型依次嵌入主核心变量的独立模型中，仿真模拟主核心变量及各依次加入的关键变量的未来变化趋势。

（1）主核心变量流率基本入树模型 T_1 的建立。科学划分医疗资源配置的系统边界及其子系统，明确系统运行的关键变量 $V_1, V_2, V_3, \cdots, V_n$，建立对应的流位流率系 $\{L_1(t), R_1(t); L_2(t), R_2(t); L_3(t), R_3(t); \cdots; L_n(t), R_n(t)\}$。建立关键变量 V_1 的基本模型，按照逐层建模法的思路将流位变量 $L_1(t)$ 作为顶层变量，以流率变量 $R_1(t)$ 或仅作用于 V_1 的其他中间变量 $C_{ij}(t)(i=1,2,3,\cdots,n; j=1,2,3,\cdots,n)$、常量、调控变量作为尾变量，从上到下逐层分解各中间变量，直至最后一层不可再分。在建立关键变量 V_1 的基本模型时，既可采用从上到下纵向分解的逐层建树法，也可采用从左至右横向分解逐枝建树法。确立模型变量方程，运行软件，将 $L_1(t)$ 和 $R_1(t)$ 仿真数据与历史客观数据进行对比、拟合分析。

（2）关键变量$V_2, V_3, \cdots, V_n$逐一纳入流率基本入树模型$T_2, T_3, \cdots, T_n$的建立。按以上方法建立关键变量V_2的流率基本入树模型T_2及模型变量方程，仿真、比较与拟合$L_2(t)$和$R_2(t)$，模型拟合后，将关键变量V_2对V_1的影响作用以影响因子或调控参数的形式纳入模型T_1中，重新仿真关键变量V_1的流率基本入树模型T_1。同样，建立关键变量V_3的流率基本入树模型T_3及模型变量方程，仿真、比较与拟合$L_3(t)$和$R_3(t)$，模型拟合后，将关键变量V_3对V_2、V_1的影响作用以影响因子或调控参数的形式纳入模型T_1、T_2中，重新仿真关键变量V_1、V_2的流率基本入树模型T_1、T_2。以此类推，直至所有关键变量逐一纳入流率基本入树模型中，最后得到n棵流率入树模型$T_1, T_2, T_3, \cdots, T_n$。

（3）流图生成。将以上n个模型相同顶点进行合并得到系统流图模型。

（4）对策模拟与方案优化。

2. 建模实例分析

（1）确定模型纳入的流位变量。通过系统分析，初步确定卫生总费用、GDP、人口数量、老年人口数量作为建模的主要核心变量，即构成四个流位流率对$\{(L_1(t), R_1(t)); (L_2(t), R_2(t)); (L_3(t), R_3(t)); (L_4(t), R_4(t))\}$。

（2）建立卫生费用的流率基本入树模型。从卫生费用的构成视角，初步建立卫生费用的流率基本入树模型T_1（图9-1），建立模型变量的仿真方程，进行仿真与调控。

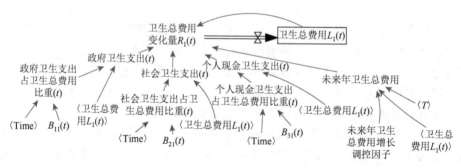

图9-1　卫生费用的流率基本入树模型T_1

（3）纳入影响因素GDP。卫生费用的流率基本入树模型T_1建模与仿真步骤完成后，建立GDP的流率基本入树模型T_2（图9-2）及变量仿真方程，并对其进行仿真与调控。当T_2的仿真、模拟没有问题时，将GDP的流位或流率变量纳入卫生费用的流率基本入树模型T_1（图9-3），确定GDP流位或流率变量对卫生费用的作用关系、函数关系后，再对新的T_1进行仿真、模拟与调控。

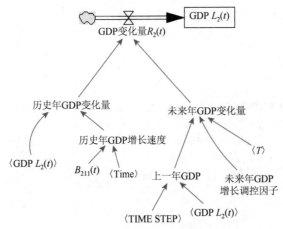

图 9-2　GDP 的流率基本入树模型 T_2

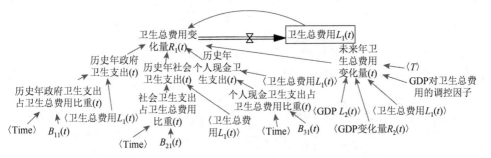

图 9-3　纳入变量 GDP 后的卫生费用流率基本入树模型 T_1

（4）纳入影响因素人口数量。建立人口数量的流率基本入树模型 T_3（图 9-4）及变量仿真方程，仿真调控后将人口数量的流位变量或流率变量根据其影响关系纳入 T_2 或新的 T_1 中，重新仿真 T_2、T_1（图 9-5 和图 9-6）。

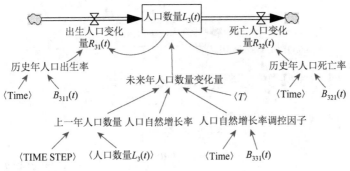

图 9-4　人口数量流率基本入树模型 T_3

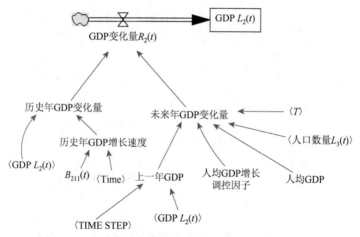

图 9-5　纳入变量人口数量的 GDP 流率基本入树模型 T_2

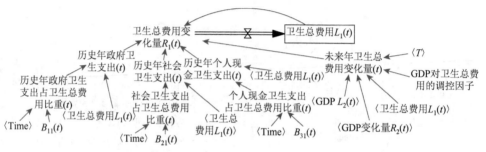

图 9-6　纳入变量人口数量、GDP 的卫生费用流率基本入树模型 T_1

（5）纳入影响因素老年人口数量。同样，得到老年人口数量的流率基本入树模型 T_4，纳入变量老年人口数量的人口数量流率基本入树模型 T_3，纳入变量老年人口数量、人口数量的 GDP 流率基本入树模型 T_2，以及纳入变量老年人口数量、人口数量、GDP 的卫生费用流率基本入树模型 T_1（图 9-7～图 9-10）。

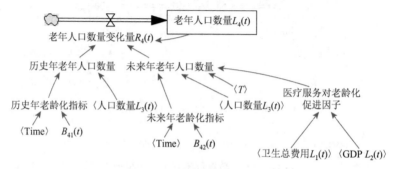

图 9-7　老年人口数量的流率基本入树模型 T_4

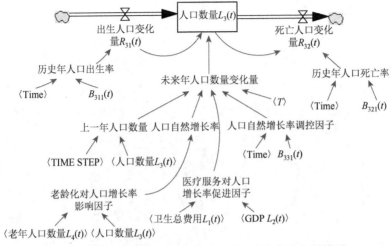

图 9-8　纳入变量老年人口数量的人口数量流率基本入树模型 T_3

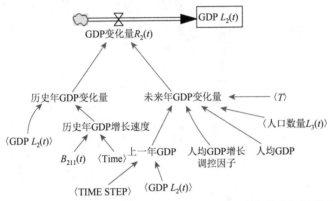

图 9-9　纳入变量老年人口数量、人口数量的 GDP 流率基本入树模型 T_2

（6）纳入其他系统外的调控变量、外生变量。以上步骤完成后，根据具体研究问题纳入需考虑的其他系统外的调控变量、外生变量等，如突发性事件、政策因素等，确定其调控参数、外生变量后嵌入最终的模型中。

9.2.2　"主计算枝 + 影响枝"的系统动力学建模法

主计算枝是按照流率基本入树建模法，暂不考虑系统外的其他变量，仅根据系统内的流率对流位变量的直接作用确立流率基本入树模型的因果链，根据因果链上各变量之间的因果关系建立流率变量方程，仿真与修正主计算枝构成的基本模型。影响枝是基于系统内外其他因素包括流位、流率、外生变量、中间变量、调控变量等对流率变量的间接作用或影响，构建其因果链及变量方程，建立对流

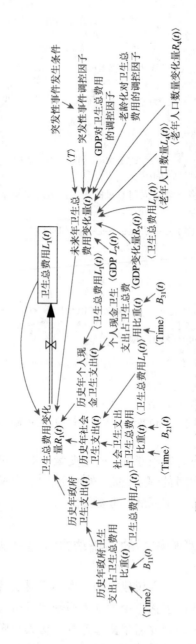

图 9-10　纳入变量老年人口数量、人口数量、GDP 的卫生费用流率基本入树模型 T_1

率变量只起修正与调控作用的各变量方程，仿真与调控由主计算枝和影响枝构成的最终模型。其关键步骤如下。

（1）主计算枝流率基本入树模型。确立流位流率系 $\{L_1(t), R_1(t); L_2(t), R_2(t); L_3(t), R_3(t); \cdots; L_n(t), R_n(t)\}$ 及各流位变量 $R_i(t)$ 的直接函数关系 $R_i(t) = f\{A_{1i}(t), A_{2i}(t), \cdots, A_{ni}(t)\}$，在此基础上构建 n 棵以 $R_i(t)(i=1,2,\cdots,n)$ 为根、以 $A_{1i}(t), A_{2i}(t), \cdots, A_{ni}(t)$ 到 $R_i(t)$ 为因果链的主计算枝流率基本入树模型。

（2）影响枝流率基本入树模型。在主计算枝上逐步添加影响 $R_i(t)$ 的辅助变量 $B_{1i}(t), B_{2i}(t), \cdots, B_{ni}(t)$ 和调控参数 $C_{1i}(t), C_{2i}(t), \cdots, C_{ni}(t)$ 组成的因果链，即影响枝，确立影响枝上各变量的函数关系或调控参数。

（3）逐树仿真法。每建一棵树后便确立各变量的仿真方程，若 $T_i(t)$ 树中除含有流位 $L_1(t)$ 或流率 $R_1(t)$ 的其他流位 $L_i(t)$ 或流率 $R_i(t)(i>1)$，则在建立 $T_i(t)$ 方程时通过设 $T_i(t)(i>1)$ 流位、流率变量为常数，逐一地仿真检验已建流率基本入树模型，待所有模型建立完毕后，再将模型中的常数修改成对应变量的值或调控参数。

（4）流图生成。将以上 n 个模型相同顶点进行合并得到流图模型。

（5）对策模拟与方案优化。

9.3　"主计算枝 + 影响枝"的系统动力学建模方法在卫生费用预测中的实例分析

卫生费用过快增长是一个世界性问题，引起了众多国内外学者的关注，其不合理增长亦是各国政府进行医药卫生改革的主要动因。卫生费用影响因素众多、复杂，国内外学者对卫生费用影响因素的研究大多集中在经济、人口、老龄化等方面。国外学者 Murthy 和 Ukpolo、Burner 等认为经济对卫生费用有重大影响。Murthy 和 Ukpolo 认为，老龄化水平的提高会促进卫生费用增长；Burner 认为，人口数量是促进卫生费用增长的重要因素。国内学者祁华金、陈立中、李军山、何平平、杜乐勋、赵郁馨、郭连增等认为，经济因素是卫生费用的主要影响因素；陈立中、李军山、何平平、于德志、蔡善荣、郑前明、郭连增认为，老龄化对卫生费用的增长有正向的作用；郑前明、郭连增认为，人口数量对卫生费用有显著影响。目前对于卫生费用的预测研究，在决定因素方面，大多数从单因素入手，少有对各因素进行全面综合分析；在预测方法方面，基本上基于时间序列建立回归模型、时间序列模型、趋势外推法构建，这些预测方法大多用数学模型进行未来变化趋势预测，对系统整体环境的变化及其各种因素的影响考虑不够充分。从系统工程的角度探索卫生费用增长或预测问题的研究较少。卫生费用的不合理增长引起了全世界的关注，其复杂性、动态性、多变性的特点要求运用科学的预测方法进行定量预测。

系统动力学是依据系统的状态、控制和信息反馈等环节来反映实际系统的动态机制，并通过建立仿真模型，借助计算机进行仿真试验的一种科学方法。卫生费用的预测涉及因素多，单因素及时间序列分析不满足卫生费用预测的需要，需全面考虑众多因素的相互作用。卫生费用的预测问题符合复杂社会经济系统的特性，适合用系统动力学预测方法对其结构进行深刻剖析，并能对其运行特征有一定程度的定量把握。在用系统动力学对卫生费用进行预测方面，曾雁冰（2011）运用系统动力学方法对卫生费用过快增长问题进行了建模与控制研究；董丹丹和雷海潮（2011）运用系统动力学对我国卫生费用进行应用研究，并通过设定调控参数对不同的对策实施效果进行定量比较，但还存在一些不足，其中包括建模过程不够规范、变量的因果结构不够明确、对一些突发因素欠考虑、一些难以量化的因素未被纳入模型中。

因此，在综合以上国内外学者对卫生费用影响因素的研究的基础上，充分考虑及克服目前用系统动力学预测卫生费用在方法学上的不足，结合系统动力学流率基本入树模型的建模思想（贾仁安，2014），本书创新性地提出"主计算枝＋影响枝"的系统动力学建模方法并应用于卫生费用的预测研究中。

9.3.1　建模变量的确立

卫生总费用的不合理增长及卫生资源配置结构的不均衡是"看病难、看病贵"问题的主要根源。明确卫生费用增长和结构变化的影响、科学有效地预测中国卫生总费用的变化趋势，能为政府部门制定宏观卫生政策、调整卫生资源配置提供重要科学依据。结合国内外文献研究、国内专家访谈、专家咨询等途径，从社会人口结构、经济水平、医疗资源、国家政策、卫生费用结构等方面确定影响卫生费用的核心因素为 GDP、人口数量、老年人口数量、每千人口卫生技术人员数量、政府卫生支出、药品费用等指标，在建模时充分考虑近年来人口政策的变化。

9.3.2　"主计算枝＋影响枝"的建模方法及应用

迄今为止，系统动力学建模主要有流图建模法和流率基本入树建模法两大流派。流图建模法的关键步骤为因果关系图→结构模型→反馈仿真流图，流率基本入树建模法的关键步骤为流位流率系→流位流率相互关系二部分图→流率基本入树模型。这两种方法很好地通过系统因果结构分析建立复杂系统结构模型进行定量预测。卫生总费用复杂性、动态性与敏感性的特点表明，用流图建模法建立卫生总费用预测模型有些变量容易被忽略，难以全面考虑所有变量对卫生费用的影响，而用流率基本入树建模法层次分明、步骤规范。为更全面地考虑方程的准确性与可靠性检验问题，本书在流率基本入树模型的基础上探索"主计算枝＋影响枝"的系统动力学建模方法，为及时修正建模及方程的错误，首先建立流率基本入树模型的主计算枝，确立主计算枝各变量方程后进行仿真，然后建立影响枝及影响枝各变量方程后进行仿真、调控。

1. 变量选择

变量选择对于建模至关重要，从文献查阅、系统分析、专家咨询等途径确立问题研究的核心变量为卫生总费用、人口数量、老年人口数量、GDP、政府卫生支出、每千人口卫生技术人员数量、药品费用这七大变量，构成七个流位流率对 $\{(L_1(t), R_1(t)); (L_2(t), R_2(t)); (L_3(t), R_3(t)); (L_4(t), R_4(t)); (L_5(t), R_5(t)); (L_6(t), R_6(t)); (L_7(t), R_7(t))\}$ （表9-1）。

表 9-1　流位与流率变量

流位变量	流率变量
$L_1(t)$：卫生总费用	$R_1(t)$：卫生总费用变化量
$L_2(t)$：人口数量	$R_2(t)$：人口数量变化量
$L_3(t)$：老年人口数量	$R_3(t)$：老年人口数量变化量
$L_4(t)$：GDP	$R_4(t)$：GDP 变化量
$L_5(t)$：政府卫生支出	$R_5(t)$：政府卫生支出变化量
$L_6(t)$：每千人口卫生技术人员数量	$R_6(t)$：每千人口卫生技术人员数量变化量
$L_7(t)$：药品费用	$R_7(t)$：药品费用变化量

2. 基于主计算枝的流率基本入树模型的确立

主计算枝是按照流率基本入树建模法（贾仁安，2014），暂不考虑系统外的其他变量，只根据系统内的流率对流位变量的直接作用，确立流率基本入树模型的因果链，根据因果链上各变量之间的因果关系确定流率变量方程。在表9-1中共有七对流位流率对，卫生总费用变化量 $R_1(t)$ 可由人均卫生费用变化量和人口数量确定，老年人口数量变化量 $R_3(t)$ 可由老年人口比重变化量和人口数量确定，GDP 变化量 $R_4(t)$ 可由人均 GDP 变化量和人口数量确定，药品费用变化量 $R_7(t)$ 可由人均药品费用变化量和人口数量确定，人口数量变化量 $R_2(t)$、政府卫生支出变化量 $R_5(t)$、每千人口卫生技术人员数量变化量 $R_6(t)$ 均可由它们上一年流位变量与基年的流位变量确定，因此，可建立基于主计算枝的流率基本入树模型（图9-11）。

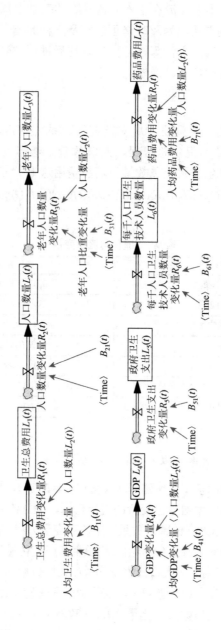

图 9-11 基于主计算枝的流率基本入树模型

3. "主计算枝 + 影响枝"的流率基本入树模型的确立

卫生费用的变化不仅受众多单因素直接影响，而且是多因素交互作用的结果，为充分考虑系统内外各因素的相互影响，在建模时引入影响枝的概念。影响枝是基于系统内外其他因素包括流位、流率、外生变量、中间变量、调控变量等对流率变量的非决定性作用，构建其因果链，各变量的方程对流率变量只是起修正与调控作用。结合主计算枝的直接变量和影响枝中各辅助变量的作用（表 9-2），建立"主计算枝 + 影响枝"的流率基本入树模型（图 9-12），将各流率基本入树模型的重复顶点合并，可得到卫生费用系统动力学仿真流图（图 9-13），两者等价。

表 9-2　影响流率变量的直接变量和辅助变量

流率变量	作用于流率变量的直接变量	作用于流率变量的辅助变量
$R_1(t)$	人均卫生费用变化量、人口数量 $L_2(t)$	卫生总费用 $L_1(t)$、GDP 对卫生总费用的调控因子、老年人口数量对卫生总费用的调控因子、卫生总费用控制意识调控因子、人口数量对卫生总费用的调控因子
$R_2(t)$	人口数量 $L_2(t)$	人口出生率、人口死亡率、GDP 对人口出生率的调控因子、人口政策对人口出生率的调控因子、老年人口数量对人口死亡率的促进因子、老年人口比重
$R_3(t)$	老年人口比重变化量、人口数量 $L_2(t)$	预测期老年人口比重、GDP 对老年人口数量的促进因子、人口自然增长率
$R_4(t)$	人均 GDP 变化量、人口数量 $L_2(t)$	老年人口数量对 GDP 的影响因子、GDP 增长宏观调控因子、GDP $L_4(t)$
$R_5(t)$	政府卫生支出 $L_5(t)$	卫生总费用对政府卫生支出的影响因子、GDP 对政府卫生支出的影响因子、老年人口数量对政府卫生支出的影响因子
$R_6(t)$	每千人口卫生技术人员数量 $L_6(t)$	人口数量对每千人口卫生技术人员数量的影响因子、人口自然增长率
$R_7(t)$	人均药品费用变化量、人口数量 $L_2(t)$	卫生总费用对药品费用的影响因子、人口数量对药品费用的调控因子

9.3.3　模型参数及仿真方程的确立

模型系统的时间边界为 2001～2025 年，历史期时间数据阈值为 2001～2013 年，预测期时间数据阈值为 2014～2025 年。主要数据来源于《中国统计年鉴》《中国卫生统计年鉴》《中国卫生总费用研究报告》《全国卫生统计年报资料》等。

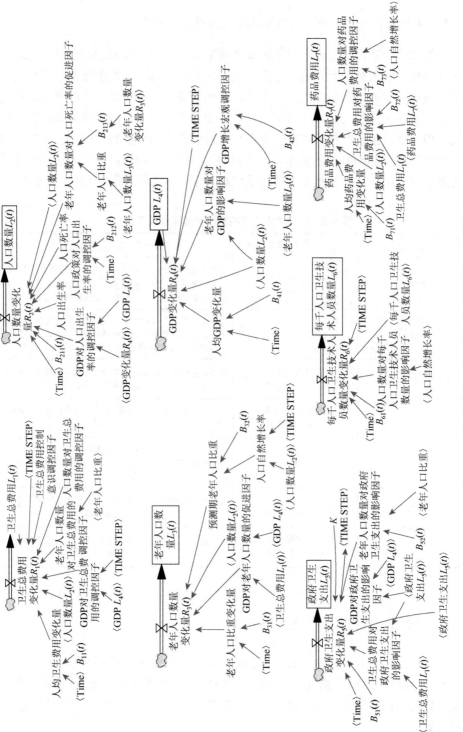

图 9-12　"主计算枝 + 影响枝"的流率基本入树模型

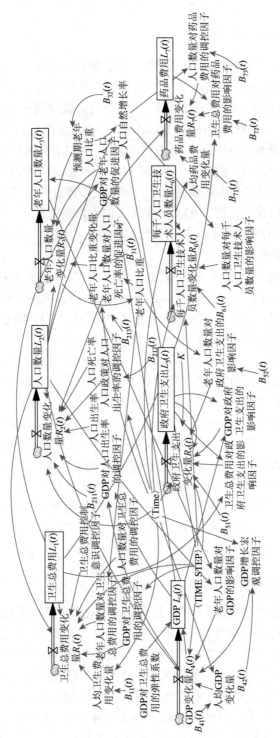

图 9-13 卫生费用系统动力学仿真流图

1. 模型流率变量的仿真方程

"卫生总费用变化量 $R_1(t)$"＝人均卫生费用变化量×"人口数量 $L_2(t)$"×10000/1e＋008＋STEP(1, 2014)×人口数量对卫生总费用的调控因子×老年人口数量对卫生总费用的调控因子×GDP 对卫生总费用的调控因子×卫生总费用控制意识调控因子×("卫生总费用 $L_1(t)$"–DELAY1I("卫生总费用 $L_1(t)$", TIME STEP, 0))。

"人口数量变化量 $R_2(t)$"＝"$B_{211}(t)$"(Time)＋STEP(1, 2014)×(人口出生率×人口政策对人口出生率的调控因子×GDP 对人口出生率的调控因子–人口死亡率×老年人口数量对人口死亡率的促进因子)×"人口数量 $L_2(t)$"/1000。

"老年人口数量变化量 $R_3(t)$"＝老年人口比重变化量×"人口数量 $L_2(t)$"/100＋STEP(1, 2014)×预测期老年人口比重/100/100×GDP 对老年人口数量的促进因子×"人口数量 $L_2(t)$"。

"GDP 变化量 $R_4(t)$"＝人均 GDP 变化量×"人口数量 $L_2(t)$"×10000/1e＋008＋STEP(1, 2014)×(1＋老年人口数量对 GDP 的影响因子×GDP 增长宏观调控因子)×("GDP $L_4(t)$"–DELAY1I("GDP $L_4(t)$", TIME STEP, 0))。

"政府卫生支出变化量 $R_5(t)$"＝"$B_{51}(t)$"(Time)＋STEP(1, 2014)×老年人口数量对政府卫生支出的影响因子×GDP 对政府卫生支出的影响因子×卫生总费用对政府卫生支出的影响因子×("政府卫生支出 $L_5(t)$"–DELAY1I("政府卫生支出 $L_5(t)$", TIME STEP, 1))×调控参数 K。

"每千人口卫生技术人员数量变化量 $R_6(t)$"＝"$B_{61}(t)$"(Time)＋STEP(1, 2014)×人口数量对每千人口卫生技术人员数量的影响因子×("每千人口卫生技术人员数量 $L_6(t)$"–DELAY1I("每千人口卫生技术人员数量 $L_6(t)$", TIME STEP, 0))。

"药品费用变化量 $R_7(t)$"＝人均药品费用变化量×"人口数量 $L_2(t)$"×10000/1e＋008＋STEP(1, 2014)×人口数量对药品费用的调控因子×卫生总费用对药品费用的影响因子×人均药品费用变化量×"人口数量 $L_2(t)$"×10000/1e＋008。

2. 模型参数的确定

系统内各变量之间的关系复杂，且呈动态变化，应用常规方法很难进行解释，各变量间的关系利用数学模型来反映，需要确定大量参数，但是其估计往往缺乏大量的资料。例如，图 9-12 中的人口数量对卫生总费用的调控因子、GDP 对卫生总费用的调控因子、老年人口数量对卫生总费用的调控因子、卫生总费用控制意识调控因子、GDP 对人口出生率的调控因子、人口政策对人口出生率的调控因子、老年人口数量对人口死亡率的促进因子、GDP 对老年人口数量的促进因子、老年人口数量对 GDP 的影响因子、GDP 增长宏观调控因子、卫生总费用对政府卫生支出的影响因子、GDP 对政府卫生支出的影响因子、老年人口数量对政府卫生支出的影响因子、人口数量对每千人口卫生技术人员数量的影响因子、卫生总费用对药品费用的影响因子、人口数量对药品费用的调控因子，这些数据难以获得，但对系统模型非常重要，需要对它们做大胆而合理的估计然后融入模型，这样虽然给模型带来了某些不精确性，但是比将它们排除在外的模型更实用和更接近实际系统。模型参数由以下方法求得：趋势外推法、算术平均值法、回归分析法，以及建立延迟函数、选择函数、表函数、阶跃函数等，在此基础上运用灰色系统预测模型修正参数。

9.3.4　仿真结果分析与讨论

1. 仿真结果

卫生费用的系统动力学预测模型充分考虑卫生费用受人口结构（人口数量和老年人口数量）、经济水平、卫生资源、国家政策、卫生费用筹资结构等因素动态变化的影响。建立仿真模型与仿真方程的目的是通过历史发展轨迹预测未来发展趋势，其中在系统模型中 2001 年的值为初始值，2001～2014 年为历史时间，2015～2025 年为预测时间，仿真步长为年。模型中共有 53 个变量及对应的仿真方程，基于 2001 年的历史数据，在 Vensim 仿真软件中运行系统模型，得到 2002～2025 年的预测值（表 9-3）。

表 9-3　模型预测值

年份	L_1/亿元	L_2/万人	L_3/万人	L_4/亿元	L_5/亿元	L_6/人	L_7/亿元
2001	5 025.93	127 627	9 062.00	99 776	800.61	3.62	2 302.96
2002	5 753.40	128 453	9 317.25	109 731	908.51	3.41	2 659.55
2003	6 511.28	129 227	9 574.16	124 503	1 116.91	3.48	2 869.31
2004	7 467.56	129 988	9 703.39	147 764	1 293.51	3.53	3 565.59
2005	8 481.46	130 756	9 833.38	171 929	1 552.51	3.57	4 062.01
2006	9 619.04	131 448	10 094.90	202 565	1 778.81	3.66	4 382.36
2007	11 288.40	132 129	10 357.80	251 661	2 581.51	3.76	4 774.21
2008	14 182.10	132 802	10 622.00	298 897	3 593.91	3.92	6 041.99
2009	17 103.70	133 474	10 887.60	326 135	4 816.31	4.15	7 346.77
2010	19 452.80	134 100	11 421.50	387 586	5 732.31	4.39	8 596.75
2011	23 703.80	134 735	11 689.70	460 684	7 464.01	4.61	9 540.28
2012	27 341.70	135 404	12 093.90	508 192	8 431.81	4.94	11 515.90
2013	30 740.30	136 072	12 500.20	559 320	9 545.61	5.27	12 897.80

年份	L_1/亿元	L_2/万人	L_3/万人	L_4/亿元	L_5/亿元	L_6/人	L_7/亿元
2014	34 196.50	136 782	13 044.40	604 346	10 579.00	5.56	13 442.80
2015	37 721.60	138 231	13 702.10	742 812	11 673.60	5.56	14 542.40
2016	41 216.70	139 769	14 356.00	1 075 180	11 909.00	5.85	15 655.90
2017	44 715.10	141 398	15 017.10	1 810 080	12 859.90	6.43	16 781.80
2018	48 268.10	143 125	15 685.90	3 380 150	13 916.20	7.30	17 921.00
2019	51 968.80	144 779	16 362.90	6 683 050	15 670.50	8.46	19 074.00
2020	55 652.60	146 358	17 047.70	13 582 000	15 915.50	9.91	20 240.50
2021	59 298.20	147 858	17 739.90	27 945 700	16 763.60	11.65	21 419.70
2022	63 042.10	149 367	18 439.30	57 808 000	16 936.50	13.68	22 611.00
2023	66 892.50	150 883	19 145.80	119 858 000	17 798.80	16.00	23 815.00
2024	70 672.60	152 408	19 859.50	248 772 000	19 685.00	18.61	25 030.30
2025	74 571.20	153 941	20 580.40	516 629 000	20 082.00	21.51	26 258.40

2. 模型可靠性与预测结果准确性检验

预测结果的准确性与可靠性检验是仿真预测中很重要的环节，在许多研究中往往被忽略而只重视预测过程和结果分析。为证实模型的可靠性与结果的准确性，将从两方面进行检验。首先通过流位变量历史年客观数据与其历史年预测数据吻合率比较以检验模型的可靠性。为检验模型和预测结果的可靠性，将2002~2014年的预测值与历史值进行对比（表9-4），L_1的平均吻合率为97.78%，L_2的平均吻合率为100%，L_3的平均吻合率为99.15%，L_4的平均吻合率为93.57%，L_5的平均吻合率为100%，L_6的平均吻合率为99.69%，L_7的平均吻合率为97.60%。

表 9-4　流位变量历史值与预测值的比较

变量		2002 年	2004 年	2006 年	2008 年	2010 年	2012 年	2014 年
卫生总费用	历史值/亿元	5 790.03	7 590.29	9 843.34	14 535.40	19 980.39	28 119.00	35 312.40
	预测值/亿元	5 753.40	7 467.56	9 619.04	14 182.10	19 452.80	27 341.70	34 196.50
	吻合率/%	99.37	98.38	97.72	97.57	97.36	97.24	96.84
人口数量	历史值/万人	128 453	129 988	131 448	132 802	134 100	135 404	136 782
	预测值/万人	128 453	129 988	131 448	132 802	134 100	135 404	136 782
	吻合率/%	100	100	100	100	100	100	100
老年人口数量	历史值/万人	9 377	9 567	10 065	10 636	11 307	12 288	13 161
	预测值/万人	9 317.25	9 703.39	10 094.90	10 622.00	11 421.50	12 093.90	13 044.40
	吻合率/%	99.36	98.57	99.70	99.87	98.99	98.42	99.11

续表

变量		2002 年	2004 年	2006 年	2008 年	2010 年	2012 年	2014 年
GDP	历史值/亿元	121 002.0	160 714.4	217 656.6	316 751.7	408 903.0	534 123.0	636 138.7
	预测值/亿元	109 731	147 764	202 565	298 897	387 586	508 192	604 346
	吻合率/%	90.69	91.94	93.07	94.36	94.79	95.15	95.00
政府卫生支出	历史值/亿元	908.51	1 293.58	1 778.86	3 593.94	5 732.49	8 431.98	10 579.23
	预测值/亿元	908.51	1 293.51	1 778.81	3 593.91	5 732.31	8 431.81	10 579.00
	吻合率/%	100	99.99	100	100	100	100	100
每千人口卫生技术人员数量	历史值/人	3.41	3.53	3.60	3.90	4.39	4.94	5.56
	预测值/人	3.41	3.53	3.66	3.92	4.39	4.94	5.56
	吻合率/%	100	100	98.33	99.49	100	100	100
药品费用	历史值/亿元	2 676.68	3 621.28	4 486.07	6 202.40	8 835.85	11 860.45	13 925.00
	预测值/亿元	2 659.55	3 565.59	4 382.36	6 401.99	8 596.75	11 515.90	13 442.80
	吻合率/%	99.36	98.46	97.69	96.78	97.29	97.09	96.54

　　其次，将模型预测值与官方预测值进行比较。2015 年《中国卫生总费用研究报告》中有 2015～2020 年关于卫生总费用、人均卫生费用、人口数量的预测值。为了更好地检验系统动力学模型预测结果的可靠性，将 2015～2020 年的官方预测值与模型预测值进行对比（表 9-5），卫生总费用的模型预测值略低于官方预测值，2015～2016 年人口数量的模型预测值与官方预测值基本相近，但 2017～2020 年人口数量的模型预测值略高于官方预测值，其中的原因是在建模时充分考虑了计划生育中单独二孩政策和全面二孩政策的影响，这是符合客观事实的，模型中因人口数量大于官方预测值导致人均卫生费用略低于官方预测值。

　　从以上两方面充分说明模型模拟的拟合度较高，模型具有较好的可靠性。

表 9-5　2015～2020 年官方预测值与模型预测值

变量		2015 年	2016 年	2017 年	2018 年	2019 年	2020 年
卫生总费用/亿元	官方预测值	37 809.55	41 341.54	45 971.45	51 736.67	57 148.45	63 306.26
	模型预测值	37 721.6	41 216.7	44 715.1	48 268.1	51 968.8	55 652.6
人口数量/亿人	官方预测值	13.83	13.93	14.03	14.14	14.24	14.34
	模型预测值	13.82	13.97	14.14	14.31	14.47	14.64
人均卫生费用/元	官方预测值	2 732.89	2 966.83	3 275.50	3 659.93	4 013.87	4 414.58
	模型预测值	2 729.49	2 950.37	3 162.31	3 373.03	3 591.49	3 801.41

3. 流位变量未来趋势分析

（1）卫生总费用的核算有筹资来源法和机构流向法。筹资来源法中，卫生总费用包括政府卫生支出、社会卫生支出和个人现金卫生支出三部分。在卫生总费用的分析中，卫生总费用的结构突出反映政府、社会及个人对卫生健康的投入格局、规模及变化趋势，也是映射政府、社会及个人对卫生健康重视程度的关键敏感性指标（罗艳红等，2012）。从预测趋势图（图 9-14）来看，卫生总费用及政府卫生支出在未来一定时期内呈上升的趋势，但卫生总费用涨速呈平稳上升趋势，政府卫生支出涨速有波动，其中的主要原因为政府的投入受国家经济水平、卫生政策等方面的影响，GDP 在未来呈上升趋势，药品费用在未来一定时期也将以缓慢平稳的速度增长，这与规范用药制度、禁止"大处方、大检查"有关，尤其是"强基层、建基制"政策出台、基层医疗服务加强、分级诊疗机制完善、控制卫生费用意识增强。

（2）人口结构特征的变化对卫生费用的影响是一个全球都在关注的问题，而人口数量和老年人口数量是卫生费用的重要影响因素，与国家的各方面均有重要影响与联系。人口数量是对人口规模的描述，具体的测量指标包括人口总数及人口的出生率、死亡率和自然增长率。从数量上看，中国是人口基数最大的国家，人口总数对医疗卫生服务需求与利用有着密切关系，直接关系我国医疗卫生服务模式、规模及卫生费用变化速度，也是"看病难、看病贵"问题的首要原因。而人口老龄化是经济社会发展的必然趋势，是人口再生产模式发生转变的结果。中国不仅老年人口规模巨大，而且老龄化速度比世界上任何一个国家都要快，人口年龄结构已完成向老年型人口的转变，在这一转型过程中英国用了 45 年，瑞典用了 85 年，法国用了 115 年，而中国仅用了 18 年。从预测结果来看，人口数量和老年人口数量都将以一定的规模与速度增长，但是涨幅呈不同的特点。因为计划生育政策中的单独二孩政策和全面二孩政策的陆续放开，人口数量 2014~2018 年涨幅较大，2017 年后涨幅回落、呈平稳状态，老年人口数量将保持平稳增长。

（3）每千人口卫生技术人员数量是衡量卫生资源的一个重要指标。相对来说，我国人口众多，卫生技术人员数量有限，卫生技术人员数量的变化受国家卫生资源投入、人口基数等方面的影响，每千人口卫生技术人员数量会有所提高，但涨幅不会太高。

9.3.5　建议

（1）卫生总费用构成结构相对固定，卫生系统内部主要影响因素基本稳定，但受到社会、经济、政治等外界环境的影响在不同的时期会出现一些新的外部因素，如新农合的出台、全民医保的实施、基层医疗的大力发展等，还有一些即将出现的重要影响因素更不能忽视，如国务院部署的健康产业化发展战略，必将推

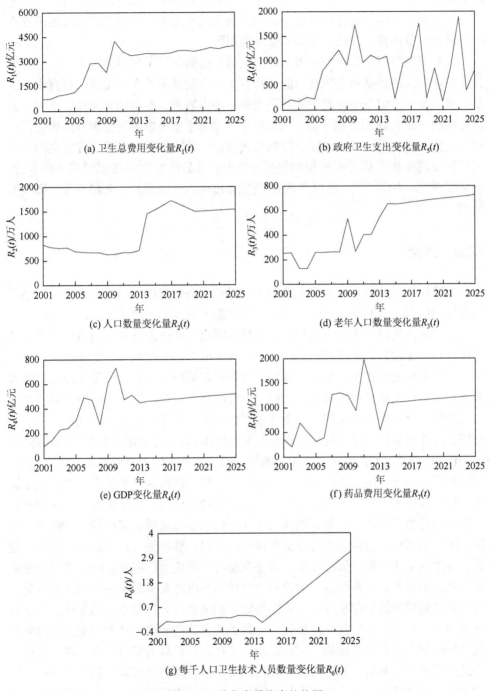

(a) 卫生总费用变化量$R_1(t)$

(b) 政府卫生支出变化量$R_5(t)$

(c) 人口数量变化量$R_2(t)$

(d) 老年人口数量变化量$R_3(t)$

(e) GDP变化量$R_4(t)$

(f) 药品费用变化量$R_7(t)$

(g) 每千人口卫生技术人员数量变化量$R_6(t)$

图 9-14　流位变量仿真趋势图

动卫生服务需求的变化,对卫生总费用产生较大的影响。因而,在现有模型的基础上,系统动力学仿真预测可根据各种未来发展规划设计不同的政策方案进行模拟,只需在原模型的基础上增加调控参数即可。

(2)卫生费用不仅影响因素多,而且敏感性强,除了常规的因素,一些突发性事件等非常规因素对卫生费用的作用巨大。突发性事件在卫生费用预测中虽然是小概率事件,但是一旦发生就对卫生费用冲击较大,典型的有海啸、地震、突发性疾病(如 SARS)、战争等。虽然在系统模型中未考虑突发性事件的影响,但在卫生费用预测中可以以调控参数的形式进行刻画,按照突发性事件发生的严重程度预设调控参数 K,即在模型中可用条件参数来刻画发生/不发生或发生程度(如设重度严重、中度严重、轻度严重)。突发性事件这一因素的引入将不改变原模型结构。

9.3.6　结论

探索科学的预测方法对卫生费用未来增长趋势的准确预测至关重要。结合卫生费用的特点,从系统工程的角度,本节借助系统动力学建模方法,在流率基本入树建模法的基础上作进一步探索,并提出利用"主计算枝+影响枝"的系统动力学建模方法建立卫生费用的系统动力学预测模型,通过 Vensim 仿真软件进行模拟,得出未来发展趋势预测的定量数据和仿真趋势图,并通过流位变量历史年客观数据与其历史年预测数据进行比较,发现吻合率较高,同时将模型预测值与官方预测值进行比较,结果相近,由此说明模型的可靠性与结果的准确性。卫生费用的系统动力学预测模型包含的因素与变量较多,并充分考虑卫生费用的动态性、复杂性、敏感性。运用系统动力学仿真技术对卫生费用的未来发展趋势进行预测,能深刻揭示系统间的非线性结构与动态特征,建模规范且不失灵活,并能通过设定调控参数对不同的对策实施效果进行定量比较。因此,系统动力学作为研究复杂系统的有力工具之一,与其他预测方法相比(李丽清等,2016e),其优势表现在:①应用系统动力学研究社会复杂问题,不仅能够容纳大量变量,包括内生变量、外生变量和常量、调控变量,且各变量可以是连续的或离散的,也可以是确定的或非确定的。②系统动力学模型既含描述系统各要素因果关系的结构模型,又含能定量模拟的数学模型,是定性与定量相结合的分析技术。③系统动力学方法适用于非线性、高阶次、多回路的复杂反馈系统的研究,且能识别系统内外各变量的逻辑关系并将其量化。④系统动力学将人与计算机有效结合,既可对社会系统进行分析、判断,又可进行计算机仿真模拟,其仿真试验能起到实际实验室的作用。⑤尤其在政策优化方面,系统动力学定量模型可模拟真实情况下的不同政策实施效果,为政策选择提供定量的参考,减少政策风险,提高抗风险能力。

9.4 本 章 小 结

控制卫生费用的合理增长是卫生政策的重要选题,卫生费用的影响因素众多、复杂,且相互作用,探索科学的预测方法对卫生费用未来增长的趋势的准确预测至关重要。目前常用的定量预测方法有回归模型、因子分析、时间序列模型、组合模型、趋势外推、灰色模型、人工神经网络模型等,这些方法大多用数学模型进行未来变化趋势预测,对系统整体环境的变化及其各种因素的影响考虑不够充分,研究目标单一,且对数据的时间序列长度要求严格。为克服常规预测方法的不足,结合卫生费用复杂性、动态性、敏感性等特征,从系统工程的角度,充分考虑社会人口、经济水平、卫生资源、国家政策、卫生费用结构方面的因素对卫生费用的影响及其交互作用,本章从系统工程的角度,运用系统动力学建模技术,创新性地提出"主计算枝 + 影响枝"的系统动力学建模方法,建立卫生总费用、人口数量、GDP、老年人口数量、每千人口卫生技术人员数量、政府卫生支出、药品费用等七个系统动力学流率基本入树模型,基于 2001~2013 年的历史数据,主计算枝流率变量方程的建立主要用到乘积式、表函数,影响枝各变量方程的建立主要运用表函数、延迟函数、阶跃函数、选择函数等,以 2001 年为初始年,仿真时间为 2001~2025 年,其中 2001~2014 年为历史时间,2015~2025 年为预测时间,仿真步长为年。借助 Vensim 仿真软件,实现卫生费用复杂系统内部结构与行为特征的可视化模拟,将 2002~2014 年的模拟结果与历史结果相比,卫生总费用预测结果的平均吻合率达 97.78%。定量预测结果及其决定因素的量化测量将是制定国家宏观卫生政策的重要依据。

第10章　卫生费用及其预测研究的结论与展望

本书受 2014 年国家自然科学基金面上项目（71473110）"基于系统动力学的卫生总费用仿真模拟与预测模型研究"的资助，亦是该项目的主要研究成果，经过四年的研究，完成了预期研究目标，获得相应的有形成果和无形成果。其中，有形成果为在国内核心期刊发表论文 20 余篇，各论文包含在本书的相应章节中；其无形成果主要为系统动力学方法的创新性研究成果。本书通过对系统动力学建模方法进行深入研究，在流率基本入树建模法的基础上，创新性地提出了"主计算枝＋影响枝"的流率基本入树建模法，并应用于我国卫生费用仿真模拟研究中。本研究结果引起了国内外卫生政策、公共卫生、系统工程等领域相关学者的关注，作者也应邀出席了一些重要的国内外学术会议，其中比较有代表性的包括赴墨尔本参加"2017 全球公共卫生"学术研讨会、赴美国耶鲁大学参加"2018 卫生政策与管理"学术研讨会及参加中国系统工程学会系统动力学专业委员会学术研讨会，先后做了"系统动力学建模新方法在卫生费用预测中的应用""我国卫生总费用的系统动力学模型及仿真分析""系统动力学在卫生服务领域的应用与方法探讨"等学术报告并得到了专家的肯定与好评。

10.1　研　究　结　论

1. 卫生总费用增长快于国民经济增长，但卫生筹资结构不断优化

随着经济快速发展，人口老龄化和城镇化进程加速，疾病谱也发生明显变化，城乡居民消费观念转变和消费结构升级加快，近年来中国卫生总费用快速增长。"十二五"以来中国卫生总费用的增长速度始终快于 GDP 的增长速度，卫生总费用增长相对于 GDP 增长的弹性系数保持在较高水平。按可比价格计算，2011～2015 年卫生总费用年均增长速度为 12.5%，明显高于 GDP 年均增长速度（7.5%），卫生消费弹性系数达到 1.67。卫生总费用的过快增长可能会给其他领域消费和企业成本带来压力，并加重居民负担，应重视卫生总费用监测分析，保持其与 GDP 增长的合理关系。卫生总费用构成结构不断优化，政府和社会卫生支出增长较快，政府卫生支出力度不断加大，个人现金卫生支出比重逐步降低。

2. 我国卫生筹资公平性差异较大

中国卫生总费用不断增加,结构不断优化,但地区间的公平性差异较大。尽管筹资结构近年来得到了优化,但与经济合作与发展组织成员国和金砖国家比较,中国卫生筹资水平仍然较低。利用基尼系数、泰尔系数方法比较分析我国及东、中、西部地区卫生筹资水平的公平性。从基尼系数计算结果可知,西部地区的卫生筹资水平和结构的合理性与公平性有待进一步提高。从泰尔系数计算结果可知,在全国范围和地区层面,卫生筹资结构都极不公平,不同区域的发展水平影响着卫生筹资的公平性,区域差异大的问题日益凸显。因此,政府在制定区域卫生规划时,应因地制宜,充分考虑各地区的地域特征,有的放矢地提升中国卫生总费用筹资水平及结构的合理性与公平性。

3. 卫生费用的快速增长是众多因素综合作用的结果

影响因素众多且繁杂是卫生总费用的特点之一。通过全面阅读国内外相关文献,全面梳理卫生费用的相关影响因素,借助统计分析方法,明确收入水平、人口老龄化、城镇化、卫生政策、卫生行为、健康变化、医疗保障水平、慢性病、社区卫生服务发展、医疗技术等因素对卫生费用的影响及作用机理,详细分析卫生费用的变化趋势与各单因素的作用关系,得出卫生费用的增长为众多因素综合作用的结果,并提出了控制卫生费用不合理增长的对策。

4. 系统动力学建模与仿真方法为卫生领域的其他问题研究提供了方法学借鉴

通过四年的深入研究,作者在系统动力学建模、仿真调控、模型检验等方面取得了较大的进展。本书建立的基于系统动力学的我国卫生总费用预测模型可成为我国卫生费用预测的决策工具,建模思路对经济、社会、管理、卫生等领域的方法学研究具有重要的参考与指导价值。我国卫生总费用仿真模拟与定量预测结果及其决定因素的量化测量是制定国家宏观卫生政策的重要依据,仿真模型的建立思路及其模型的连续性与拓展性对于卫生服务其他问题的研究具有重要的参考价值。

10.2　相　关　建　议

随着经济发展、居民收入增加、健康意识增强、医疗技术变革、人口数量增加、预期寿命延长,卫生总费用不断增长是必然的趋势,但是过快增长的卫生费用给国家、社会和家庭都带来了沉重的负担。政府将采取各种措施来控制卫生费用不合理增长，提高卫生服务可及性和公平性。为了既能满足居民健康需求，又能控制卫生费用的不合理增长，建议政府从以下方面进行政策调整。

1. 建立可持续的政府卫生费用投入机制

《"健康中国 2030"规划纲要》倡导履行政府保障基本健康服务需求的责任。在当前财政压力增大的情况下，迫切需要建立政府卫生费用投入保障机制，确保政府卫生费用投入的充足性和可持续性。随着社会经济快速发展和社会保障制度日益健全，我国目前卫生总费用的"三四三"结构仍需要进一步改善，努力向目前国际社会公认的个人现金卫生支出比重较低的"六二二"结构（即政府、社会和个人现金卫生支出各占 60%、20% 和 20% 左右）转变，进一步降低个人医疗费用负担，保障居民的健康权益。在增加政府卫生费用投入的同时，还需要通过公共资源再配置机制、利益制约机制和绩效评估信息等来引导卫生费用的流向和流量，加强对卫生总费用的筹资控制并加强动态监管。

2. 切实提高卫生资金的投入产出效率

在财政收支压力日益增大的情况下，需要采取综合性措施提高卫生资金的使用效率。考虑不同地域和不同人群的实际需求，加强投入和产出的关联性，逐步完善政府经常性卫生经费与卫生专项经费的预算制定、资金使用和绩效评价机制，提高政府卫生资金的使用效率，提高居民获得感。同时，要进一步实施控制卫生总费用过快增长的措施，从卫生筹资、分级诊疗、健康宣教、疾病预防、医疗机构运行管理等多方面综合入手，精准发力，实施"精准控费"。

3. 增加预防投入，降低慢性病患病率

随着慢性病患病率的升高，慢性病患病人数快速增加，因慢性病产生的卫生费用已经成为卫生总费用增长的主要驱动因素。2010 年，中国卫生总费用中慢性病产生的卫生费用为 12 910.77 亿元，占卫生总费用的比重为 69.98%。卫生总费用的不合理增长中有相当一部分是由忽视预防导致患病率升高导致的。增加预防投入，加强健康教育，落实三级预防，可以大大减轻未来卫生费用的增长压力。因此，应重视慢性病的预防控制工作，加强健康管理，降低慢性病患病率，提高慢性病患者的健康水平和生活质量，从源头上控制不合理的卫生费用增长。

4. 继续推动公立医院改革，完善基本药物制度

我国卫生费用的一个比较突出的问题是药品费用占比过高。建立对辅助用药

和高值医用耗材等的跟踪监控制度，明确需重点管控的药品规格数量，建立健全以基本药物制度为重点的临床用药综合评价体系，严格执行医疗机构明码标价和医药费用明细清单制度，能有效控制药品费用的过快增长。政府相关部门和医院应加强药师队伍建设，注重医患与药师的配合，提升合理用药水平；加强三医联动，多部门协同配合推进综合改革，综合采用多种措施，将药品费用控制在合理比重，从而遏制卫生总费用的不合理增长。

5. 建立合理的分级诊疗制度

健康是人类全面发展的重要基础，也是社会进步的决定性因素。随着疾病谱的改变和生活水平的提高，人们对医疗服务的需求日益增加，但不断增长的卫生费用已成为阻碍居民健康水平提升的重要因素。2000 年，我国卫生总费用为4586.63 亿元，到 2017 年达到 52 598.28 亿元，年均增长速度为 15.43%，高于同期 GDP 的增长速度（13.12%），卫生总费用占 GDP 的比重也由 4.57% 上升至 6.41%。与不同收入水平的国家相比，1995～2016 年，全球医疗费用年均增长速度为 4%，而我国高达 10.84%，且远高于中高收入国家（6.37%）。2016 年，我国人均医疗费用（436 美元）与中高收入国家（491 美元）相当。尽管目前我国医疗费用不断增加，但医疗资源配置结构不合理、卫生服务效率不高、就医秩序不规范、"看病难、看病贵"问题依然突出。建立合理的分级医疗体系，是缓解"看病难、看病贵"等问题的关键，亦是控制卫生费用不合理增长的有效途径。尤其是随着生活方式的变化，慢性病患病率逐年上升，且呈年轻化趋势，而慢性病的防治无论对于促进居民健康还是控制卫生费用过快增长都将发挥重要作用。然而，慢性病的诊治仅仅依靠大医院的治疗是不够的，还需要基层医疗机构的防控与管理。"急慢分治"是分级医疗的重要内容，即根据病情缓急，将患者分流到不同的医疗机构就诊，提高卫生服务效率，控制卫生费用的不合理增长。

10.3　未来展望

本书紧扣卫生总费用与社会环境、经济发展、卫生政策、医疗需求等密切相关的特点，运用系统工程理论和方法综合分析卫生总费用影响因素并从多角度进行分类；借助系统动力学反馈动态性复杂原理系统分析各因素的因果结构及作用机理，深入剖析卫生总费用过快增长的内在动因。在对常规预测方法综合对比的基础上，应用系统动力学预测方法，从理论与实证两方面进行可行性论证，建立卫生总费用变化趋势的系统动力学仿真模型，定量预测卫生总费用增长速度、卫生服务消费结构变化、卫生政策实施效果等要素的作用和影响。在产出方面，预测方法及模型是本书的突破，对卫生总费用增长速度的定量预测结果及其决定因素的量化测量是制定国家宏观卫生政策的重要依据。本书充分体现了系统动力学在卫生政策与管理研究中的应用价值。事实上，这只是初步的尝试，在实际研究中还有许多问题值得进一步探索。

（1）卫生费用的影响因素众多，本书虽然综合考虑较多的因素，但还有待进一步借助科学方法进行全面、综合、精准的归纳与甄别。由于收集的资料有限，本书仅考虑了卫生总费用的主要影响因素，还有很多不可控因素、难以量化的因素等没有考虑，预测结果仅作为政策制定的参考。

（2）从方法学的层面来看，本书虽然在克服流图建模法和流率基本入树建模法不足的基础上，提出了"主计算枝＋影响枝的流率基本入树建模法"，体现了建模的规范性、科学性，有利于模型检验，但还有待进一步从方法学的视角进行不断探索、完善与创新，使建模步骤更规范、更易于模型可靠性的检验。但应用系统动力学方法研究卫生总费用问题仍然停留在预测分析阶段，可以研究将该方法与一些优化算法深入结合，发挥各自的优势，对系统的变量和参数进行优化计算。

（3）卫生总费用系统影响因素众多，相互之间关系复杂，构建卫生总费用系统动力学模型涉及许多数据，需运算很多方程。虽然本书在建立卫生总费用系统主要结构和逻辑关系的基础上实现了卫生总费用的仿真模拟，但模型的逻辑关系和函数关系的进一步修正、主体行为特征的进一步完善仍是今后努力的方向，还需要加强数据收集，完成模型的调试细化工作，使模型最大限度地接近现实系统。系统动力学预测模型中调控参数的设置有待进一步研究。系统动力学模型中涉及的参数较多，包括固定参数、均值参数、区间参数、调控参数、概率参数、规划参数等。本书的参数设置主要根据表函数、随机函数或常量，这是远远不够的，还有待进一步深入研究，根据参数的性质，借助数理统计法、专家咨询法、经验取值法、假设反推法、表函数法、运筹学中的线性规划法等方法确定参数取值或取值区间。

（4）仿真预测、政策模拟、方案优化、预测评价是系统动力学的主要功能。本书只涉及我国卫生费用的仿真预测、控费政策模拟功能，有待进一步深入研究系统动力学的方案优化与预测评价功能。系统动力学模型的目的是定量预测要素调整或相关对策、措施的实施效果，为科学制定中长期规划或优化方案提供决策依据。后续应把研究重点放在方案优化和预测评价功能的研究与应用，拓展系统动力学在卫生领域的应用，充分挖掘系统动力学在决策制定中的价值，使其成为卫生管理与政策领域的重要研究工具。

（5）本书未涉及评价问题，后续可将系统动力学的预测功能与评价进行结合，打破传统实证评价方法基于历史数据进行静态评价及评价因素考虑不全面等缺陷，对模拟预测结果进行预测性评价，实现以未来为导向的动态性评价，降低政策风险，进一步探索系统动力学的动态测评效能，挖掘系统动力学在决策中的指导价值。

（6）本书虽以系统动力学方法为主，但理论融合与不同学科研究方法交叉是科研实践中的重要方面。后续研究可从学科交叉的视角，将系统动力学方法与系统工程中的其他方法（如结构方程模型、博弈论、协同论与实证评价方法）进行有效融合，并进行集成创新。

参 考 文 献

白雅敏，刘敏，陈波，等.2016.1984~2014年我国慢性病防控相关重要政策的回顾分析[J]. 中国慢性病预防与控制，24（8）：563-567.

蔡昉，王美艳.2006."未富先老"与劳动力短缺[J]. 开放导报，（1）：31-39.

蔡玲如，吴思俊，陈双.2015. 供应商与零售商演化博弈系统动力学模型[J]. 汕头大学学报（自然科学版），30（1）：53-63.

蔡善荣，阮红芳，李鲁，等.2001. 以主成分回归分析方法探讨人均卫生费用影响因素的研究[J]. 中国卫生事业管理，18（7）：399-400.

蔡舒，蔡文智，陈垦，等.2017. 基于系统基模的医务人员短缺危机影响因素及对策分析研究[J]. 中国医学伦理学，30（7）：877-881.

陈聪，胡元佳，王一涛.2012. 人口老龄化对我国卫生费用的影响[J]. 中国卫生统计，29（3）：430-432.

陈洪海，黄丞，陈忠.2005. 我国卫生费用与经济增长关系研究[J]. 预测，24（6）：24-27.

陈洪海，黄丞，陈忠.2009. 我国卫生总费用的三因素分析[J]. 哈尔滨工业大学学报，（12）：317-404.

陈立中.2007. 转型期我国医疗卫生费用上涨的影响因素[J]. 改革与战略，23（12）：151-153.

陈鸣声，江启成，赵郁馨.2010. 甘肃省农村卫生筹资公平性分析研究[J]. 中国卫生经济，29（3）：26-28.

陈娜.2008. 从"看病难、看病贵"问题入手，分析我国医疗体制改革的新思路——基于系统动力学的基模分析[J]. 上海医药，29（12）：533-536.

陈鹏宇，段新胜.2010. 近似非齐次指数序列的离散GM（1，1）模型的建立及其优化[J]. 西华大学学报（自然科学版），（1）：89-92.

陈小信.2009. 南昌大学专职辅导员角色冲突基模分析[J]. 科技广场，（12）：170-172.

陈雪冬.2015. 基于系统视角的大学英语网络自主学习基模研究[J]. 语文学刊，（24）：128-130.

程叶青，李同升，张宇平.2004. SD模型在区域可持续发展规划中的应用[J]. 系统工程理论与实践，12：13-18.

丛鹂萱，王海银，金春林.2019. 美国创新医疗技术支付经验及启示[J]. 卫生经济研究，36（7）：10-13.

崔玄，李玲，陈秋霖.2011. 老龄化对医疗卫生体系的挑战[J]. 中国市场，（16）：56-59.

戴星.2008. 社区卫生服务功能定位和实现对策的研究——以上海市黄浦区社区卫生服务发展为例[J]. 上海交通大学，（6）：6-9.

邓峰，吕菊红，高建民，等.2014."金砖五国"医疗资源与卫生费用比较分析[J]. 中国卫生经济，33（2）：94-96.

丁李路，孙强.2015. 我国卫生总费用影响因素通径分析[J]. 山东大学学报（医学版），53（12）：

86-89.

董丹丹, 雷海潮. 2011. 系统动力学模型在卫生总费用推算中的应用研究[J]. 中国卫生经济, (4): 17-19.

杜本峰, 郭玉. 2015. 中国老年人健康差异时空变化及其影响因素分析[J]. 中国卫生经济, 31 (7): 870-877.

杜乐勋, 赵郁馨, 石光, 等. 2000. 中国卫生总费用——计量经济学分析与预测（英文）[J]. 中国卫生经济, (3): 62-64.

杜仕林. 2009. 健康公平的法律本质解读[J]. 河北法学, 27 (8): 66-69.

樊珍, 唐震. 2015. 基于系统基模的新产品开发模式研究[J]. 科技管理研究, 35 (8): 96-102.

封进, 余央央, 楼平易. 2015. 医疗需求与中国医疗费用增长——基于城乡老年医疗支出差异的视角[J]. 中国社会科学, (3): 85-103, 207.

冯学山, 王德耀. 1999. 中国老年人医疗服务量需求分析[J]. 中国卫生统计, (5): 287-289.

傅东波, 傅华, 顾学箕. 2001. 慢性病自我管理[J]. 上海预防医学杂志, (10): 485-486.

高大成, 贾仁安, 祝琴, 等. 2015. 高校专业对创新型人才培养影响的反馈环结构分析[J]. 数学的实践与认识, 45 (14): 256-271.

高其法. 2014. 不确定性和认知偏差对健康行为转变的影响研究[J]. 中国全科医学, 17 (31): 3734-3737.

郜蕊, 文锐, 宋宝宝. 2019. 大数据背景下基于基模分析的网络舆情政府治理策略研究[J]. 中国管理信息化, 22 (2): 160-162.

葛毅, 钱省三, 吕文元, 等. 2006. 我国医疗费用增长与医疗设备投入的相关性研究[J]. 数理统计与管理, (1): 105-110.

顾景范. 2016. 《中国居民营养与慢性病状况报告（2015）》解读[J]. 营养学报, 38 (6): 525-529.

顾明明. 2019. 医疗设备的投入对医疗费用造成的影响[J]. 经济研究导刊, (15): 119-121.

关冬梅, 林海, 颜冰. 2009. 广东创意产业发展现状及系统基模研究[J]. 改革与战略, 25 (9): 106-110.

关冬梅. 2009. 基于系统基模的中国创意产业发展研究[J]. 技术经济与管理研究, (5): 80-83.

郭杰, 丁镠, 朱超余. 2011. 灰色预测模型的系统动力学仿真[J]. 电子设计工程, 19 (14): 4-7.

郭连增. 2011. 基于 Panel Data Model 的卫生费用总量与构成模拟与预测[D]. 上海: 复旦大学.

郭伟, 高颖, 张鑫, 等. 2018. 全域旅游的系统动力学模型构建[J]. 决策参考, (21): 50-53.

何杰, 魏林, 李旭宏, 等. 2006. 公路超载运输治理与经济协调发展的系统动力学模型[J]. 交通运输系统工程与信息, 5: 59-65.

何平, 孟庆跃. 2005. 基于误差修正模型的卫生总费用与 GDP 关系研究[J]. 中国卫生经济, 24 (9): 20-22.

何平平. 2006. 中国卫生总费用增长因素研究[J]. 统计与信息论坛, (1): 38-41.

何平平. 2007. 我国医疗支出增长因素研究[D]. 北京: 北京邮电大学.

贺晶, 池慧, 杨国忠. 2010. 高新技术对医疗卫生事业发展的作用与影响[J]. 中国医疗器械杂志, 34 (3): 211-214.

侯佳乐. 2014. 人口老龄化对医疗保险费用的影响研究——基于上海市的实证分析[D]. 上海: 上海社会科学院.

胡善联. 2003. 卫生经济学[M]. 上海: 复旦大学出版社.

胡玉奎. 1988. 系统动力学——战略与政策实验室[M]. 杭州：浙江人民出版社.

黄河浪，黄鹏，王国平，等. 2005. 人口老龄化现状及相关卫生问题的思考[J]. 疾病控制杂志，
　　（5）：400-402.

黄静，李凌秋. 2018. KY 公司财务风险预警体系应用及优化研究[J]. 会计之友，（11）：150-153.

贾红丽，苏坤洋，刘爱珍，等. 2011. 部队装备管理信息化建设的动态反馈复杂性分析[J]. 科技
　　管理研究，31（2）：197-201.

贾仁安. 2014. 组织管理系统动力学[M]. 北京：科学出版社.

贾仁安，丁荣华. 2002. 系统动力学——反馈动态性复杂分析[M]. 北京：高等教育出版社.

贾仁安，祝琴，贾晓菁，等. 2018. 参数效应的仿真与反馈环及延迟三组合分析法——以场供给
　　侧改革为例[J]. 系统工程理论与实践，38（11）：3140-3141.

贾伟强，贾仁安，兰琳，等. 2012. 消除增长上限制约的管理对策生成法——以银河杜仲区域规
　　模生态能源系统发展为例[J]. 系统工程理论与实践，6：1278-1290.

贾伟强，贾仁安. 2005. "公司＋农户"模式中违约问题的系统结构反馈分析[J]. 湖北农业科学，
　　（4）：11-14.

贾伟强，罗明. 2008. 航空武器装备制造过程供应链的系统反馈结构分析[J]. 科技管理研究，
　　（7）：294-296.

贾伟强，罗艳玲，王云竹. 2011. 产业集群知识转移复杂系统反馈结构分析[J]. 科技进步与对策，
　　28（19）：61-64.

贾伟强，孙晶洁，贾仁安，等. 2016. SD 模型的系统极小反馈基模集入树组合删除生成法——以
　　德邦规模养种系统发展为例[J]. 系统工程理论与实践，36（2）：427-441.

贾晓菁，贾仁安. 2010. 自然人造复合系统的开发原理与途径——以区域大中型沼气能源工程系
　　统开发为例[J]. 系统工程理论与实践，2：69-76.

贾晓菁，孙健，贾仁安. 2012. 养殖场原料供不应求条件下沼气反馈供应链波动规律的仿真和微
　　分方程解研究[J]. 系统工程理论与实践，32（10）：2296-2297.

贾晓菁，周绍森. 2005. 国有商业银行人才激励反馈因果结构模型及其分析[J]. 系统工程，（2）：
　　45-50.

蒋艳，满晓玮，赵丽颖，等. 2014. 2000～2011 年北京市卫生总费用筹资水平、结构及变化趋势
　　分析[J]. 中国卫生经济，33（4）：33-36.

蒋艳，满晓玮，赵丽颖，等. 2018. 基于时间序列数据的北京市卫生筹资水平、构成趋势研究[J].
　　中国卫生政策研究，11（7）：1-6.

蒋艳，赵璇，满晓玮，等. 2019. 北京市"十二五"期间卫生总费用筹资情况及变化趋势分析[J].
　　中国社会医学杂志，36（3）：315-318.

"老年人收入与健康支出状况研究"课题组. 2008. 老年人收入与健康支出状况研究——以北京
　　市为例[J]. 管理世界，（12）：75-82.

雷海潮，刘新亮，毛阿燕，等. 2009. 我国卫生总费用推算研究：基于 SHA 体系和人工神经网
　　络方法[J]. 中国卫生经济，（1）：23-26.

雷海潮，刘兴柱，卞鹰. 1996. 慢性病增加对我国卫生总费用及宏观经济的影响研究[J]. 中国卫
　　生经济，（10）：27-28.

李崇阳，张进华. 2000. 试论教育科技经济人口系统多维反馈结构超循环发展[J]. 福建论坛（经
　　济社会版），（5）：42-44.

李虹. 2007. 健康心理学[M]. 武汉：武汉大学出版社.

李红浪，李丽清，卢祖洵. 2016. 人口老龄化对卫生费用的影响及作用机理分析[J]. 江西社会科学，36（1）：185-189.

李辉，程玮，张安，等. 2006. 基于反馈结构的多传感器自适应航迹融合算法[J]. 计算机学报，（12）：2232-2237.

李家鸽. 2005. 城乡居民医疗保健支出比较分析[J]. 贵州财经学院学报，（2）：45-47.

李健，潘镇，陈景仁. 2018. 制造业企业期望绩效反馈效果对组织冗余结构的影响及后果[J]. 管理评论，30（11）：198-208.

李健，孙康宁. 2018. 基于系统动力学的京津冀工业绿色发展路径研究[J]. 软科学，32（11）：113-119.

李军山. 2008. 我国医疗费用增长的影响因素与控制研究[D]. 南京：南京航空航天大学.

李磊，方捻，王陆唐，等. 2018. 基于多反馈环结构提高硬件储备池记忆能力[J]. 电子学报，46（2）：298-303.

李丽清. 2011. 医院竞争力评价及策略生成与效果实施仿真研究——以江西省三级甲等综合医院为例[M]. 北京：经济科学出版社.

李丽清，杜福贻，贾仁安，等. 2016a. "主计算枝＋影响枝"的系统动力学建模方法在卫生费用预测中的应用[J]. 数学的实践与认识，46（12）：115-126.

李丽清，杜福贻，刘巧艳，等. 2016b. 我国人口城镇化对卫生费用的影响[J]. 中国卫生经济，35（4）：51-53.

李丽清，杜福贻，刘巧艳，等. 2016e. 系统动力学方法在卫生服务研究中的应用[J]. 中国全科医学，19（12）：4273-4275.

李丽清，杜福贻，卢祖洵，等. 2016c. 我国居民收入变化对卫生费用的影响及作用机理分析[J]. 中国卫生经济，35（4）：54-56.

李丽清，卢祖洵，郲丹，等. 2016d. 社区卫生服务未来发展趋势的建模与仿真研究[J]. 中国全科医学，19（1）：12-18.

李丽清，卢晓勇，周小刚. 2009. 基于入树基模生成集法对现代化医院建设的影响因素及对策分析[J]. 华中师范大学学报（自然科学版），43（2）：243-248.

李丽清，卢祖洵. 2015. 系统动力学模型与社区卫生服务发展预测[M]. 北京：经济科学出版社.

李丽清，许跃峰，周小军. 2012. 基于增长上限基模的城市社区卫生服务发展背景研究[J]. 中国全科医学，15（34）：3938-3941.

李丽清，钟蔓菁，易飞，等. 2018. 我国卫生筹资水平的公平性分析[J]. 中国卫生经济，37（1）：57-61.

李丽清，周小军. 2013. 基于江西省社区卫生服务中心实地调研的社区卫生服务发展系统基模分析[J]. 中国全科医学，16（9）：720-726.

李申龙，李承毅，黄留玉. 2011. 军事医学科学院传染病预警系统研究进展——重大疫情风险防范系统集成的理论与实践[J]. 中国科学：生命科学，41（10）：865-871.

李向前，李东，黄莉. 2014. 中国区域健康生产效率及其变化——结合 DEA、SFA 和 Malmquist 指数的比较分析[J]. 数理统计与管理，33（5）：878-891.

李亚青. 2002. 应用 SimFin 模型预测卫生总费用占 GDP 比值的变化趋势[J]. 中国卫生资源，（1）：29-30.

李颖, 官海静, 刘国恩, 等. 2017. 饮酒对我国 2 型糖尿病患者生命质量的影响[J]. 中国卫生经济, 36 (6): 74-76.

李铮, 郜文萍, 陈景艳, 等. 2012. 口腔卫生行为对心血管系统相关疾病影响的调查分析[J]. 中国民康医学, 24 (21): 2584-2586.

梁亦珉. 2019. 数字化技术在医疗领域中的应用探究[J]. 世界最新医学信息文摘, 19 (55): 217, 227.

梁宇航, 王昕, 马月丹, 等. 2011. 辽宁卫生总费用结构性失衡[J]. 中国医院院长, 7 (13): 71-73.

廖宇航, 张琪. 2017. 基于系统动力学的卫生总费用预测[J]. 中国卫生事业管理, 34 (8): 593-596, 602.

林海, 张燕, 严中华, 等. 2009. 基于系统基模的我国社会创业发展分析[J]. 技术经济与管理研究, (3): 41-44.

林海. 2012. 基于系统基模的高职院校发展策略研究[J]. 温州职业技术学院学报, 12 (2): 33-36, 71.

林金玲, 于新亮. 2013. 我国大陆与台湾地区卫生总费用增长趋势的比较研究[J]. 中国物价, (9): 81-84.

刘海英, 张纯洪. 2010. 中国城乡卫生经济系统投入产出动态效率的对比研究[J]. 农业经济问题, (2): 44-51.

刘浩然, 汤少梁. 2015. 基于泰尔指数和 TOPSIS 法研究江苏省卫生资源配置公平性及利用效率[J]. 中国药业, 24 (20): 11-13.

刘军强, 刘凯, 曾益. 2015. 医疗费用持续增长机制——基于历史数据和田野资料的分析[J]. 中国社会科学, (8): 104-125, 206-207.

刘克军, 王梅. 2005. 我国慢性病直接经济负担研究[J]. 中国卫生经济, (10): 77-80.

刘明, 李梦杰. 2013. 中国农村卫生总费用上涨的因素分析[J]. 财经界 (学术版), (20): 13-14.

刘明霞, 任仕泉. 2003. 自组织数据挖掘在卫生总费用预测中的应用[J]. 卫生经济研究, (12): 10-12.

刘艳, 张晓丹, 苗嘉魁, 等. 2016. 上海市浦东新区 2012~2016 年卫生监督绩效管理数据分析[J]. 上海预防医学, 28 (9): 601-604.

芦炜, 梁鸿. 2014. 慢病防治在控制医疗费用中的作用和策略[J]. 中国医疗保险, (8): 19-21.

陆大道, 姚士谋, 刘慧, 等. 2007. 中国区域发展报告 (北京) [M]. 北京: 商务印书馆.

罗文剑, 黄倩兰. 2018. 基于系统基模反馈分析法的青年科技创新人才培养——以江西省为例[J]. 中国成人教育, (15): 118-122.

罗文剑, 阮苗苗. 2016. 基于系统基模反馈分析法的地方政府财政支出偏好[J]. 财会月刊, (14): 62-64.

罗艳红, 丁蕾, 余红梅, 等. 2012. 政府预算、社会及个人现金卫生支出增长速度的动态关系研究[J]. 中国卫生统计, 29 (4): 168-174.

吕华. 2014. 行政成本治理的系统反馈基模构建与分析[J]. 会计之友, (28): 17-19.

马明媛, 韩玉珍, 刘国栋, 等. 2018. 基于 Elman 神经网络的我国卫生总费用预测研究[J]. 中国医院管理, 38 (6): 52-54.

马晓萍, 李婧, 欧文静, 等. 2014. 吸烟与缺血性脑卒中关系的病例——对照研究[J]. 卫生研究, 43 (1): 32-37.

马颖, 吴陈, 胡晶晶, 等. 2017. 基于 SD-SEM 模型的消费者食品安全风险感知的信息搜寻行为[J]. 系统工程理论与实践, 37（4）: 962-971.

马月丹, 于娣, 胡冬梅, 等. 2011. 辽宁省卫生总费用的政策分析[J]. 中国卫生经济, （3）: 9-10.

潘文卿, 娄莹, 张亚雄. 2016. 中国与东亚及美国的贸易流转: 空间结构与反馈回路[J]. 经济学报, 3（2）: 21-41.

潘振婷, 王朋. 2015. 珠三角游艇经济的系统基模发展分析[J]. 城市观察, （2）: 124-131.

庞慧敏, 王小万. 2009. 医疗设备投入对医疗费用的影响: 基于美国的实证研究[J]. 中国卫生经济, 28（7）: 50-52.

彭海艳. 2007. 我国医疗卫生费用增长的成因分析[J]. 审计与经济研究, （1）: 94-98.

祁华金, 周成超, 薛青云. 2012. 我国卫生总费用影响因素分析. 中国卫生经济, （10）: 13-15.

钱斐, 张柯庆. 2016. 医疗技术发展对医疗费用产生影响的分析和思考[J]. 江苏卫生事业管理, 27（1）: 113-115.

仇雨临. 2005. 人口老龄化对医疗保险制度的挑战及对策思考[J]. 北京科技大学学报（社会科学版）, （11）: 34-39.

沈金水, 黄蕾, 张志雄. 2005. 以顾客满意度预测楼盘销售价格的定性分析方法——系统反馈因果结构模型法[J]. 企业经济, （1）: 94-95.

石伟, 陈佩, 李丽. 2013. 大型事业部制组织人力资源需求预测的研究——基于聚类与回归分析统计技术[J]. 生产力研究, （12）: 7-10.

史术光. 2013. 九江城市旅游发展成长上限基模分析[J]. 城市发展研究, 20（3）: 86-90.

史术光, 刘换菊. 2013. 鄱阳湖生态经济区开发利用过程中环境保护问题的基模构建与分析[J]. 市场论坛, （3）: 19-21.

世界卫生组织. 2000. 2000 年世界卫生报告——卫生系统: 发展进程[M]. 北京: 人民卫生出版社.

司存武, 张树林, 蔡航. 2014. 论医疗保险在医疗费用控制中的重要作用[J]. 中国卫生经济, 33（12）: 31-33.

宋思远, 贾梦宇, 张宝建, 等. 2019. 企业孵化生态的系统基模及政策分析[J]. 中国科技论坛, （1）: 80-88.

宋学锋, 刘耀彬. 2006. 基于 SD 的江苏省城市化与生态环境耦合发展情景分析[J]. 系统工程理论与实践, 3: 124-121.

宋砚秋, 王倩, 李慧嘉, 等. 2018. 基于系统动力学的企业创新投资决策研究[J]. 系统工程理论与实践, 38（11）: 2831-2851.

孙丽君, 孙超. 2005. 基于判决反馈结构的自适应均衡算法仿真研究[J]. 计算机仿真, （2）: 113-115.

孙平安, 林年丰, 王娟, 等. 2004. 种植业结构优化的系统动力学方法研究[J]. 干旱地区农业研究, 6: 164-169.

孙业亮. 2013. 中国城市化进程中城镇居民收入差距问题研究[D]. 天津: 南开大学.

孙玉凤, 刘鸿宇, 杜倩. 2010. 我国卫生总费用变动趋势分析[J]. 中国初级卫生保健, 24（1）: 1-3.

谭宇晴. 2013. 基于 Lisrel 模型的 H 省财政卫生支出绩效评价[D]. 长沙: 中南大学.

唐丽敏, 王艺澄, 王盼. 2019. 基于系统动力学的道路运输能源需求预测——以辽宁省为例[J]. 重庆交通大学学报（自然科学版）, 38（3）: 91-96.

唐睿, 王晨, 陈雅萌, 等. 2019. 厦门市城市生活垃圾的系统动力学预测管控体系[J]. 环境科学学报, 39（6）: 2071-2078.

唐万梅. 2006. 几个预测方法及模型的研究[D]. 呼和浩特：内蒙古大学.

唐晓栋. 2018. 多反馈混合模式振荡介质中超结构行波的模拟与分析[J]. 山东化工，47（23）：188-191.

涂国平，贾仁安，朱军平. 2004. 井冈山农业科技园系统反馈结构分析[J]. 农业技术经济，（3）：35-38.

涂国平，贾仁安. 2004. 以沼气工程为纽带的农业科技园系统反馈结构分析[J]. 中国沼气，（1）：25-27.

汪金鹏. 2006. 1996～2002年我国卫生总费用筹资水平和结构分析[J]. 中国卫生事业管理，（1）：15-16.

王保真，张美荣. 2003. 1995～2000年我国卫生总费用规模、结构的初步分析[J]. 中国卫生经济，22（4）：23-25.

王超群. 2014. 老龄化是卫生费用增长的决定性因素吗？[J]. 人口与经济，（3）：23-30.

王翠霞，丁雄，贾仁安，等. 2017. 农业废弃物第三方治理政府补贴政策效率的SD仿真[J]. 管理评论，29（11）：216-226.

王洪国. 2013. 基于协同视角的贸易投资一体化研究[D]. 武汉：武汉理工大学.

王隽. 2008. 我国社区首诊的开展现状与影响因素研究[J]. 华中科技大学，（5）：33-34.

王鹏娜，陈天琪. 2015. 基于企业利润降低问题的反馈基模分析[J]. 现代商贸工业，36（20）：77-78.

王其藩. 1999. 复杂大系统综合动态分析与模型体系[J]. 管理科学学报，2（2）：15-26.

王珊. 2015. 慢性病的疾病负担分析和体检策略优化[D]. 上海：上海交通大学.

王小万，冯芮华，刘丽杭. 2012. 基于结构方程模型的政府卫生投入绩效评价研究[J]. 卫生经济研究，（5）：41-46.

王晓燕，宋学锋. 2004. 老龄化过程中的医疗保险基金：对使用现状及平衡能力的分析[J]. 预测，（6）：5-9.

王昕. 2013. 社会基本医疗保障与卫生总费用的动态关系分析[J]. 中国卫生统计，30（1）：77-82.

王雪栋，张明广，王纪洋，等. 2016. 基于系统动力学的机械制造行业事故危险性综合评价方法研究及应用[J]. 工业安全与环保，42（11）：33-37.

王英伟. 2012. 军工企业军民融合式发展的系统基模分析及其实践[J]. 军民两用技术与产品，（11）：14-18.

王宇奇，胡运权，赵达薇. 2006. 基于系统动力学的中国石油工业持续发展能力分析[J]. 工业技术经济，8：66-69.

王煜. 2010. 中国居民健康相关生命质量及其对卫生服务利用影响的研究[D]. 北京：北京协和医学院.

王玉华，戴胜燕. 2011. 饮酒对心血管病的作用评价[J]. 河北医药，33（16）：2510-2512.

王振华，赵元立，滕克难. 2015. 航空装备采办信息化建设的反馈动态复杂性分析[J]. 中国管理信息化，18（1）：94-97.

王志敏，赵冰. 2014. 基于系统基模分析方法的中小企业研发项目模式探讨[J]. 项目管理技术，12（2）：78-83.

魏婷婷. 2016. 新医改背景下云南省医疗卫生财政支出绩效评价研究[D]. 昆明：云南财经大学.

文捷，杜福贻，李丽清，等. 2016. 我国卫生总费用影响因素及实证研究[J]. 中国全科医学，19（7）：

824-827.

肖卓. 2017. 山东省基本医疗保险对居民医疗消费的影响研究[D]. 泰安：山东农业大学.

解垩. 2010. 中国卫生筹资的再分配效应[J]. 人口与发展，（4）：38-46.

解垩. 2011. 中国居民慢性病的经济影响[J]. 世界经济文汇，（3）：74-86.

谢明明，朱铭来. 2016. 医疗保险对医疗费用影响的门槛效应研究[J]. 江西财经大学学报，（4）：57-65.

徐辉，黄国建. 2008. 科技成果转化受限因素的动力机制分析及对策研究——基于"成长上限"系统基模的原理[J]. 广东商学院学报，（5）：54-57.

徐千惠，付轲. 2012. 我国R&D人员投入现状及其国际比较的基模分析[J]. 科技广场，（11）：234-240.

徐学军，余愿，丁雯，等. 2009. 基于系统动力学的ERP项目管理的仿真研究[J]. 科技进步与对策，26（20）：165-169.

许光清，邹骥. 2006. 系统动力学方法：原理、特点与最新进展[J]. 哈尔滨工业大学学报（社会科学版），8（7）：072-06.

许世卫. 2018. 中国农业监测预警的研究进展与展望[J]. 农学学报，8（1）：197-202.

闫萍，李传祥. 2013. 中国老年人医疗费用的负担水平及变化趋势[J]. 中国老年学杂志，（8）：3935-3939.

阎振元，荣婧，孙伟. 2018. 系统基模分析在城市生态空间管控中的应用[J]. 生态经济，34（3）：171-176.

燕声. 2018. "宅"增加患癌风险[N]. 保健时报，2018-06-07（4）.

杨坚，张亮. 2016. 湖北省乡镇卫生院效率分析[J]. 卫生经济，19（1）：56-60.

杨剑. 2008. 基于自主品牌的我国机电设备国际市场营销策略的系统动力学反馈仿真分析[D]. 南昌：南昌大学.

杨洁，侯开虎，田极星. 2015. 绿色供应链管理实施系统反馈结构研究[J]. 价值工程，34（32）：96-99.

杨玲，时秒. 2015. 中国政府卫生支出健康绩效实证研究[M]. 北京：科学出版社.

杨清红，刘俊霞. 2013. 医疗保障与老年人医疗服务需求的实证分析[J]. 上海经济研究，（10）：64-74.

杨圣贤. 2013. 天津市卫生总费用筹资现状分析与对策研究[D]. 天津：天津医科大学.

杨翾. 2018. 基于患者意愿视角的双向转诊机制发展成长上限基模的分析及化解[J]. 中国民康医学，30（9）：86-88.

姚岚，傅卫. 1995. 卫生筹资的评价及其应用[J]. 中国卫生经济，（11）：53-55.

姚蓉，彭梦瑶，陶永坤. 2018. 基于系统基模理论的县域人才发展监控模型[J]. 知识经济，（21）：21-22.

姚士谋，张平宇，余成，等. 2014. 中国新型城镇化理论与实践问题[J]. 地理科学，（6）：6-7.

伊波，陈锦华，吴爱平. 2012. 福建省医院卫生人力预测方法研究[J]. 数理医药学杂志，（4）：399-401.

殷晓旭，龚言红，卢祖洵. 2019. 我国抗菌药物管理政策实施过程系统基模分析[J]. 中国社会医学杂志，36（2）：121-123.

于德志. 2005. 我国卫生费用增长分析[J]. 中国卫生经济，24（3）：5-7.

〔磊，刘剑刚. 2015. 沿海城市城镇化水平与农民收入关系研究——以大连市为例[J]. 海
〔开发与管理，（2）：1-5.

〔姜耀东，何学秋，等. 2018. 煤矿典型动力灾害风险精准判识及监控预警关键技术研究进
〔[J]. 煤炭学报，43（2）：306-318.

〔龚花萍，晏素汾. 2009. 供应链信息共享制约因素的成长上限基模分析及管理对策[J].
〔情报杂志，28（11）：131-134.

〔刘思峰. 2010. 近似非齐次指数增长序列的间接 DGM（1，1）模型分析[J]. 统计与信息
〔论坛，25（8）：30-33.

曾雁冰. 2011. 基于系统动力学方法的医疗费用过快增长问题建模与控制研究[D]. 上海：复旦大学.

翟俊霞，张秀菊，郭冬岩，等. 2015. 卫生总费用国内外研究进展[J]. 中国卫生产业，12（15）：
51-52，55.

翟铁民，柴培培，魏强，等. 2014. 我国慢性非传染性疾病卫生费用与筹资分析[J]. 中国卫生经
济，33（2）：14-17.

张琛. 2007. "管理型医疗"在我国医疗保障体系构建中的作用研究[D]. 重庆：第三军医大学.

张川川. 2011. 健康变化对劳动供给和收入影响的实证分析[J]. 经济评论，（4）：79-88.

张传政，赵列宾，仇晓春，等. 2013. 我国社区慢性病管理 10 年文献研究[J]. 上海交通大学学
报（医学版），33（9）：1292-1296.

张火法，杨义群. 1996. 生猪供给系统反馈结构的定量分析[J]. 生物数学学报，（3）：153-155.

张京晶. 2015. 我国医疗保险费用控制的影响因素研究[D]. 北京：首都经济贸易大学.

张莉，李惠军，李国锋. 2012. 基于 SPSS 的长绒棉聚类分析[J]. 轻纺工业与技术，（5）：36-37.

张龙. 2018. 广东省武术非物质文化遗产资源开发的成长上限基模分析与对策[J]. 山东体育学
院学报，34（2）：48-54.

张鹭鹭，马玉琴，卢杨，等. 2007. 农村医疗卫生服务系统模型仿真研究[J]. 中国农村卫生事业
管理，（8）：563-566.

张曼曼，贾伟强. 2016. 建筑垃圾资源化处理系统反馈结构分析[J]. 科技和产业，16（4）：68-71.

张瑞华，刘莉，李维华，等. 2011. 基于数据包络分析的我国 31 个省市医疗卫生服务效率评价[J].
中国卫生经济，30（2）：69-72.

张晓明，史术光，严宽荣. 2016. 饭店服务实训课程教学改革的成长上限基模分析[J]. 高教学刊，
（1）：62-64.

张晓明，史术光. 2017. 中三角无障碍旅游发展基模分析[J]. 经贸实践，（24）：11-12.

张宜民，冯学山. 2009. 国外卫生总费用筹资水平与结构比较评价[J]. 中国卫生资源，12（3）：
01-03.

张毓辉，万泉，王秀峰，等. 2016. 2009～2014 年中国卫生总费用分析[J]. 中国卫生经济，35（3）：
5-8.

张毓辉，万泉，王秀峰，等. 2018. 以健康为中心的卫生费用核算体系研究[J]. 中国卫生经济，
37（5）：13-17.

赵丹群. 2012. 基于 CiteSpace 的科学知识图谱绘制若干问题探讨[J]. 实践研究，（10）：56-58.

赵璟，党兴华. 2008. 系统动力学模型在城市群发展规划中的应用[J]. 系统管理学报，17（4）：
395-400.

赵露，方鹏骞. 2013. 我国省域卫生资源利用效率的 Malmquist 跨期分析[J]. 中国卫生经济，32（2）：

79-82.

赵郁馨, 高广颖, 杜乐勋. 2000. 中国卫生总费用发展变化趋势及其影响因素[J]. 卫生经济研究, (1): 7-9.

赵郁馨, 万泉, 杜乐勋. 2004. 农村卫生投入与费用研究[J]. 卫生经济研究, (3): 3-5.

郑前明. 2012. 人口结构变化对卫生总费用的影响[J]. 时代金融, (5): 104.

郑士源, 杨乐能, 王浣尘. 2007. 基于系统动力学的集装箱港口博弈模拟研究[J]. 系统仿真学报, 28: 54-59.

智强, 高一芳. 2011. 促进中国风电设备制造企业技术能力成长的政策工具研究: 基于系统动力学方法[J]. 公共管理评论, (1): 57-76.

中关村新智源健康管理研究院, 中南大学健康管理研究中心. 2018. 健康管理蓝皮书: 中国健康管理与健康产业发展报告 (2018) [M]. 北京: 社会科学文献出版社.

中国卫生总费用课题组. 中国卫生总费用影响因素的计量经济学分析[J]. 中国卫生经济, 15 (12): 29-30.

周汉清, 蒋敏, 李丽清. 2016. 基于系统基模的我国高校教师心理健康问题分析及对策[J]. 科技广场, (1): 145-150.

周杰, 王申, 田敏. 2019. 远程医疗技术发展研究[J]. 科技与创新, (9): 62-63, 65.

周武. 2012. 浅谈如何控制卫生总费用的过快增长[J]. 中国医疗前沿, 7 (16): 94.

周小刚, 贾仁安, 李丽清, 等. 2018. 企业创新驱动升级的 SD 建模和策略的反馈仿真组合分析——以江西合力有限公司创新升级为例[J]. 系统工程理论与实践, 38 (11): 2831-2851.

朱凤梅, 游茂. 2011. 基于状态空间模型的我国卫生总费用预测研究[J]. 卫生经济研究, (2): 20-22.

朱凤梅. 2011. 中国卫生总费用影响因素与预测方法学研究[D]. 长沙: 中南大学.

朱荣. 2009. 山东省慢病控制项目县农村居民对慢性病及相关危险因素的认知研究[D]. 济南: 山东大学.

宗莉. 2006. 我国医疗技术进步与医疗费用增长研究[D]. 西安: 西安电子科技大学.

Anderson G F, Zhang N, Worzala C. 1999. Hospital expenditure and utilization: the impact of HMOs[J]. American Journal of Managed Care, 5: 853-864.

Banker R D, Charnes A, Cooper W W. 1984. Some models for estimating technical and scale inefficiencies in date envelopment analysis[J]. Management Science, 15: 1078-1092.

Bates L J, Mukherjee K, Santerre R E. Market structure and technical efficiency in the hospital services industry: a DEA approach[J]. Medical Care Research and Review, 63 (4): 499-524.

Cao Q, Ewing B T, Thompson M A. 2012. Forecasting medical cost inflation rates: a model comparison approach[J]. Decision Support Systems, 53 (1): 154-160.

Charnes A, Cooper W W. 1978. The non-archimedean CCR ratio for efficiency analysis: a rejoinder to body and fare[J]. International European Journal of Operational Research, 15: 333-334.

Duesenberry J S. 1949. Income, Saving and the Theory of Consumer Behavior[M]. Cambridge: Harvard University Press.

Ehlert A, Oberschachtsiek D. 2014. Does managed care reduce health care expenditure? Evidence from spatial panel data[J]. International Journal of Health Care Finance & Economics, 14 (3): 207-227.

Grosskopf S，Norrism，et al. 1994. Productivity growth，technical progress，and efficiency ige in industrialized countries[J]. American Economic Review，84：66-83.

J. 1957. The measurement of productive efficiency[J]. Journal of Royal Statistical Society，）：253-281.

er J W. 2007. System dynamics—the next fifty years[J]. System Dynamics Reviews，（23）：59-370.

ia L，Gitto L，Merinini F，et al. An econometric analysis of OECD countries health expenditure[C]. Copenhagen：iHEA 2007 6th World Congress.

Gerdtham U G，Jonsson B，MacFarlan M，et al. 1998. The determinants of health expenditure in the OECD countries：a pooled data analysis[J]. Health，the Medical Profession，and Regulation Developments in Health Economics and Public Policy，6：113-116.

Gertler P，van der Gaag J. 1990. The Willingness to Pay for Medical Care[M]. Baltimore：Johns Hopkins University Press.

Grossman M. 1972. On the concept of health capital and the demand for health[J]. Journal of Political Economy，80：223-255.

Hitiris T，Posnett J. 1992. The determinants and effects of health expenditure in developed countries[J]. Journal of Health Economics，11（2）：173-181.

Huber C A，Schneeweiss S，Signorell A，et al. 2013. Improved prediction of medical expenditures and health care utilization using an updated chronic disease score and claims data[J]. Journal of Clinical Epidemiology，66（10）：1118-1127.

Leu R E，Schaub T. 1974. The public-private mix and international health care costs[M]//Culyer A J，Jonsson B. Public And Private Health Services. Oxford：Basil Blackwell.

Lv Z，Zhu H M. 2014. Health care expenditure and GDP in African countries：evidence from semiparametric estimation with panel data[J]. Scientific World Journal：905747.

Murthy V N R，Ukpolo V. 1994. Aggregate health care expenditure in the United States evidence from cointegration tests[J]. Applied Economics，26（8）：797-802.

Newhouse J. 1992. Medical-care expenditure：a cross-national survey[J]. The Journal of Human Resources，6：3-21.

Nunamaker T R. 1983. Measuring routine nursing service efficiency：a comparison of cost per patient day and data envelopment analysis models[J]. Health Services Research，18（2 Pt 1）：183-208.

Oral M，Yolalan R. 1990. An empirical study on measuring operating efficiency and profitability of bank branches[J]. European Journal of Operational Research，46：282-294.

Retzlaff-Roberts D，Chang C F，Rubin R M. 2004. Technical efficiency in the use of health care resources：a comparison of OECD countries[J]. Healthy Policy，69：55-72.

Rosko M D. 2008. Stochastic frontier analysis of hospital inefficiency：a review of empirical issues and an assessment of robustness[J]. Medical Care Research and Review，65（2）：131-166.

Salkeld G，Davey P，Arnolda G. 1995. A critical review of health-related economic evaluations in Australia：implications for health policy[J]. Health Policy，31（2）：111-125.

Senge P M. 1992. The Fifth Discipline—The Art and Practice of the Learning Organization[M]. Century Business.

Tarraf W，Miranda P Y，González H M. 2012. Medical expenditures among immigrant and nonimmigrant groups in the United States：findings from the Medical Expenditures Panel Survey（2000-2008）[J]. Medical Care，50（3）：233-242.

Xu K，Evans D B，Kawabata K，et al. 2003. Household catastrophic health expenditure：a multi-country analysis[J]. Lancet，362（9378）：111-117.

Zhai T B，Goss J，Li J J. 2017. Main drivers of health expenditure growth in China：a decomposition analysis[J]. BMC Health Services Research，17（1）：1.

后　记

　　本书是 2014 年国家自然科学基金面上项目（71473110）"基于系统动力学的卫生总费用仿真模拟与预测模型研究"的重要研究成果，亦是我于 2012~2017 年在华中科技大学同济医学院公共卫生学院从事博士后研究工作的研究内容之一。有幸师从我国社会医学领军人物卢祖洵教授，恩师带领我走入社会医学的学术殿堂，开启社会医学具体问题的研究。在求学路上，恩师给予我学业上无私的指导、生活上细致入微的关心。每次与恩师探讨总能让我豁然开朗，每次与恩师交流总能给我不一样的启发与灵感，从思考问题的视角、研究方法的应用、研究内容的凝练、文字内容的表达等方面均获益颇多。本书选题、构思、撰写、成册历时近五年，从著作选题、结构安排，到内容撰写、修改完善、最终定稿，恩师给予了精心指导，倾注了无尽的心血，在此深表感谢。

　　感谢以卢祖洵教授为核心的团结、奋进、温暖的研究团队为本书的完成提供的支持、帮助与鼓励。

　　感谢江西科技师范大学经济管理学院的研究生杜福贻、赵银银、马晓濛、范忏斐、郝慧芬、易飞、高颖、黄倩铭、戴芳芳、赵玉兰、周绪、刘琪、赵灵，本科生袁诗懿、梅倩，以及华东交通大学的周小刚教授、陈晓研究生等为本书付出的辛苦劳动。

　　感谢国家自然科学基金委员会及江西科技师范大学对本书出版的资助。

　　感谢本书所列及的所有参考文献的作者。

　　感谢科学出版社对本书出版的支持。

李丽清　卢祖洵

2021 年 4 月 20 日